JN444237

CT 임상실무실습

CT Clinical Practices

대표저자 김 현 주

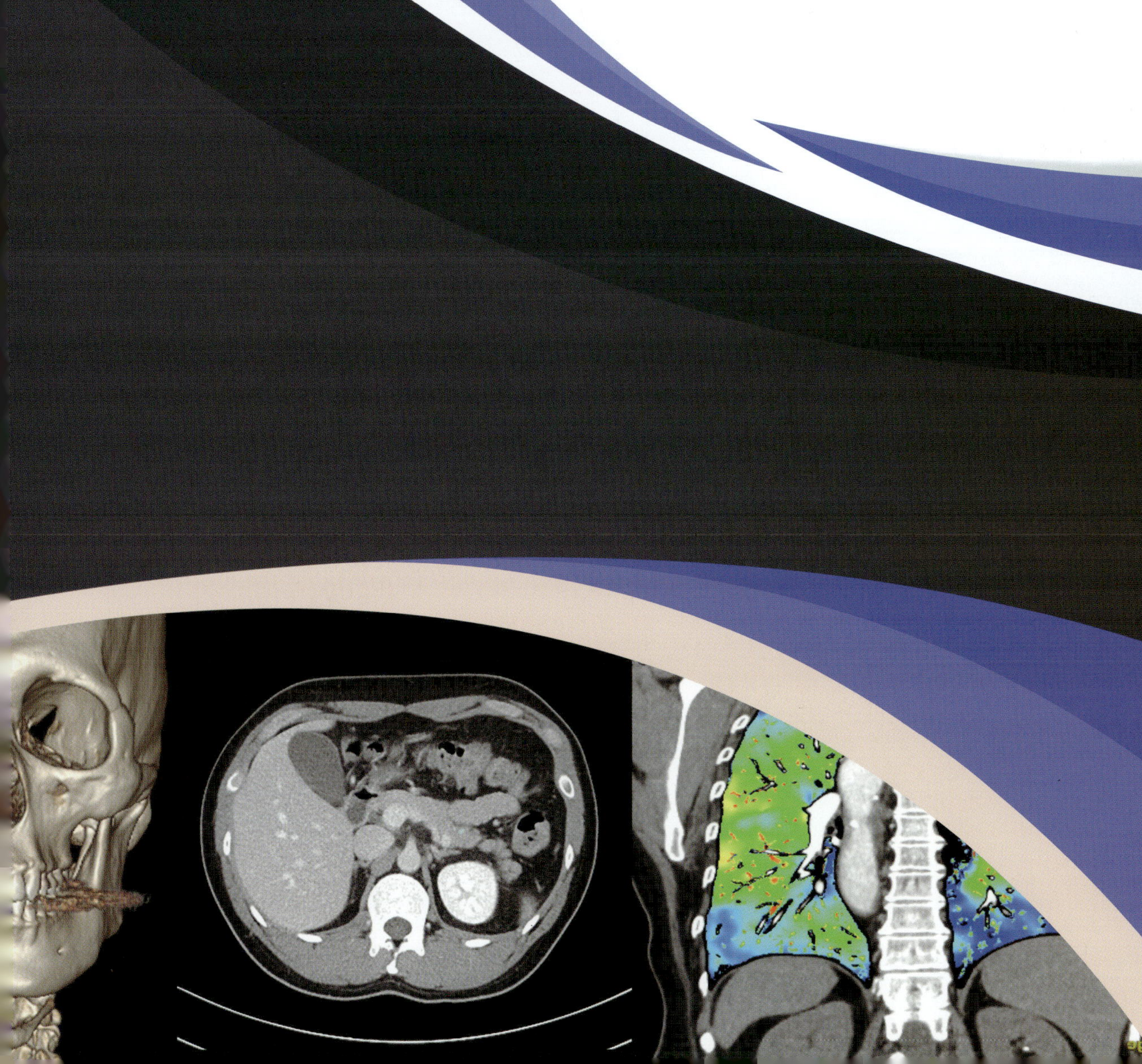

청구문화사

Preface

국내 의료기술의 첨단화와 더불어 특수의료장비에 속하는 컴퓨터 단층촬영 장치의 성능은 짧은 기간에 비약적으로 발전하였다.

국가 의료장비 통계에 의하면 국내 컴퓨터 단층촬영 장치의 의료기관 보유 대수는 약 2,400여 대로 불가 5년 전 대비 약 20% 이상 증가하였다. 이처럼 의료기관에서 컴퓨터 단층촬영 장치의 설치가 증가하는 이유는 빠른 스캔 시간과 분해능이 매우 우수한 영상구현 그리고 지금까지 문제로 대두된 높은 선량의 한계를 정당화 범위 내에서 최소화하기 위한 각 분야의 노력 결과라고 할 수 있다.

컴퓨터 단층촬영 업무는 방사선사 고유의 업무로 담당 방사선사라면 장치의 원리를 바탕으로 임상검사에 대한 이론과 실제 적용 원리, 화질과 선량 관리 등을 전문가적 위치에서 활용할 수 있어야 한다.

컴퓨터 단층촬영 장치의 보유 대수 증가와 더불어 검사 업무를 수행하는 방사선사의 인력의 수요는 비례하여 증가할 것이다. 본 교재는 컴퓨터 단층촬영의 검사 실습 또는 실무와 관련 안내서의 부족 그리고 미비함을 채워주는 교재이며, 최근 스캔 기술과 정도 관리 내용 등이 추가로 포함되어

컴퓨터 단층촬영의 검사 업무의 이론과 실습을 학습하고자 하는 학생이나 임상 방사선사로 컴퓨터 단층촬영 검사 업무를 이제 시작하는 초심자에게도 유용할 것이다.

본 교재는 컴퓨터 단층촬영의 검사 업무를 담당하고 후학양성을 위해 교단에 선 교수와 현재 임상에서 약 20년 가까이 실무를 담당하며 화질과 선량 관리 그리고 다양한 연구를 수행한 임상 컴퓨터 단층촬영 전문 방사선사가 함께 고민하고 연구하여 오롯이 방사선학과 학생과 임상 방사선사에게 도움이 되길 바라는 절실한 마음으로 편찬하였다.

교재의 완벽한 편찬을 위한 저자들은 최선을 다하였으나 미흡한 부분들이 있을 것으로 생각된다. 이러한 부분은 강의 과정과 임상 선, 후배 방사선사의 조언을 받아 수정·보완해 나갈 것이며, 부족한 부분이 있어도 각별한 애정과 따뜻한 조언을 기대한다.

끝으로 이 책이 출판되기까지 아낌없이 도움을 주신 모든 분께 머리 숙여 깊이 감사드리며, 어려운 여건에서도 본 교재의 출판을 위해 힘써 주신 청구문화사 이상태 사장님과 임직원들께도 심심한 감사 인사를 드린다.

2024년 8월

대표저자 김현주 올림

CONTENTS

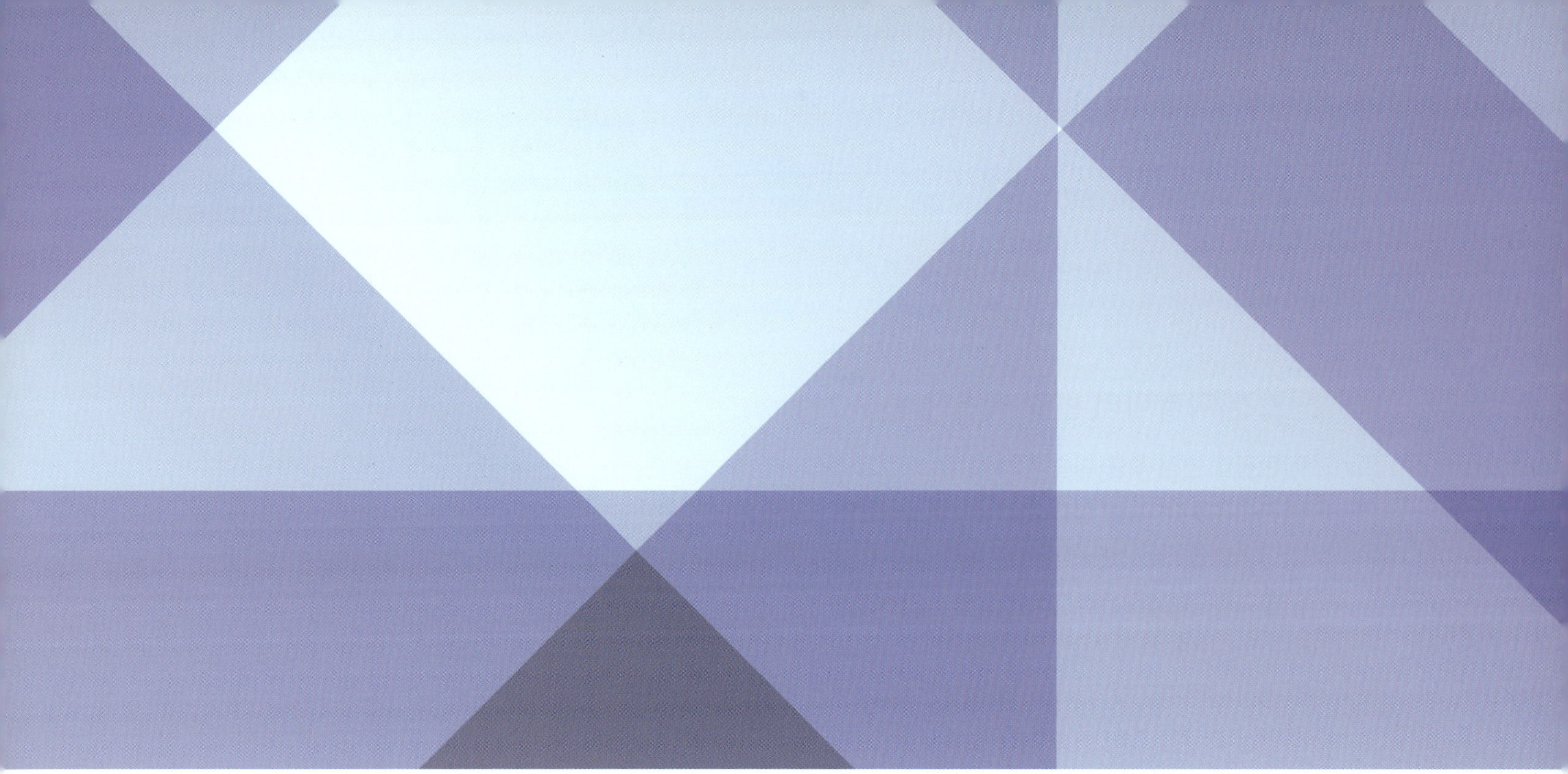

Chapter 01

컴퓨터단층촬영 장치의 이해

CHAPTER

01 컴퓨터단층촬영 장치의 이해

컴퓨터단층촬영 장치는 그림 1-1과 같이 인체주위를 360° 연속 회전하며 X선을 조사하고 투과, 흡수, 산란 과정을 거쳐 감약된 X선 신호를 검출기에서 검출한다. 검출한 신호는 반도체 소자를 통해 빛 신호, 아날로그 형태의 전기신호로 변환 후 데이터 획득 시스템인 DAS(data acquisition system) 내의 아날로그 디지털 변환기(ADC; analog to digital converter)를 통해 디지털 신호로 변환한다. 디지털 신호는 재구성 컴퓨터에 입력되고 입력 신호는 영상의 전처리 과정(pre-processing)을 거쳐 실제 CT 가로면 영상(transverse axial image)으로 구현되어 모니터에 표시되는 장치이다. 특히, 획득한 가로면 영상의 Raw data를 이용하여 시상면(sagittal plane), 이마면(coronal plane), 경사면(oblique plane), 곡면영상(curved plane) 등의 2D(2-dimensional) MPR(multiplannar reformation)영상 또는, VRT(volume rendering technique), MIP(Maximum intensity projection), VE(virtual endoscopy) 등 3D(3-dimensional) 영상 등으로 후처리 과정(post-processing), 즉 재구성하여 해부학적 구조나 병변의 위치를 사실적으로 묘사할 수 있다. 최근에는 컴퓨터단층촬영 영상 데이터와 3D 프린팅 기술을 융합하여 인체 구조의 3D 프린팅 등에도 활용되고 있다.

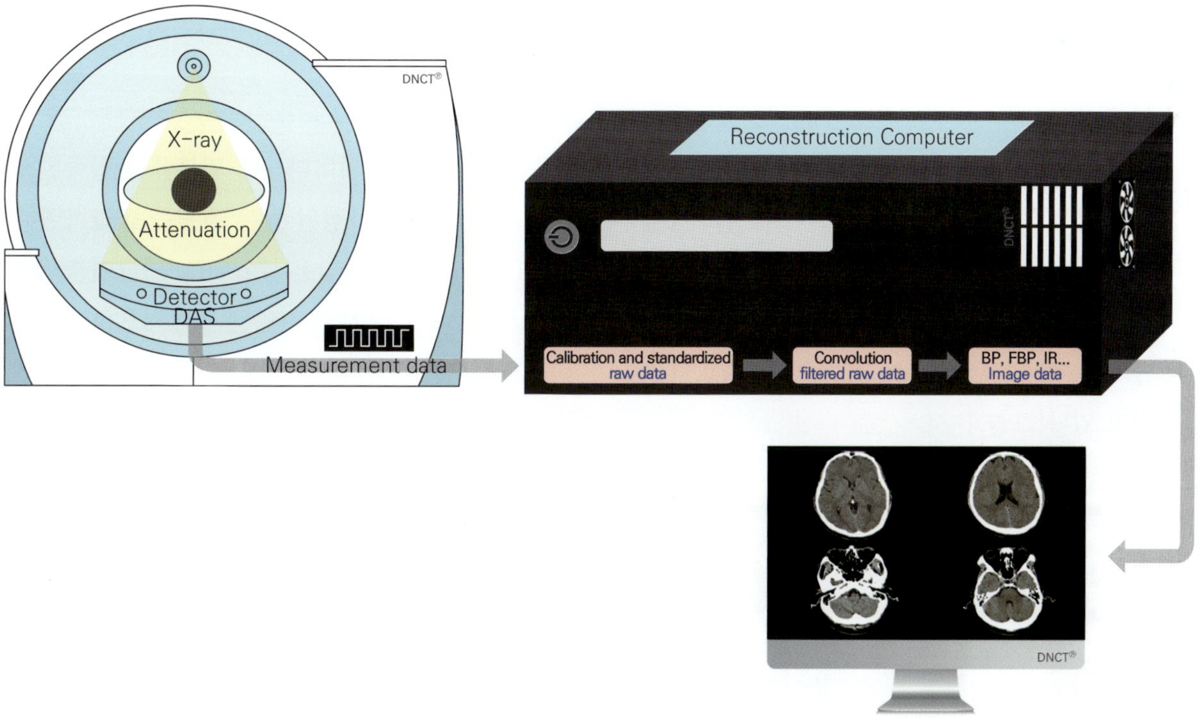

그림 1-1 | CT 영상화 흐름도

1. 컴퓨터단층촬영 장치의 구성

컴퓨터단층촬영 장치는 일반적으로 고전압 발생장치에 입력된 전원을 이용하여 X선을 발생시키는 X선 발생부, 발생한 X선이 피사체(인체) 투영과정에서 일어나는 투과, 흡수, 산란 과정을 거쳐 형성된 감약 X선 신호를 검출하는 영상획득부, 획득한 X선 감약 신호를 이용하여 교정, 표준화, 신호강도 편차로 발생한 오차의 수학적 교정(correction)된 디지털 신호를 이용하여 convolution(algorithm, filtering, kernel), FBP(filtered back projection) 또는 IR(iterative reconstruction) 등을 거쳐 영상화시키는 영상처리부, 영상화된 CT image data를 콘솔 모니터에 표시해주는 영상표시부로 구성된다[그림 1-2].

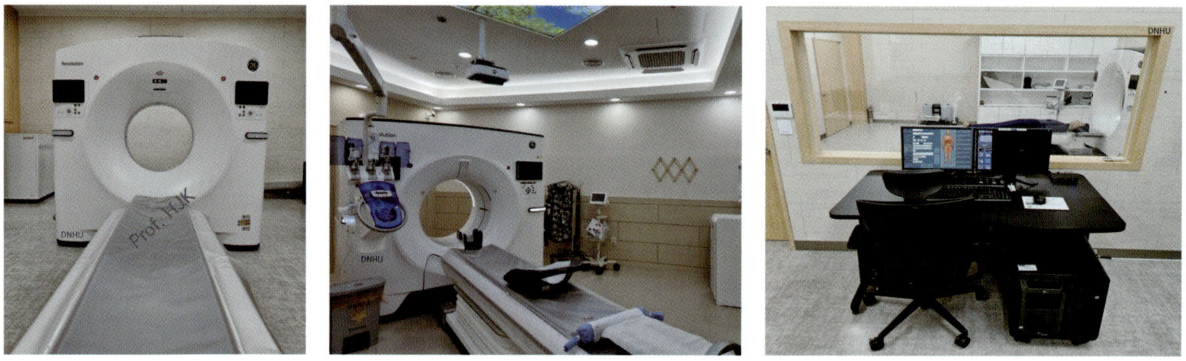

그림 1-2 | CT 장치와 콘솔 모니터

1) X선 발생장치

(1) 고전압 발생장치(generator)

CT 장치에서 고전압을 발생시켜 X선관 장치 등에 전원을 공급하는 장치이다. 즉, 외부에서 입력된 낮은 교류전원을 변압기, 인버터 및 정류장치 등을 이용하여 맥동이 적은 안정된 높은 전원을 공급하여 우수한 화질의 영상구현에 도움을 주는 역할을 한다. 현재 CT 장치의 전원공급은 slip ring 기술이 적용되어 연속 스캔이 가능한 나선형 스캔 방식을 적용하고 있다. 또한, CT 장치의 전압은 일반적으로 고관전압을 적용하며 임상에서는 80 kV, 100 kV, 120 kV, 140 kV를 검사부위와 목적에 따라 선택적으로 적용하고 있다[그림 1-3].

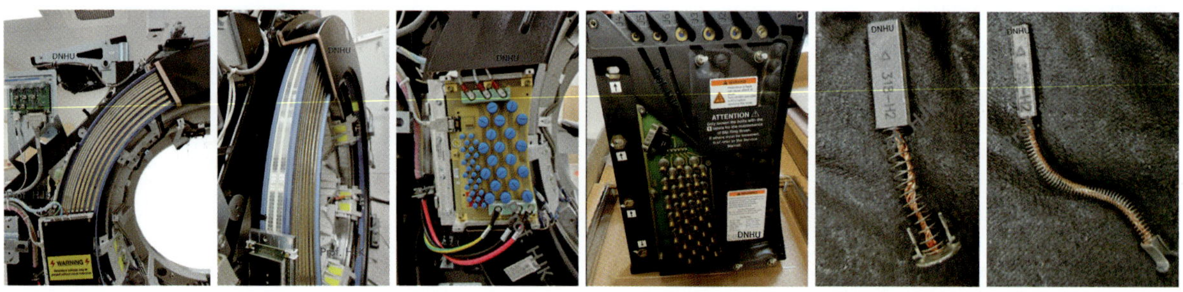

그림 1-3 | Slip ring(좌)과 Brush(우)

임상 CT검사 시 고관전압을 적용하는 목적은 다음과 같다.

① 피사체 투과력 향상, 감약 X선 신호 증가, 검출효율 향상

② 관용도가 넓어 다양한 CT number를 갖는 해부학적 구조가 구현

③ 연부조직처럼 대조도가 낮은 구조도 검출되어 영상으로 구현

④ 관자뼈, 뒤통수뼈처럼 주위조직과 큰 밀도차로 발생하는 인공물 감소

⑤ 선속경화 인공물 발생 감소

(2) 전압분배장치(PDU; power distribution unit)

PDU는 외부에서 공급된 고전압을 CT장치 중 전원이 필요한 모든 부분에 분배하여 공급해주는 장치이다. 일반적으로 갠트리(gantry), 환자 검사대(table), 조작대(consol), scan control unit(SCU), 재구성 컴퓨터, 저장장치 등으로 입력 전원을 분배하여 공급한다. 그림 1-4는 주 전원장치와 전압분배장치의 내부이다.

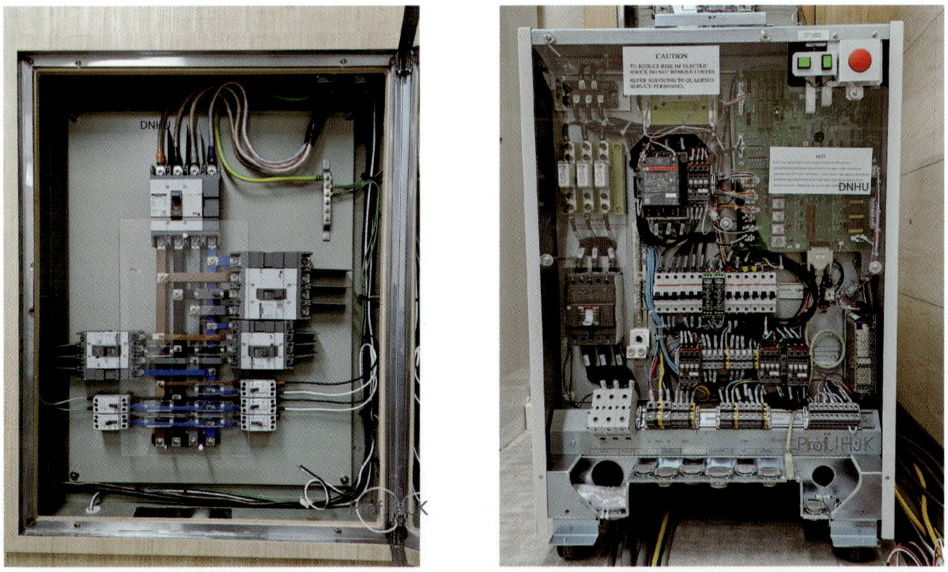

그림 1-4 | **주 전원장치(좌), 전압분배장치(우)**

(3) X선관 장치(X-ray tube)

고전압발생 장치에서 X선관으로 입력된 고전압에 의해 X선을 발생시키는 역할을 한다. X선관은 초점이 작고, 높은 관전류의 발생이 가능해야 하며 스캔 지연 없이 신속한 검사가 가능해야 하며, 수명이 길어야 한다. 특히 소초점의 적용은 기하학적인 음영이 적게 발생하여 공간분해능과 선예도가 우수한 영상을 구현할 수 있으며 불필요한 방사선량(extra dose)이 감소된다. 임상검사 시 일반적으로 chest, abdomen routine CT 등에는 대초점의 적용이, 관자뼈(Temporal bone), 흉부(Chest)의 고해상력 CT(HRCT; high resolution CT), 뼈 등에는 소초점 사용이 권고된다[그림 1-5].

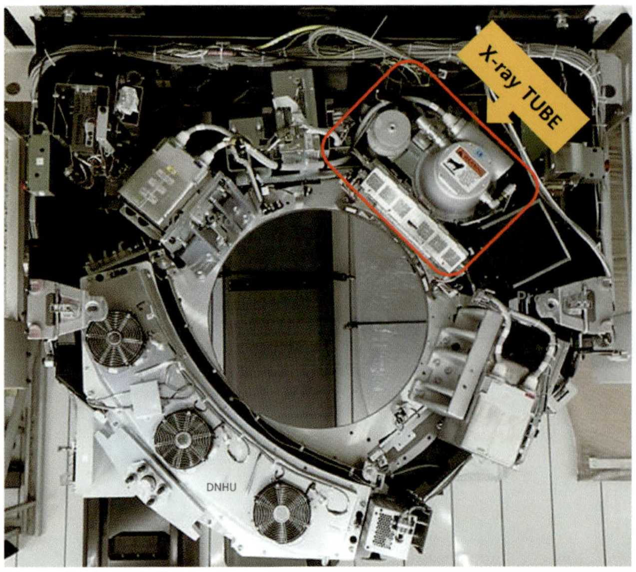

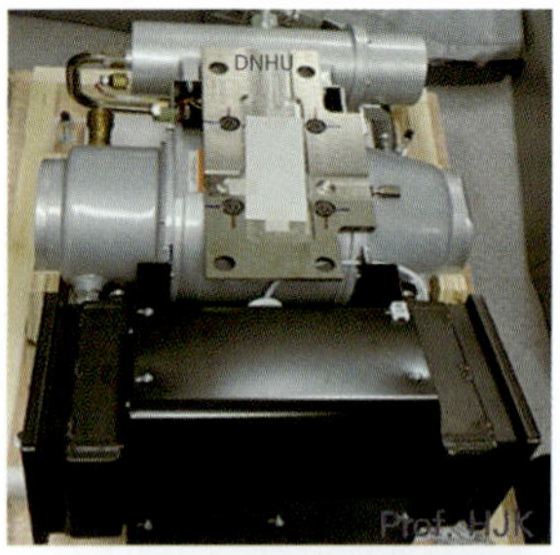

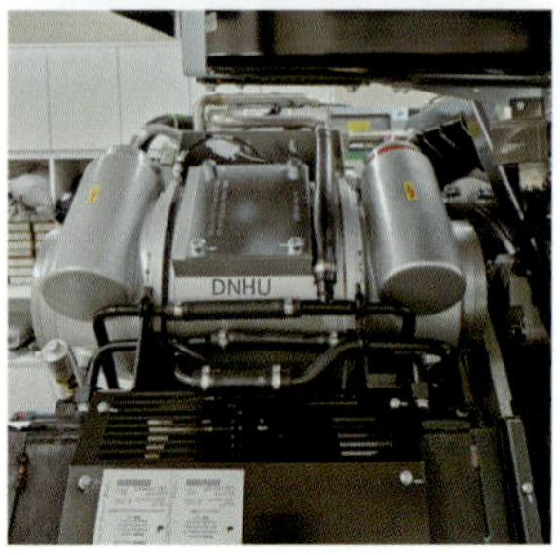

그림 1-5 | 갠트리 내의 X선관(좌), X선관(우)

(4) X선속 조절장치(collimator)

시준장치인 콜리메이터는 X선 빔을 조절하여 목적 부위에 정확한 양의 방사선을 전달하고 주변 조직에 불필요한 방사선 피폭을 최소화하며 슬라이스 두께를 조절과 CT number의 균일성 및 안정성을 향상하여 화질을 향상시키는 역할을 한다[그림 1-6].

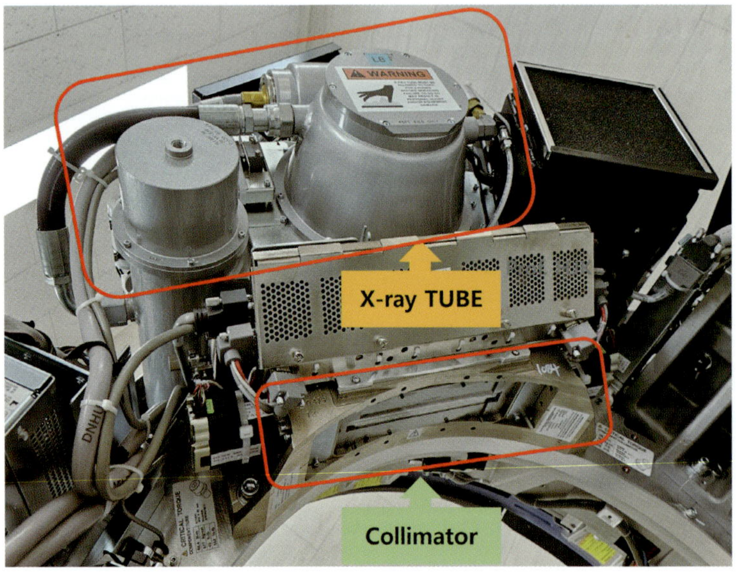

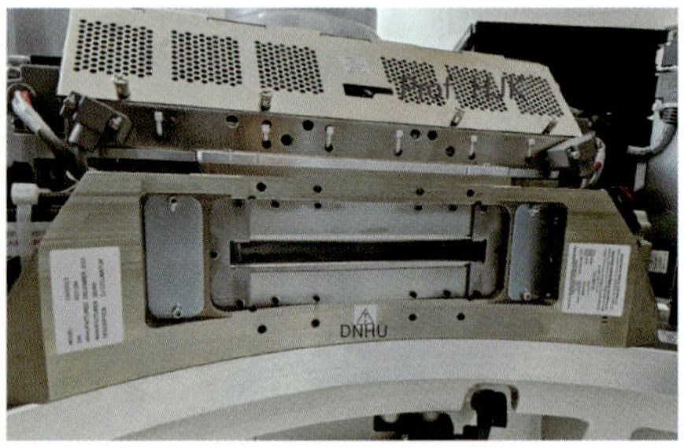

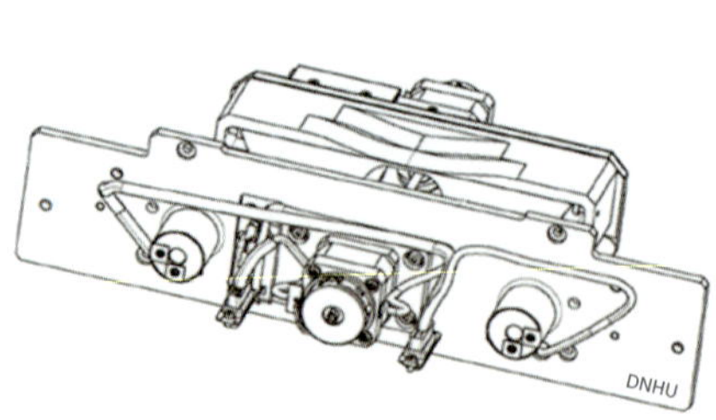

그림 1-6 | X선속 조절장치(Collimator)

(5) 여과장치(filter)

CT장치의 여과장치는 일반 X선관의 필터와 동일하게 고유필터(inherent filter)와 부가필터(added filter)가 있어 저 에너지의 X선을 흡수하여 선질의 경화와 투과력을 증가시켜 환자가 받는 피부의 방사선 피폭을 감소시켜 준다. 또한, 2세대 CT 장치부터 X선의 beam shaping을 통해 균일한 선질을 얻기 위해 나비넥타이 모양의 Bowtie 필터를 사용하고 있으며 이로 인해 피사체를 투과한 감약 X선을 검출기에 균일하게 도달시킬 수 있었다[그림 1-7].

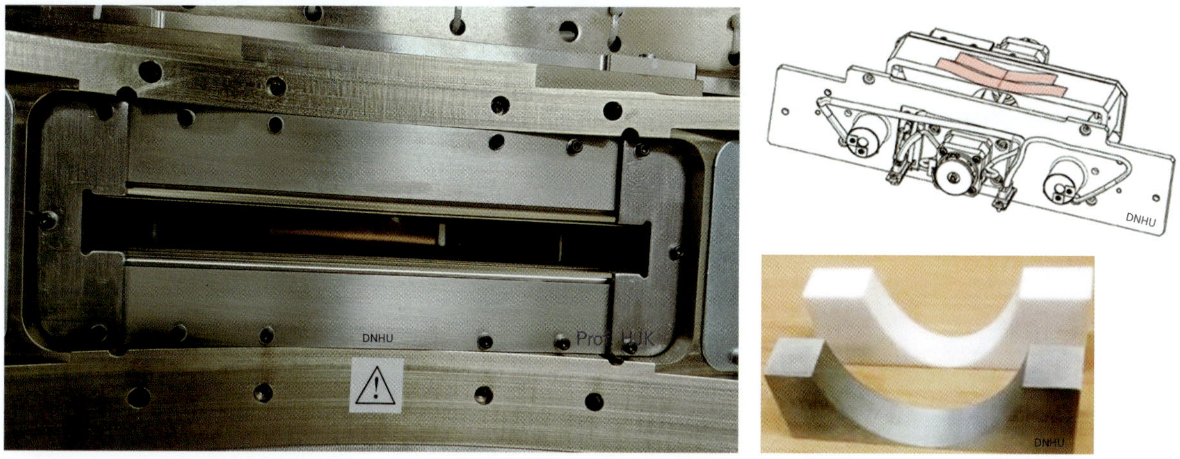

그림 1-7 | Bowtie filter

2) 영상획득 장치

(1) 검출장치(Detector)

X선관에서 발생된 X선은 피사체를 지나면서 투과, 흡수, 산란과정을 거쳐 감약된 X선 상태로 검출기에 도달한다. 감약된 X선은 검출기 입력면을 지나며 $CdWO_4$, Gd_2O_2S:Pr, Ce, rare earth ceramic 등 섬광체와 상호작용 후 발광을 일으키고 섬광체 뒤에 위치한 광 다이오드에서 증폭된 아날로그 형태의 전기신호로 변환된다. 변환된 전기신호는 수십 개의 컴퓨터 IC board로 이루어진 DAS(data acquisition system)로 전송된다[그림 1-8].

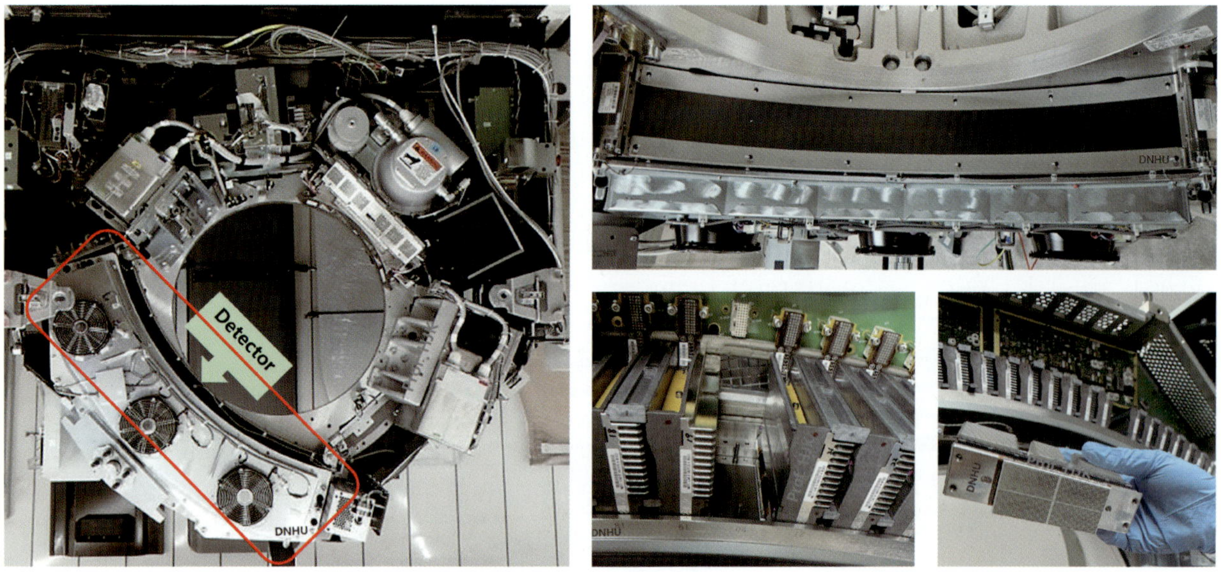

그림 1-8 | 검출장치(Detector)

(2) 영상획득시스템(DAS; data acquisition system)

DAS는 CT 장치에서 검출기 바로 뒤에 위치하며 그 구조는 각 검출소자에 직접 연결된 integrated circuit boards 형태이다. CT 영상화 단계로 설명하며 검출기에서 보내진 아날로그 형태의 전기신호를 DAS 내에 위치한 A/D converter를 지나 디지털 신호로 변환하고 증폭한 후 증폭된 디지털 신호를 재구성 컴퓨터에 전송한다. 또한, DAS를 지난 신호 데이터는 영상 재구성을 위한 가장 기초가 되는 데이터이며 이를 measurement data 또는 감약 데이터라고 한다[그림 1-9, 10].

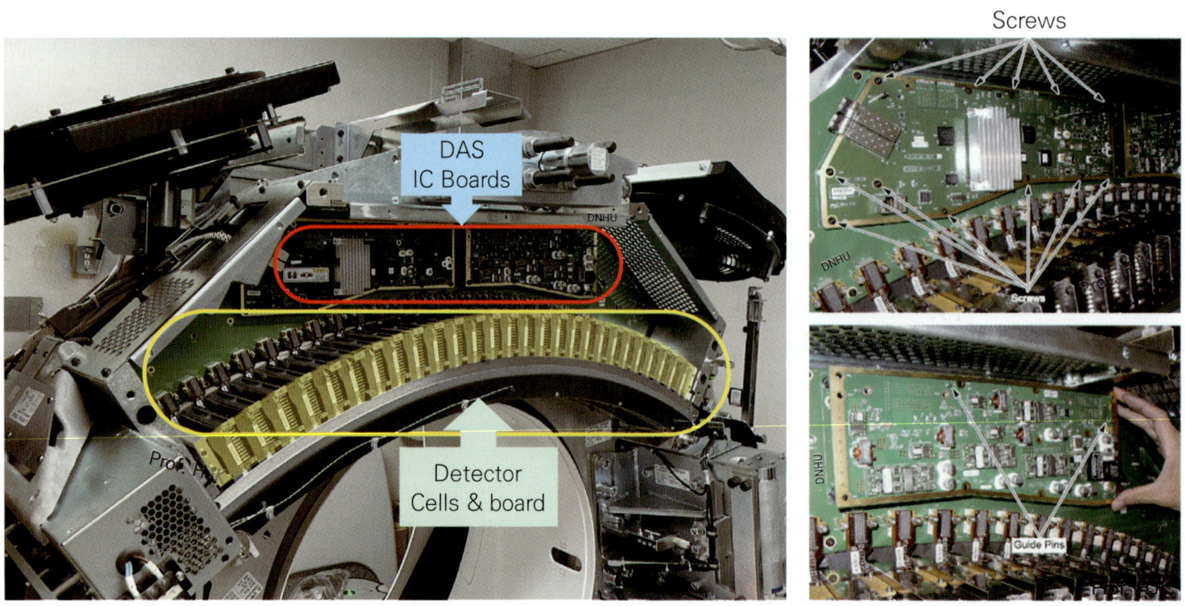

그림 1-9 | 영상획득시스템(DAS)

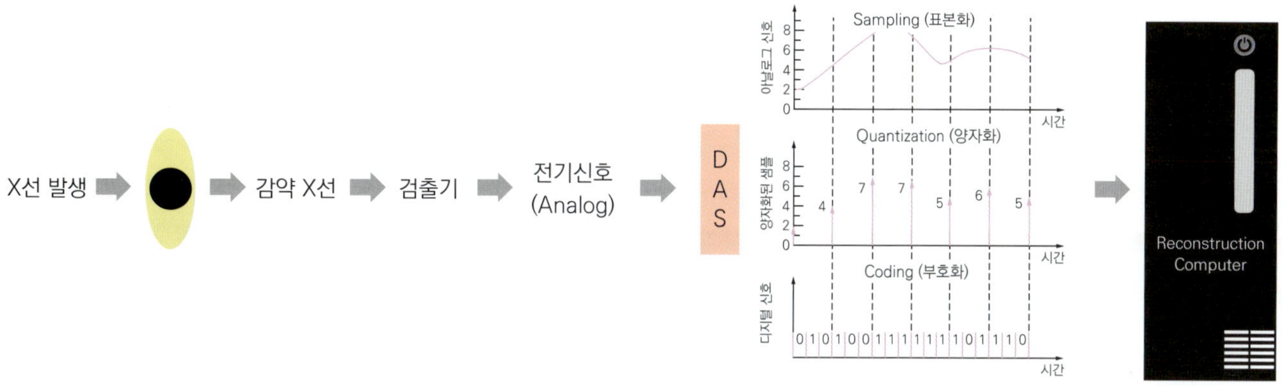

그림 1-10 | **DAS에서 디지털 신호 변환과정**

3) 영상처리 장치

(1) 중앙처리 장치(CPU; central processing unit)

CT 장치의 전반적인 기능과 역할을 수행하는 X선 발생장치와 gantry 제어뿐만 아니라 재구성 컴퓨터의 전처리 과정 등 CT 영상의 구현과 장치의 작동을 통제하는 역할을 수행한다.

(2) 입출력 장치(input/output unit)

입출력 장치는 실제 CT 스캔 시 환자정보, 검사조건과 재구성 방법 등의 명령과 명령에 의해 수행된 영상의 구현을 제어하는 Operating console을 의미한다. 입력장치는 환자정보 입력, 검사부위와 검사명 선택, 관전압, 관전류, 회전시간, 단면두께, 피치(pitch), 알고리즘 등을 입력하는 장치이며, 출력장치는 console에 포함되어 CT장치와 연동된 모니터나 3D workstation, 그리고 기타 분석자료를 출력하는 프린터 등이 해당한다[그림 1-11].

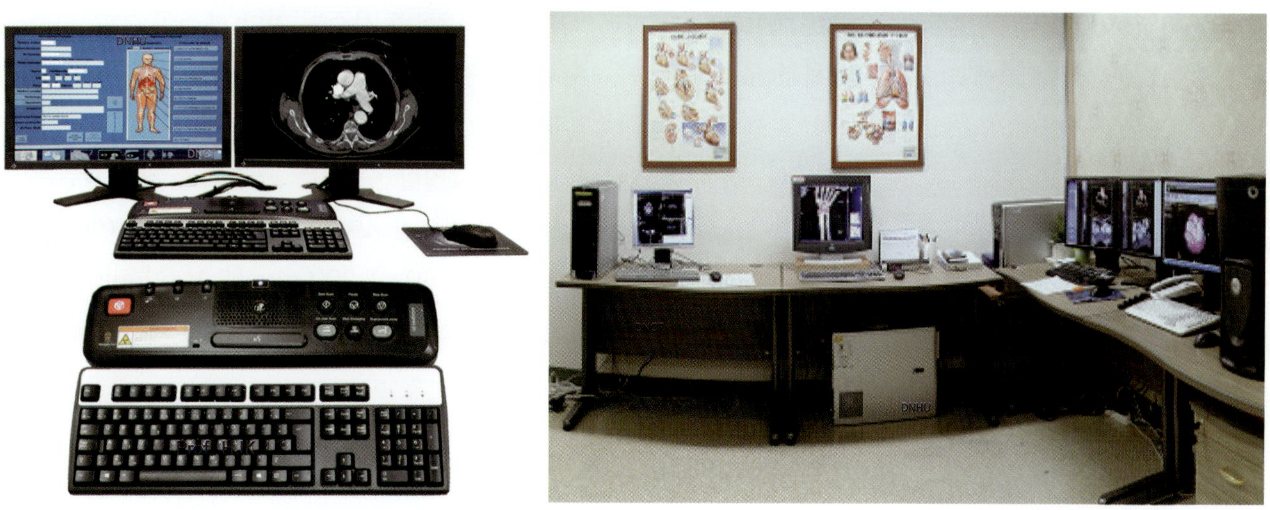

그림 1-11 | **Operating console & 3D Lab.**

(3) 전처리 장치(pre-processing unit)

DAS를 지나 출력된 디지털 형태의 measurement data는 전처리를 위한 재구성 컴퓨터에서 convolution, 역투영 과정을 거친 뒤 영상 데이터로 출력된다. 영상의 전처리는 모든 디지털 영상화 장치에서 적용되는 처리로서 영상 재구성의 첫 단계이다. CT 장치에서 전처리는 X선의 투영을 통해 검출된 신호를 필요한 형태로 변환시키는 처리이며 넓은 의미에서 convolution, 역 투영법의 적용도 포함된다. 즉, 감약 X선 신호를 검출하여 디지털 신호 변환 후 필요한 형태로 교정한 raw data를 convolution 과정에서 강조처리 후 filtered raw data를 출력한다. 출력된 filtered raw data에 수학적 연산방식인 역 투영법이 적용되면 image data가 출력된다. 이처럼 감약 X선 신호 검출 후 image data가 출력될 때까지 일련의 과정을 전처리 과정이라고 한다. 그림 1-12는 전처리 과정의 예이다.

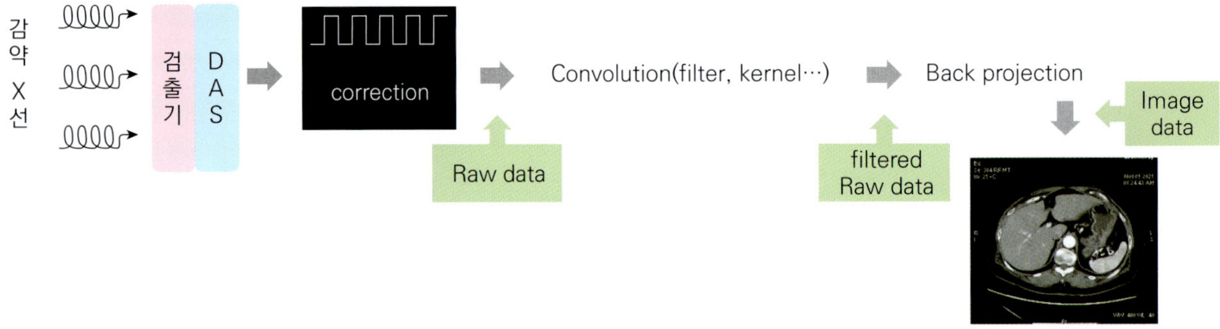

그림 1-12 | **감약 X선 신호 획득 후 영상화 과정**

4) 영상표시 및 전송 저장 장치-모니터 영상 넣기

(1) 영상표시 장치(image display unit)

전처리 과정을 모두 마친 신호 데이터는 각 픽셀의 view data마다 산출된 감약 계수가 CT number로 변환되며 그에 상응하는 밝기로 모니터에 gray scale 형태로 표시된다. 이때, gray scale의 범위는 보통 256단계의 gray level이다. 또한, 현재 임상 CT 장치의 CT number의 범위는 약 -1,024~3,071 HU로 4,096단계로 표현되고 있다. 하지만 인간의 눈으로 감지할 수 있는 gray scale의 범위는 약 10~20단계로 한계가 있어 Windowing(window setting)이 필요한 것이다. 현재 대부분의 CT 장치에 사용하는 모니터는 Dual 19" Flat LCD, Monitor Matrix는 1,280×1,200 pixels, Maximum Single Acquisition Time은 약 120 sec, Reconstruction Speed는 Up to 50 frames per second 이상을 갖추고 있다[그림 1-13].

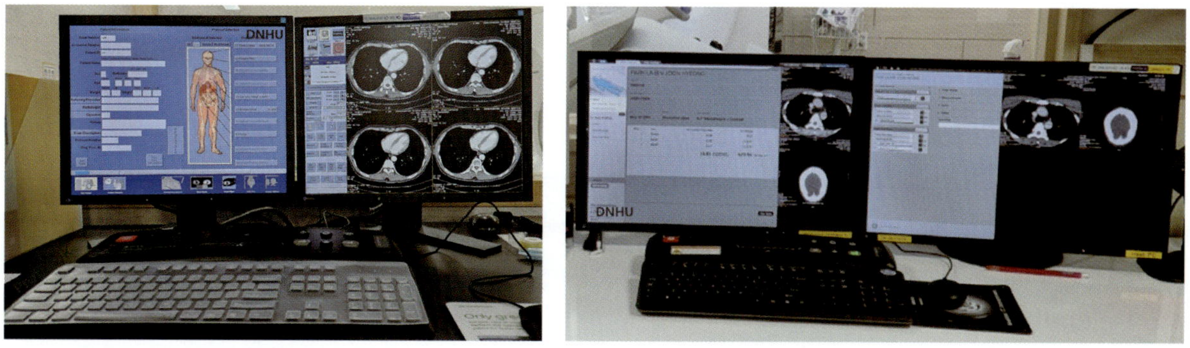

그림 1-13 | Image display unit

(2) 영상전송 및 저장 장치(image transmitting and storage unit)

Console, workstation, post processing system 그리고 PACS(picture archiving and communications system) 사이에서의 영상전송을 위해서는 DICOM 3.0 버전의 영상 데이터 포맷과 LAN(근거리 통신망) 등을 구축하기 위해 장치를 연결하는 네트워킹 프로토콜인 Ethernet based connectivity가 권고된다. 또한, CT에서 획득한 영상을 PACS를 통해 저장, 전송할 경우 DICOM (digital image communication in medicine) 파일이고, 각 일반촬영, CT, MRI, USG, angiography 등 modality 별 연동이 잘 되어 있으면 충분하다. 현재 국내 대부분의 병원에서는 의료영상의 저장과 전송에 PACS 시스템을 활용하고 있으며 진료나 판독 시 PACS 시스템에 저장된 영상 데이터를 모니터에 출력하여 진료와 진단에 이용한다. 의료영상의 관리는 영상의학과 PACS팀에서 일반적으로 맡고 있으며 영상의 저장 기간에 따라 단기저장장치(short term storage unit), 장기저장장치(long term storage unit)로 구분하거나 원본저장과 백업(back up) 저장장치 등으로 구분하기도 한다. 최근에는 저장 기간에 따라 단기와 장기 저장장치를 구분하던 것을 주 저장장치(main storage)와 부 저장장치(back up storage)의 개념이 도입되고 있으며 그 매체로는 HDD가 이용되고 있다[그림 1-14].

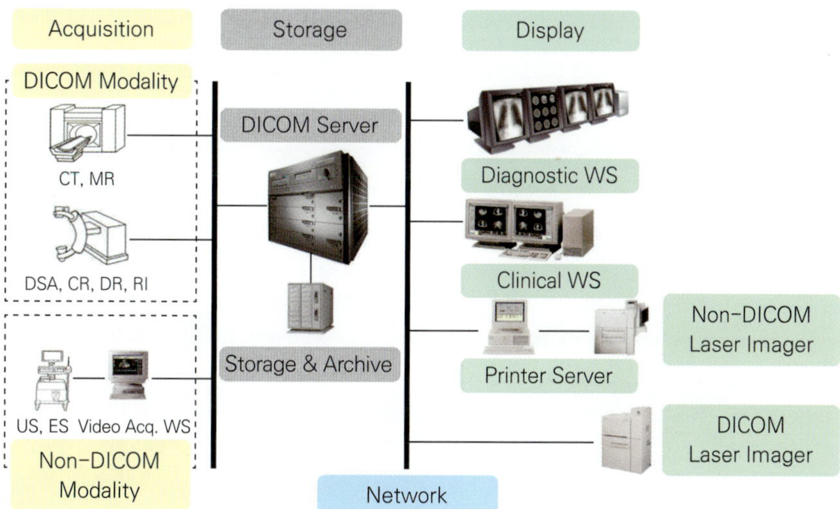

그림 1-14 | PACS system의 구성도

5) 기타 장치의 구성

(1) 환자 검사대(patient table)

CT 장비에서 사용되는 검사대는 PDU로부터 전원을 공급받아 작동하며 조작대의 컴퓨터와 갠트리 측면에 있는 패널에 의해 조정할 수 있다. 검사 시 환자를 눕혀놓고 갠트리 방향 또는 반대 방향으로 또는 이동시키는 역할을 하며 수동 또는 자동으로 이동할 수 있다. 검사대는 환자의 안정성과 편안함을 고려하여 설계되어 있으며, 검사대 높이를 조절하여 정확한 검사 범위와 위치 조정이 가능하게 설계되어 있다. CT 테이블은 부드럽고 안락함을 유지하고 검사 중 인공물이 유발되지 않는 목재 또는 저밀도 탄소 복합재로 제작되며 약 300 kg까지 견딜 수 있도록 내구성과 안정성이 우수하게 제작된다[그림 1-15].

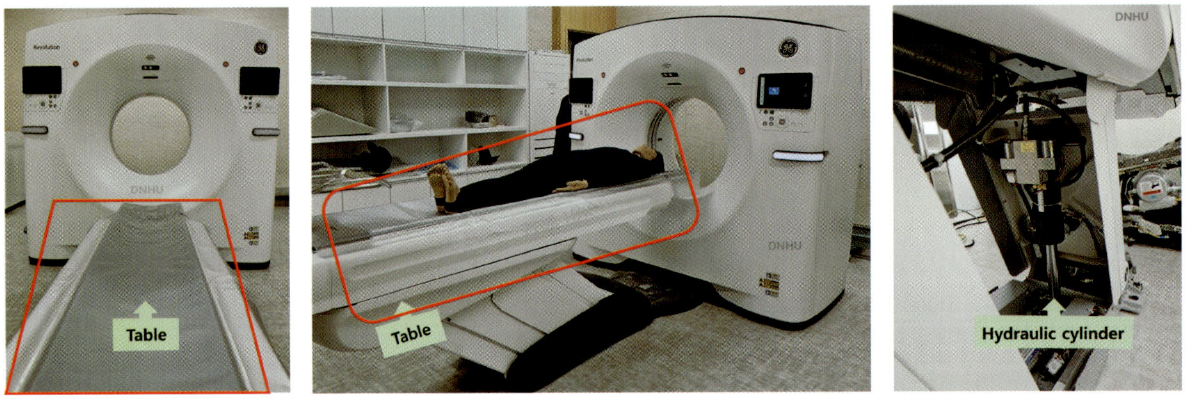

그림 1-15 | 환자 검사대(patient table)와 유압 실린더

(2) 조작대(consol)

조작대는 CT 장치와 데이터 수집 및 저장, 영상 재구성, 그리고 영상 표시 등 영상화 과정을 전반적으로 제어하는 컴퓨터 시스템이다. 조작대를 이용하여 CT 장치의 동작을 제어하고 검사에 필요한 파라미터를 설정할 수 있다. 또한, 획득한 영상 데이터를 수집하고 저장하는 역할을 하며 그 외 영상 재구성 등을 수행할 수 있다[그림 1-16].

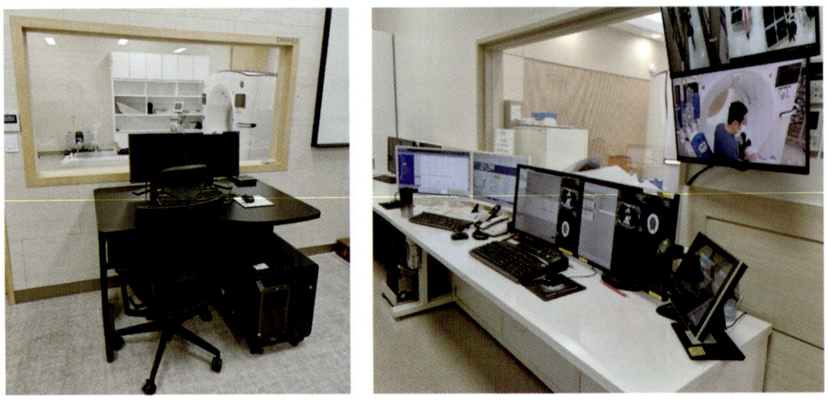

그림 1-16 | 조작대(Consol)

(3) 3D workstation

CT 검사로 획득한 영상 데이터를 이용하여, MPR(Multi plannar reconstruction), 3차원(3D, 3-dimensional space) 영상 등으로 재구성하는 데에 특화된 컴퓨터 시스템이며, CT 조작대에 위치한 시스템과는 별도로 구성된다. Workstation은 대량의 데이터를 처리하여 영상을 재구성하는 역할을 수행하며, 이를 위해 고성능 컴퓨팅 능력과 전문적인 소프트웨어와 인력(방사선사)을 갖추고 있어야 한다. 재구성된 3D 영상은 시각화하고 분석하는 기능 제공으로 환자의 해부학적 구조나 병변의 내부 구조를 자세히 관찰할 수 있다[그림 1-17].

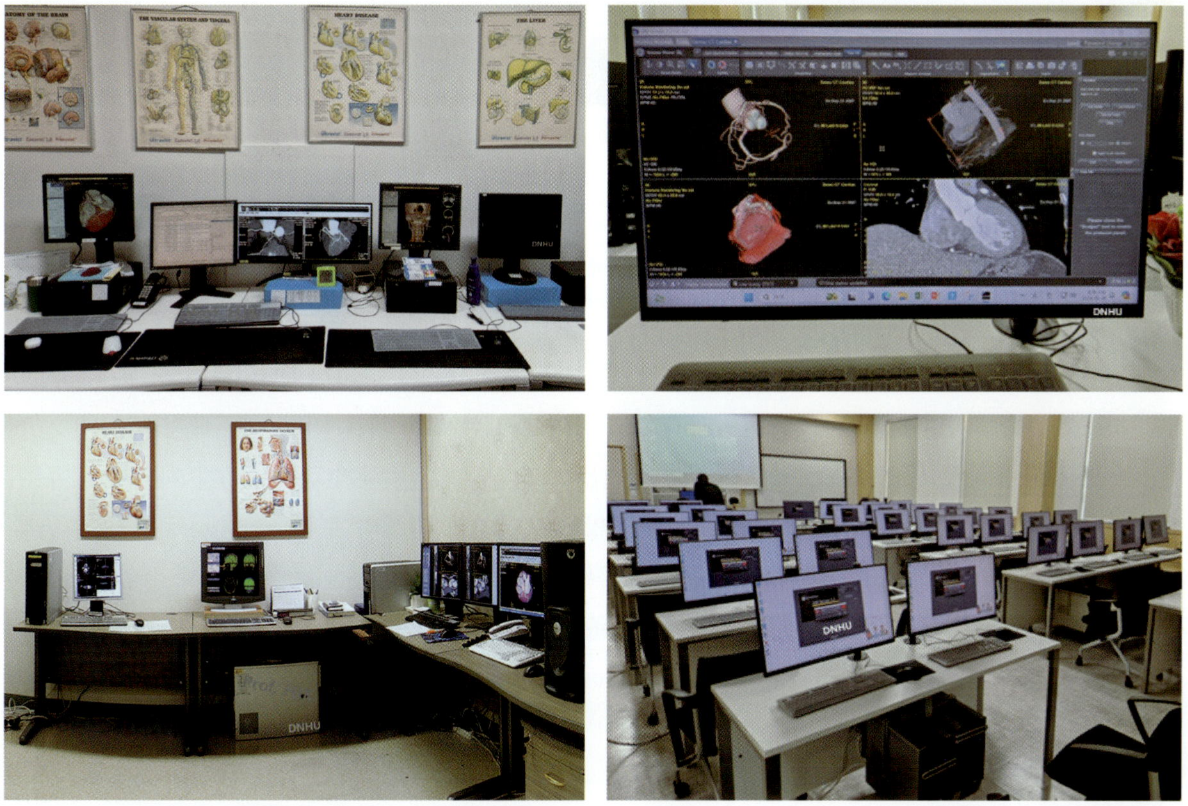

그림 1-17 | **3차원 영상 처리실**

(4) Client & Sever

일반적으로 CT 시스템은 Client와 Sever로 구성되며 서버는 CT 장치와 연결되어 데이터를 입력하며 영상 재구성과 같은 복잡한 수학적 계산의 수행, 데이터 처리와 저장 등을 담당한다. 또한, 서버는 필요에 따라 다양한 형식으로 영상을 생성하여 클라이언트에 제공한다[그림 1-18].

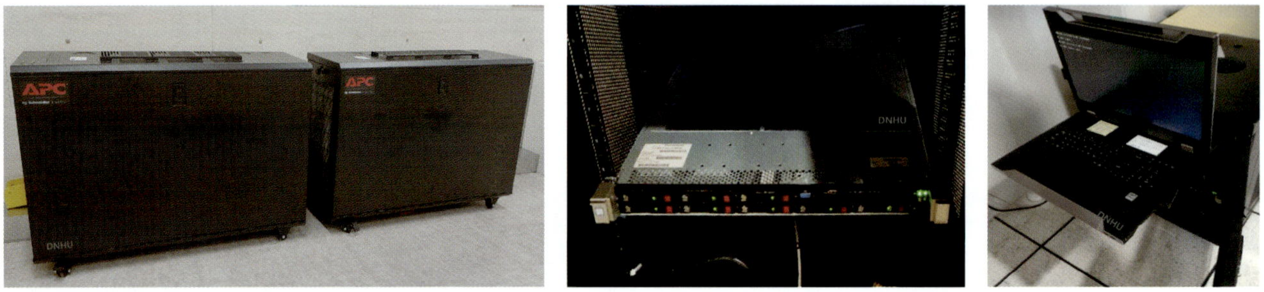

그림 1-18 | Client & Sever

(5) 자동 조영제 주입장치(auto injector)

자동 조영제 주입장치는 나선형 CT 스캔 기술의 보급으로 사용이 증가하였다. 특히 MDCT 개발로 검사속도가 향상되어 혈관과 심장 등 검사가 증가하여 현재는 조영제를 이용하는 모든 검사에 auto injector를 활용하고 있다. 자동 조영제 주입장치는 조영제 주입 주사기(syringe)가 하나에서 두 개의 syringe 형태로 변형된 dual syringe type을 많이 활용하고 있으며 보통 syringe 1은 CT조영제, syringe 2는 생리 식염수를 채워 사용하고 있다. 자동 조영제 주입장치를 이용한 조영제 주입은 조영제의 양(㎖), 압력(PSI), 속도(mL/s) 등을 설정하여 주입하며 자동 조영제 주입장치와 연결된 콘솔에서 검사 부위마다 적정 주입량을 설정하여 검사 시 적용하고 있다. 자동 조영제 주입장치를 이용하여 조영제를 주입하기 위해서는 장치 외 다양한 연결기구들이 필요하다. 또한, 자동 조영제 주입장치의 설치 위치에 따라 바닥에 지지하여 세워두는 stand형과 천정에 설치하는 천정형 등이 있다[그림 1-19].

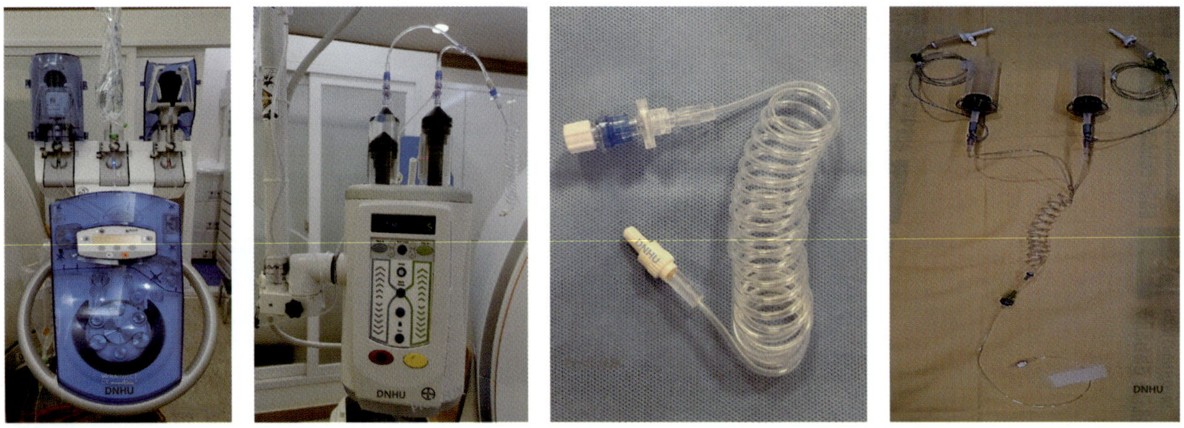

그림 1-19 | Auto injector & accessory

(6) 심전도(ECG; electrocardiogram)

ECG는 심장의 박동을 측정하기 위해 심장 주변 인체의 표면에 전극(electrode)을 부착하여 심장 근육에 자극이 전도될 때 발생하는 전위를 심전계로 그려 심장의 전기적 활동을 분석하여 기록하는 것이다. 일반적으로 심장의 파형은 P파, QRS복합파, T파로 구분되며 P파는 심방의 흥분으로 탈분극되고 심방의 수축이 발생하며(심방 탈분극, 수축기), QRS복합파는 심실 탈분극 시(수축기) 발생하며 그 시기는 R파의 피크 시기이고 이때 강한 전기적 신호를 가져 심실의 최대 활동(Triggering)에 가장 중요한 파형이다. 마지막으로 T파는 심실의 재분극(이완기) 시기이며 심실의 이완기는 T파로부터 다음 R피크까지 확대되며 이 시기에 심실은 혈액으로 가득 채워진다. 임상에서 심전도는 심장혈관 석회화 검사, 심장 동맥 검사, 심박출량과 심실의 수축, 이완 검사 등 심장관련 질환 확인 시 시행하는 대부분 검사에서 적용하고 있다.

다음은 심전도 부착방법과 주의사항이다. 전극을 인체 표면에 부착 시 가능한 스캔 범위인 심장이 포함되지 않게 부착하며 방사선사는 스캔 범위 설정 시 전극이 display FOV에 포함되지 않게 설정하여 검사한다. CT 검사 시 전극의 부착방법은 그림 1-20과 같이 오른쪽 어깨(빗장뼈 아래, 빨간색 전극; RA), 왼쪽 어깨(빗장뼈 아래, 노란색 전극; LA), 오른쪽 흉부 아래(갈비 가로막 각; Costophrenic angle, 검은색 전극; RL), 왼쪽 흉부 아래(갈비 가로막 각; Costophrenic angle, 초록색 전극; LL)에 부착하며 부착 후 전극이 잘 부착되었는지 부착 후 심전도 파형이 잘 그려지는지 확인 후 검사를 시행한다.

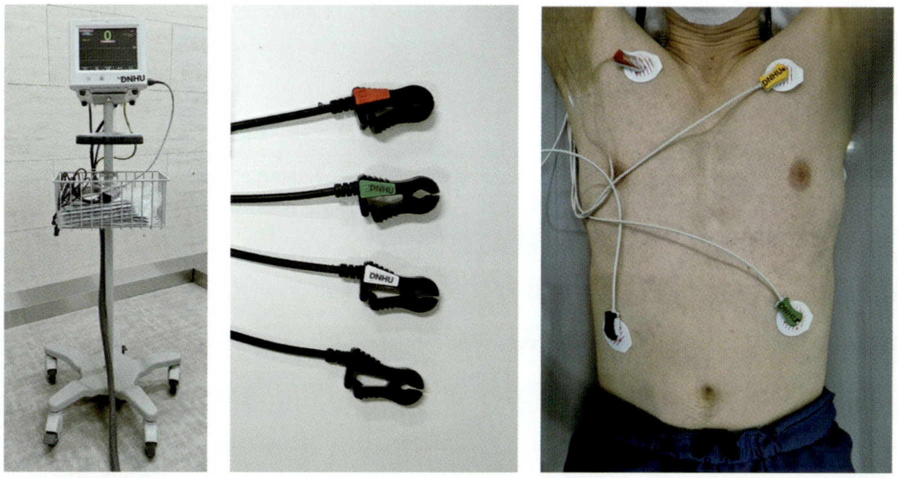

그림 1-20 | **심전도 검사 장비와 부착방법**

(7) 온장고

온장고는 유통과정에서 상온에 보관된 조영제를 인체 온도인 약 36~37°로 유지하기 위해 사용되는 보조 기구이다. 온장고를 사용함으로써 조영제의 구비 조건 중 하나인 낮은 점도 유지가 가능하며, 이로 인해 혈관 내 주입 시 환자의 통증도 경감되는 효과도 있다. 일반적으로 조영제를 주입하는 CT실, MRI실, 투시 및 혈관조영실 등에 온장고를 갖추고 있으며, 초음파 검사실의 경우 초음파 겔의 온도 유지를 위해 비치되어 있다[그림 1-21].

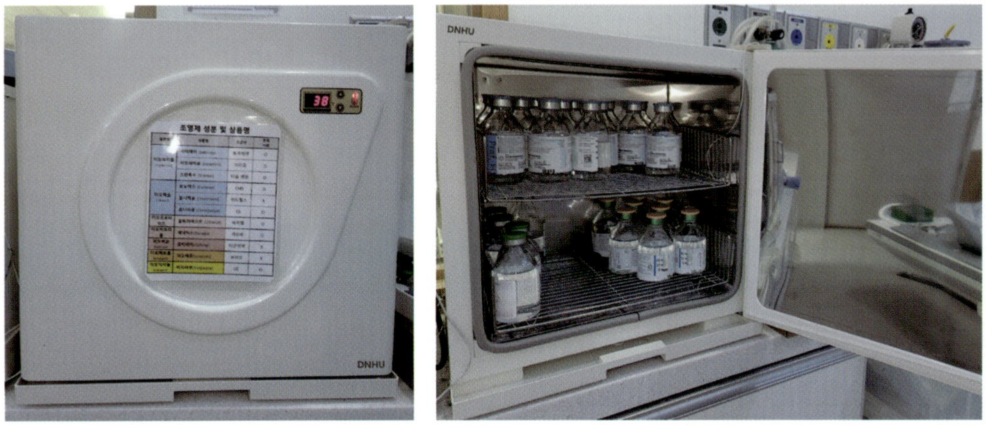

그림 1-21 | **온장고**

(8) 응급처치 카트

CT 검사는 건강검진 수검자뿐만 아니라 치료나 처치시간을 다투는 응급환자도 검사를 많이 시행하고 있다. 특히 CT 검사는 대부분 혈관 주입용 비이온성 요오드 조영제를 이용하기 때문에 조영제 사용에 따른 부작용도 놓쳐서는 안 될 것이다.

조영제 사용으로 발생하는 부작용에는 오심, 구토, 두드러기, 안면 부종, 호흡곤란 등이 있으며 심지어 사망하는 때도 있어 신속한 대처를 위한 응급 카트와 응급처치 매뉴얼 등을 갖추고 숙지하고 있어야 한다. 특히 제세동기(defibrillator), 응급약품과 비품 등을 갖춘 응급 카트를 CT실에는 반드시 구비 하고 있어야 한다. 이 외에도 산소 주입기와 흡인기(suction), 활력 징후 모니터와 산소포화도(pulse oximeter) 측정 장비 등이 필요하다[그림 1-22].

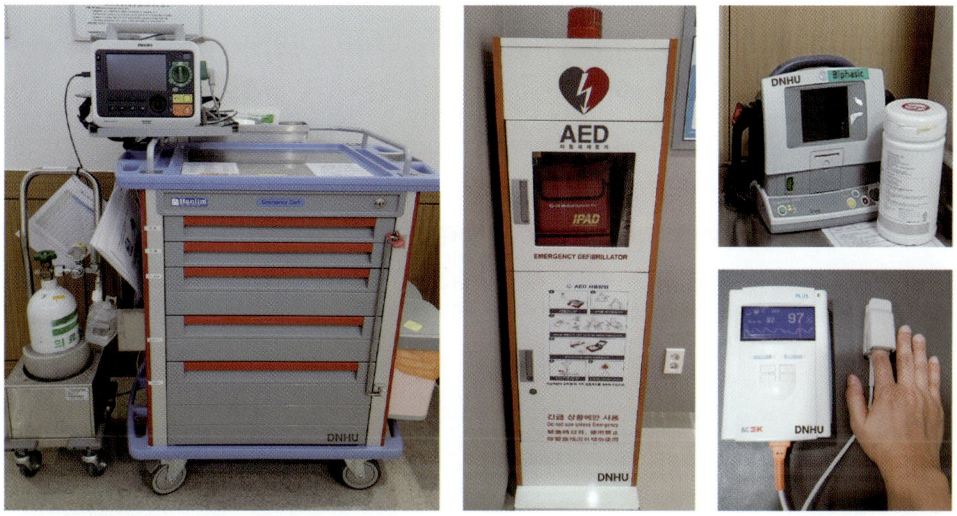

그림 1-22 | **응급처치 카트와 기타 기구**

(9) 검사 홀더(지지대)

원활한 검사와 환자의 지지 그리고 검사 자세 고정 등을 목적으로 방사선 투과성 물질로 제작된 검사 홀더를 보조기구로 사용하고 있다. 예를 들어 머리와 목 고정용, 검사대 연장용 extender, 정맥 주입용 지지대, 검사 중 환자의 움직임 방지를 위한 고정 압박대 등이 해당한다[그림 1-23].

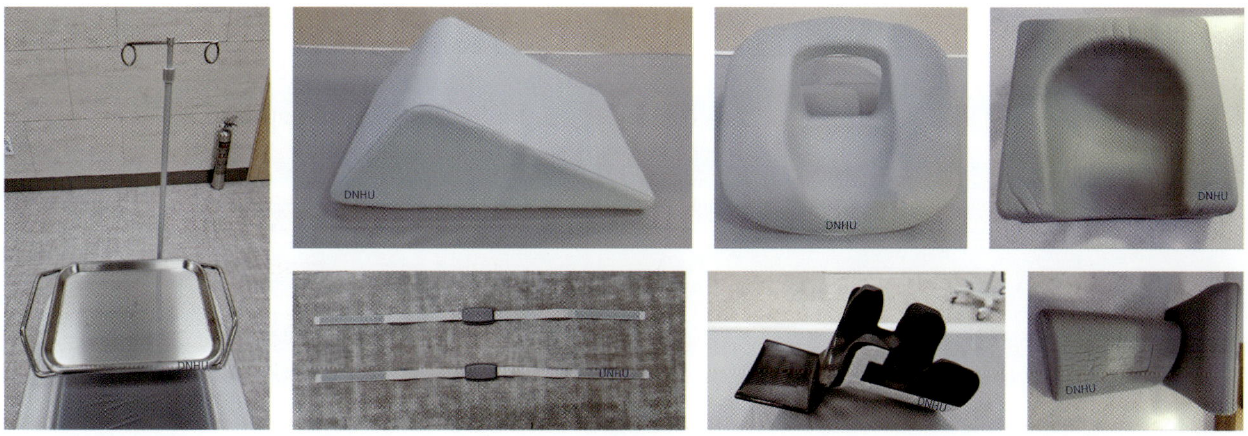

그림 1-23 | **검사용 보조기구**

(10) 차폐체

차폐체는 CT 장치 포함 X선을 이용하는 의료영상 장치에는 외부피폭에 대한 차폐 수단이기 때문에 필수적으로 갖추고 있다. 현재 임상에서 사용하고 있는 차폐 용품에는 납 재질의 앞치마, 장갑, 갑상샘 시트, 납 안경 등이 있으며 이는 방사선사 등 의료진 뿐만 아니라 환자 및 보호자에게도 활용하며, 전리 방사선으로부터 인체를 보호할 목적으로 적용되고 있다. 최근 납의 대체물질로 비스무트(bismuth)를 이용한 차폐체가 임상시험을 거쳐 활용되고 있는데 일반적으로 안구, 갑상샘, 유방 등을 차폐할 목적으로 많이 쓰이고 있다[그림 1-24].

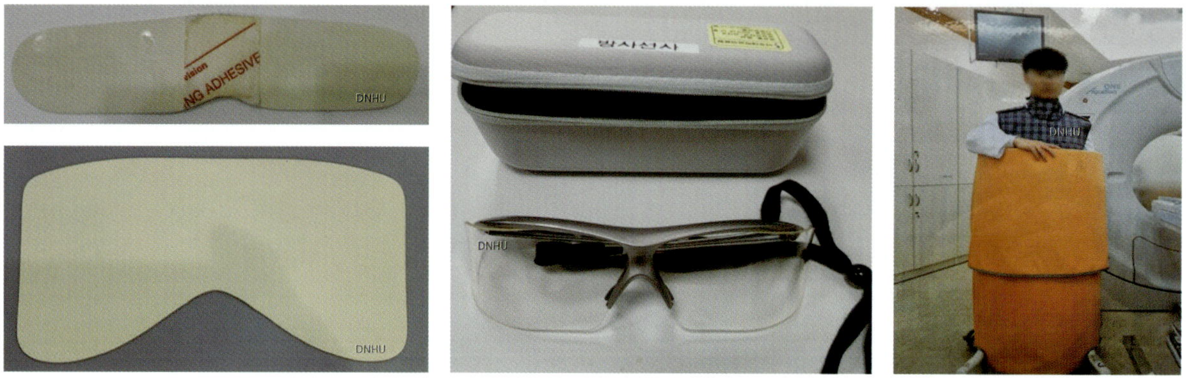

그림 1-24 | 차폐체

Chapter 02

임상 실무검사의 이해

CHAPTER

02 임상 실무검사의 이해

1. 조영제

1) 조영제 정의

CT 영상화과정에서 사용하는 X선은 인체구조 중 선흡수계수가 높거나 낮은 구조에 우수한 대조도를 형성하여 정상구조와 병변 구별에 있어 우수한 영상 정보를 제공한다. 하지만 모호한 선흡수계수를 갖는 혈관, 소화기계통, 비뇨생식계통 등은 대조도가 낮게 구현되어 해부학적 구조와 병변 관찰에 매우 어려움이 있다. 조영제는 이처럼 대조도가 낮게 형성되는 인체구조에 경구 또는 정맥 그리고 직접 주입 등을 통해 목적 부위에 인위적으로 대조도를 형성시켜주는 전문의약품이다.

CT 검사 시 사용하는 비 이온성 요오드 조영제의 경우 양성 조영제에 속하며 인체 투여 시 다양한 기전에 의해 조직의 내부나 주변에 조영 증강되어 X선 조사 시 감약 현상에 의해 대조도를 형성시켜 준다. CT에서 사용하는 조영제에는 요오드가 포함되어 있어 과민 반응이나 부작용에 대한 주의가 필요하며, 영상 검사 방법과 환자의 상태를 고려하여 신중히 결정하여 사용해야 하고, 사용 시 발생할 수 있는 부작용 등 위험도 또한 고려되어야 한다.

2) 조영제의 화학적 특성

(1) 수용성(Water solubility)과 친수성(Hydrophilicity)

CT 조영제는 물에 잘 용해되며 친수성이어야 한다. 또한, 수용성 즉, 물에 잘 녹는 성질이 우수할수록 혈관 내에서 빠르게 이동하는데 유리하다.

(2) 점도(Viscosity)

점도는 용액의 끈적이는 정도를 나타내며 점도가 높으면 그 용액의 이동속도가 상대적으로 느리다. 조영제의 점도의 경우 조영제 내의 요오드 농도가 높을수록, 입자의 크기가 클수록, 온도가 낮을수록 증가한다. 이 중 임상에서 조영제의 점도를 조절할 수 있는 인자는 온도이기 때문에 조영제 주입 전 온장고 보관을 하며, 자동 조영제 주입장치에도 열선이 배열된 열 패드(Heating pad)가 Auto injector syringe 주변을 감싸고 있다.

(3) 삼투압(Osmolality)

삼투압은 용액의 입자에 의해 용액 주변의 반투막에 가해지는 힘이며, 농도가 다른 두 액체가 반투막을 통해 양쪽으로 이동하는 경향을 삼투성이라 하고, 이때 액체가 농도가 낮은 쪽으로 이동 시 생성되는 압력을 삼투압이라고 한다. 삼투압은 Milliosmoles per kilogram of water로 mOsm/kg water(H_2O)로 표시된다.

일반적인 혈장의 삼투압은 290~300 mOsm/kg H_2O이다. 조영제는 삼투압에 따라 HOCM(High osmolar contrast media), LOCM(Low osmolar contrast media), IOCM(Isoosmolar contrast media)로 분류되며 HOCM의 삼투압은 1,000>mOsm/kg H_2O로 높고, LOCM은 600~1,000 mOsm/kg H_2O이다. 또한, IOCM은 혈장의 삼투압과 비슷한 290 mOsm/kg H_2O 정도이다.

CT 검사 시 고삼투압 조영제의 사용은 혈관 내부로의 수분 유입을 유발하여 혈관을 팽창시키는 경향이 있어 정맥 주입 시에는 경미한 열감(Hot flush)이 발생할 수 있다. 특히 정맥 주입 시에는 저압계인 IV로 투여되므로 열감이 낮지만, 동맥 주입 시에는 고압계인 동맥으로 투여되어 열감이 더 강하고, 심한 경우에는 고삼투압 조영제가 혈관 내부로 수분을 끌어들이고 혈관을 팽창시키는 과정에서 세포 외부 공간의 수분이 감소하게 되는 체액 불균형과 같은 부작용이 나타날 수 있다. CT 조영제도 이러한 부작용이 발생하는데 그 이유는 삼투압 범위가 290~2,100 mOsm/kg H_2O로 비교적 넓은 범위에 있기 때문이다.

(4) 화학적 안정성

CT 조영제는 주입 후 혈중에서 안정적으로 유지되어야 하며, 화학적 변화나 분해, 물리적 변형이 없어야 한다. 조영제는 혈액 내에서 안전하게 대사되어 콩팥을 통해 체외로 배출되어야 하며 이러한 안정성을 유지함으로써 부작용 발생 가능성을 최소화할 수 있다.

3) 조영제의 선정 기준과 취급상 주의 및 보관방법

(1) 조영제의 선정 기준

조영제는 콩팥 기능, 알레르기(allergy) 반응 여부, 그리고 임신 여부 등 환자의 상태를 고려하여 선택해야 한다. 콩팥 기능이 저하된 환자나 알레르기 반응력이 높은 환자에게는 비이온성 조영제가 선호된다. 또한, 검사 목적에 적합한 조영제를 선택해야 하며, 혈관 내 가시화가 필요한 경우에는 이온성 조영제를 사용하고, 조직 내 가시화가 필요한 경우에는 비이온성 조영제를 사용해야 한다. 부작용의 위험도를 최소화하기 위해서는 다음과 같은 특성을 고려하여 조영제를 선택해야 한다.

① 생물학적 작용이 없고 독성이 없어야 함.
② 무자극, 무미·무취해야 함.
③ 낮은 점도와 적당한 유동성을 갖추고, 목적 조직에 대한 친화성이 우수해야 함.
④ 삼투압이 인체의 혈액과 같거나 낮아야 함.
⑤ 수용성이며 검사 후 배설이나 제거가 용이하고 안정성이 있어야 함.

⑥ 화학적 및 열에 안정성이 우수해야 함.
⑦ 혈관 내에서 경련이나 혈전 등의 장애가 없어야 함.
⑧ 가격이 저렴해야 함.

(2) 조영제 취급상 주의

① 조영제 사용 전에 환자의 알레르기 이력을 확인하고, 부작용이 발생할 경우를 대비하여 응급 대처 방법과 기구를 갖추어야 한다.
② 콩팥 기능이 저하된 환자에게는 삼투압이 낮은 비이온성 조영제를 사용해야 하며 조영제를 과도하게 투여할 경우 콩팥 손상 등 부작용 발생 가능성이 높기 때문에 적절한 용량과 투여 속도를 유지해야 한다.
③ 혈관 주입 시에는 정확한 주입을 위해 자동 조영제 주입기를 사용하고, 필요 시 주입 후 환자의 혈압 및 맥박 등 활력징후를 모니터링해야 한다.
④ CT 조영제의 경우 일시적으로 콩팥기능을 저하시킬 수 있고 당뇨약 성분인 메트포르민제재를 복용 중인 환자의 경우 신중히 선택하여 사용해야 한다. 메트포르민제재는 90%가 콩팥을 통해 소변으로 배출되는 기전의 의약품이며 CT 조영제 사용 시 콩팥 기능이 손상된 환자에 있어 메트포르민의 부작용인 유산산증을 유발할 수 있다. 흔히 나타나는 증상으로는 혼란, 피로, 메스꺼움, 졸음, 호흡곤란, 혈압저하 등이 유발된다. 그러므로 조영제를 사용하는 CT 검사 시 메트포르민을 복용하고 있다면 반드시 의료진에게 알려야 하며, 검사 당일부터 검사 후 48시간 동안은 메트포르민 복용을 중단해야 한다.

(3) 조영제의 보관

① 실온보관 : 조영제는 보통 실온에서 보관하는 것이 이상적이고 일반적으로 유효기간은 3년이며 실온 보관은 최적의 안정성을 유지할 수 있다.
② 냉장보관 : 조영제는 냉장 보관은 피해야 한다. 냉장 보관 시 점도가 낮아져 조영제 내에 결정이 형성될 수 있기 때문에 권장하지 않고 있다.
③ 온장보관 : 온장 보관은 일정한 온도 범위에서 보관하는 것을 의미하며 보통 37~40°C의 온도에서 안정성을 고려하여 보관하며, 이는 저 점도를 유지하면서 안정성을 유지할 수 있는 온도이기 때문이다.
④ 조영제는 빛에 민감하기 때문에 빛이 차광된 상태로 보관되어야 한다. 직사광선에 노출될 경우, 조영제 내의 요오드의 화학적 결합이 해제되어 pH가 증가하고 고유의 성질이 변화하여 투명한 조영제의 색이 황색으로 변할 수 있다. 따라서 직사광선에는 잠깐이라도 노출되지 않도록 주의해야 한다.
⑤ 한 번 사용한 후에는 재사용이 금지되며, 개봉된 조영제는 가능한 한 4시간 이내에 사용해야 한다. 개봉 후 시간이 지날수록 미생물 오염이나 먼지 등이 혼입될 우려가 있으며, 또한 용제가 날아가면서 결정이 석출될 수도 있기 때문이다.
⑥ 조영제는 주성분 및 기타 첨가물의 최적 농도와 비율로 조절되어 있으므로 희석할 경우 이 균형이 깨질 수 있으므로 희석하여 사용을 금지해야 한다.

4) 조영제 순환 및 배출 경로

(1) Antecubital vein(팔꿈치 앞 정맥) → Subclavian vein(어깨뼈 아래 정맥) → SVC(Superior Vena Cava, 위대정맥) → Right Atrium(오른심방) → Right ventricle(오른실) → Pulmonary artery(허파동맥) → Lung(허파) → Pulmonary vein(허파정맥) → Left atrium(왼심방) → Left ventricle(왼심실) → Aorta(대동맥) → Kidney(콩팥) → Bladder(방광) → Urine(소변)

(2) Antecubital vein(팔꿈치 앞 정맥) → Subclavian vein(어깨뼈 아래 정맥) → SVC(Superior Vena Cava, 위대정맥) → Right Atrium(오른심방) → Right ventricle(오른심실) → Pulmonary artery(허파동맥) → Lung(허파) → Pulmonary vein(허파정맥) → Left atrium(왼심방) → Left ventricle(왼심실) → Aorta(대동맥) → Liver(간) → Hepatic duct(간 도관) → Common bile duct(온쓸개관) → Duodenum(샘창자) → Small intestine(작은창자) → Large intestine(큰창자) → Rectum(곧창자) → Stool(대변)

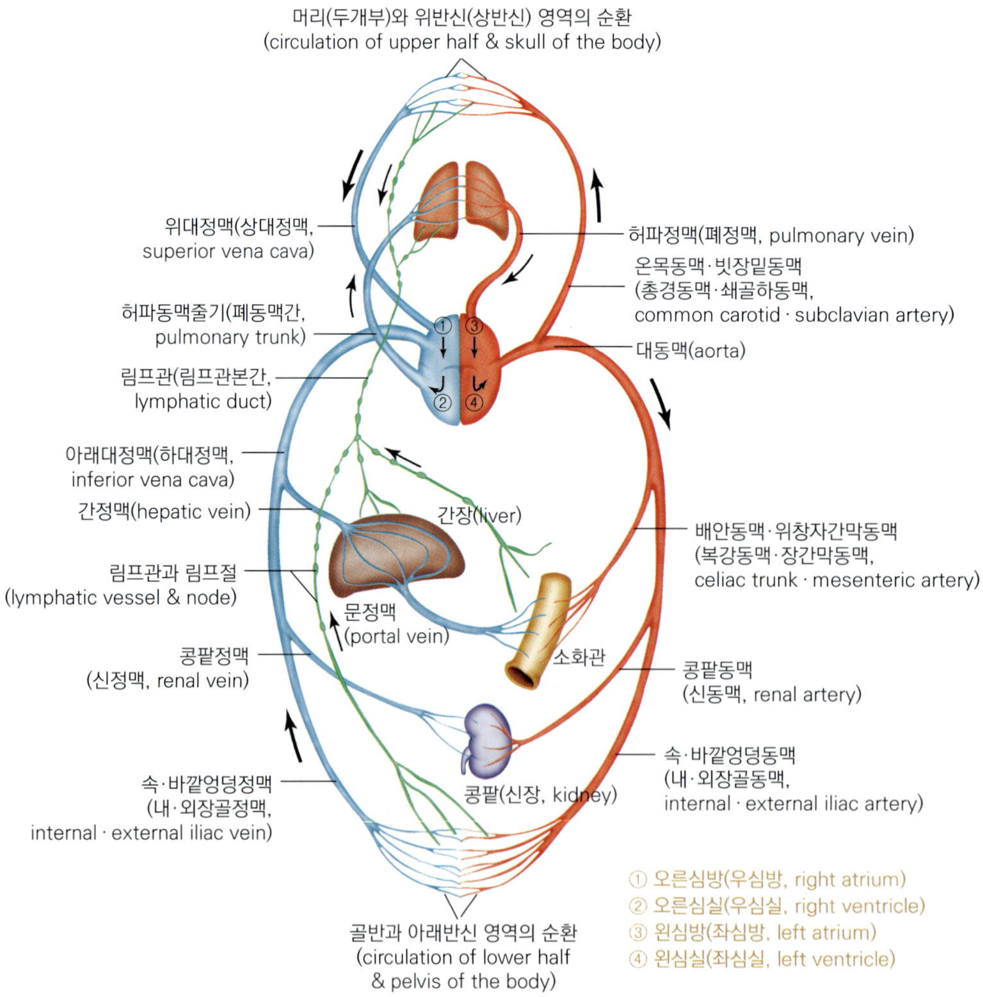

그림 2-1 | 혈액순환경로

5) 조영제를 이용하는 검사의 준비

(1) 정맥 내 조영제의 주사 준비

성인 기준 20 gauge 이상의 needle을 사용하고, 팔꿈치 앞 정맥이나 아래 팔의 큰 정맥에 needle을 삽입한다. 그림 2-2는 조영제 주입용 바늘, 주사과정, 검사 후 지혈대를 이용한 지혈과정이다.

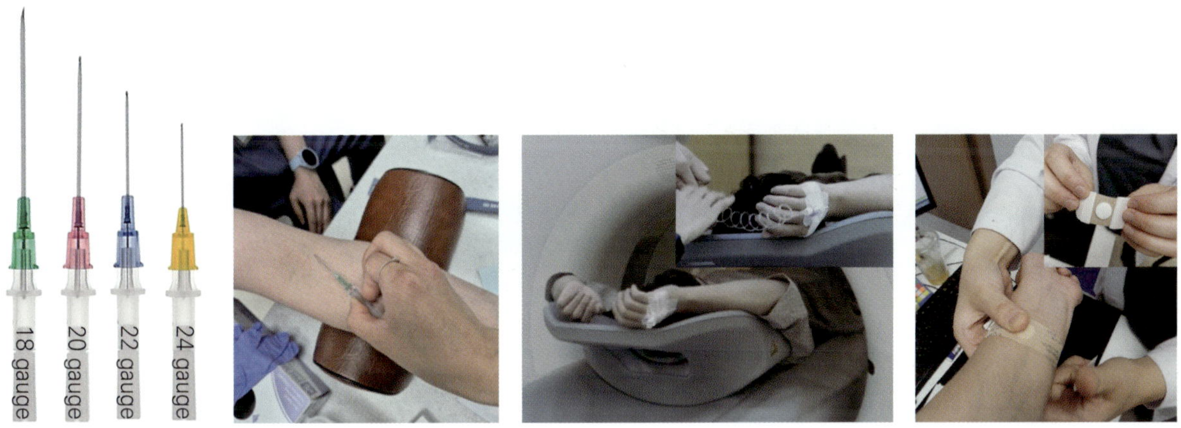

그림 2-2 | **조영제 주입과정**

(2) 조영제 가온

요오드화 조영제를 사용할 때는 점도를 낮추어 조영제 주입 과정에서의 혈관 통증 감소와 혈관 내 원활한 이동 그리고 혈관 외 유출 방지를 위해 인체의 체온과 유사한 온도인 약 37℃의 온장고 보관이 필요하다. 또한, 온장고는 혈관 내 주입하는 약물로 청결 유지와 온장고 성능을 수시로 확인해야 하며 방사선사는 당일 사용량과 여유분을 확인 후 조영제의 온도 유지를 위해 온장고에 사전에 보관해야 한다.

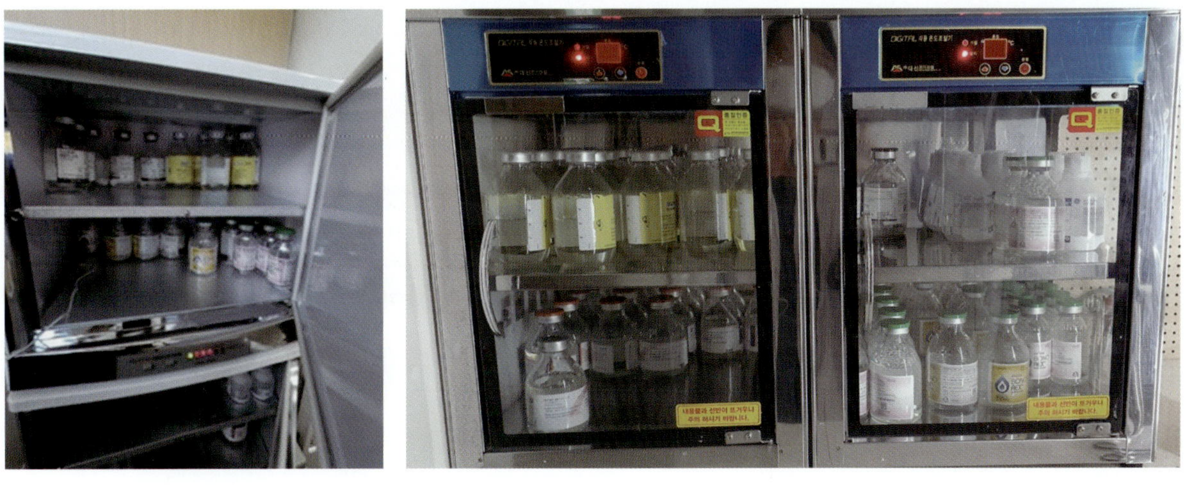

그림 2-3 | **온장고에 보관된 조영제**

(3) 금식

CT 조영제 검사 전에는 특별한 금식이 필요하지 않으며 맑은 액체류는 제한 없이 섭취할 수 있지만 이는 가이드라인이며, 실제 복부 CT 검사 등 조영제를 주입하는 경우 대부분 검사에서 금식을 시행하며, 검사 종류에 따라 선택적으로 적용하기도 한다.

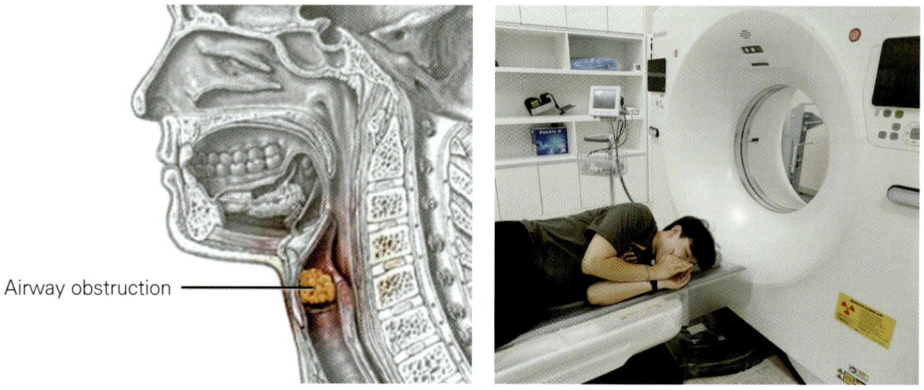

그림 2-4 | 이물에 의한 기도 폐쇄

(4) 조영제 사용 설명 및 환자 동의

환자의 과거력과 현재 상태를 파악하여 이전 조영제 반응, 알레르기, 콩팥 기능, 복용 중인 약물 등을 확인한다.

전산화단층촬영검사(CT) 동의서

등록번호		진료과	
환자명		진료의사	
주민등록번호		병실정보	
진단명			
검사명		검사예정일	20 년 월 일

1. 환자 상태 정보

기왕력	☐ 고혈압 ☐ 저혈압 ☐ 당뇨병 ☐ 심장병 ☐ 알레르기 ☐ 특이소견 없음 ☐ 특이체질 __________ ☐ 출혈소인 __________ ☐ 투약사고 __________ ☐ 기타 __________
<질환정보, 환자의 상태 및 특이사항>	

2. CT(전산화단층촬영검사)의 목적 및 필요성

<CT(전산화단층촬영검사)의 목적>

CT(Computed Tomography)는 X선을 인체에 투과하여 2,3차원적인 영상을 만들며 인체의 어느 부위에 있는 작은 병소의 진단도 가능한 검사입니다. 대기시간을 제외하고 검사시간은 약 10분 정도 소요됩니다.

<CT(전산화단층촬영검사)의 장단점>

CT는 우수한 대조도 분해능과 영상처리 기능으로 미세 병변의 감별이 용이하며, 혈관계통의 검사, 심장검사, 심한 외상환자, 응급환자, MRI검사가 불가능한 폐쇄성 공포증환자 및 신체 내 금속성 물질 부착자도 검사가 가능하다는 장점이 있습니다. 단점으로는 환자의 움직임에 의해서 쉽게 영향을 받으며 금속성 이물질, 보형물에 의해서 인공물이 발생하여 검사 시 영상의 질이 저하될 수 있는 단점이 있습니다.

3. CT 검사방법

<검사 전 준수사항>

1. 조영제 주입 검사 시 마지막 식사를 소화되기 쉬운 음식으로 식사 후 검사시작 최소 6시간 전부터 금식 하셔야 합니다. (단, 협조가 어려운 환자일 경우는 검사 전 충분한 진정을 시켜야 하며, 의사의 판단에 따라 진정제를 투여하고 검사를 시행하게 될 수도 있습니다.)
2. 조영제(인체내 여러 장기를 구분시켜주는 약품)는 정확한 검사를 위해 정맥에 주입하는 약물로서 진단 목적에 따라 사용할 수 있으며 드물게 부작용이 생길 수 있습니다.
3. 검사 예약시간 최소 15분전에 도착하셔야 하며, 1층 영상의학과 접수에서 예약증을 제출하고, CT 준비실 과 CT실에서 검사동의서를 확인 받으신 후, 조영제를 사용하는 검사를 받으실 분의 경우에는 준비실에서 주사를 연결하신 후 CT 검사실로 오셔서 대기합니다.

1/4 전산화단층촬영검사(CT) 동의서

그림 2-5(A) | 조영제 사용 동의서

4. 응급환자 발생시 우선원칙에 따라 검사가 다소 지연될 경우도 있습니다.
5. 휴대하고 계신 금속성 이물질(머리핀, 귀걸이, 목걸이, 반지, 피어싱, 시계, 안경, 브래지어, 동전, 기타 금속성 물질)은 검사 전에 반드시 제거하여 주십시오.
6. 심장 검사 시 검사 당일 커피, 녹차, 콜라, 초콜릿, 담배 등을 섭취하지 마십시오.
7. 검사예약 변경 및 취소 시에는 최소 하루 전까지 영상의학과 접수 및 CT 촬영실(621-5857)로 연락 바랍니다.

<안내 및 주의사항>

1. 과거 앓았거나 앓고 계신 질병 및 알레르기 질환에 대하여 표시하고 반드시 말씀해 주십시오.
 □ 과거 조영제 부작용 경험 **(과거 약물 및 주사 부작용 유무: ____________________)**
 □ 신부전증 및 투석 □ 부정맥 □ 당뇨 **(그 외 특이체질 및 알레르기 질환:________________)**
2. 조영제로 인한 부작용 시 나타난 증상을 아래 항목 중 **해당되는 항목에 v표시해 주십시오.**
 (구역질, 경한 구토, 작열감, 발진, 발한, 가려움증, 주사부위의 통증, 기침, 현기증, 심한 구토, 심한 두드러기, 안면부종, 기관지 경련, 호흡곤란, 흉통, 두통, 혈압강하, 의식손실, 심장마비, 심근경색증, 심박동 이상)
3. 임신 중이거나 임신 가능성이 있으신 분은 검사 전에 미리 의사나 담당자에게 말씀해 주십시오.
4. 검사 후 주사 부위는 10분간 충분히 지혈하고, 피가 멈춘 것을 확인 후 솜을 알코올 솜 전용 휴지통에 버리십시오.
5. 검사 후 피부 발진, 두드러기, 가려움 증세가 있을 경우 담당자에게 말씀 해 주시기 바랍니다.
6. 조영제를 주입한 경우 배설을 촉진 하기 위해 수분 섭취를 권장합니다.

<CT(전산화단층촬영검사) 검사방법>

1. 두부 및 경부(목)검사 시에는 액세서리를 제거하며, 흉.복부 검사 시 속옷을 탈의 하시고 검사복으로 갈아 입습니다.
2. 담당자의 안내에 따라 검사용 Table에 누워 검사를 실시합니다.
3. 복부 검사 시 안내에 따라 다량의 물을 마신 후 진행할 수 있으며, 대장 검사시엔 항문을 통해 공기를 주입하는 검사가 있을 수 있습니다.
4. 심장 검사 시 정확한 검사를 위해 알약을 드립니다.
5. 영상의 흔들림을 방지하고 정확한 진단을 위해 검사는 움직이지 않은 상태로 방송에 따라 숨을 수 초간 참은 상태에서 진행됩니다.
6. 조영제 사용 검사 시 주입된 조영제로 인해 몸에 뜨거운 느낌이나 약물 냄새 등이 일시적으로 발생할 수 있지만 인체에 무해합니다.
7. 환자의 상태에 따라 수면제 또는 진정제를 투여할 수 있습니다.
8. 어린이(5세 이하)인 경우 검사 예정시간 8시간 전부터 잠을 재우지 않으시면 검사 받기가 용이

2/4 **전산화단층촬영검사(CT) 동의서**

그림 2-5(B) | 조영제 사용 동의서

합니다.

<조영제 사용시 주의 사항>	
조영제는 약물 중에서 가장 안전한 종류에 속하나 드물게 부작용이 나타날 수 있습니다. 특히, 조영제 부작용의 빈도가 비교적 높아 주의를 하여야 하는 경우는 다음과 같습니다. **· 과거 다른 검사에서 조영제 부작용을 경험했을 경우** **· 알레르기, 천식 및 특이체질 및 심장, 신장 질환이 있는 경우** **· 전신 상태가 쇠약하거나, 영·유아(2세 미만)의 경우**	
4. CT(전산화단층촬영검사) 과정 혹은 회복과 관련된 발생 가능한 문제점	
<조영제 주입 후 발생 가능한 문제점 (조영제를 사용하는 CT 검사일 경우)> 경증으로 일시적인 오심, 구역, 구토질, 두드러기, 가려움증, 피부반점, 피부홍반, 발한, 기침, 소양증, 두통, 안면홍조, 안구 혹은 안면부종, 어지러움, 오한, 불안, 떨림 등으로 나타나며 대개는 추가적인 조치 없이 자연적으로 증상이 사라집니다. 중증도의 부작용으로는 빈맥, 서맥, 부정맥, 기관지경련, 후두부종, 헐떡임, 고혈압, 경도의 저혈압, 무반응, 부정맥등이 발생할 수 있는 것으로 알려져 있습니다. 그러나, 드물게 부작용의 정도가 심할 경우 쇼크, 심정지등 적절한 치료를 해야 하는 경우가 생기며, 극히 드물지만 사망에 이르는 경우(3-10 만 명 중 1 명 꼴)도 보고되어 있습니다. 또한 검사 도중 혈관이나 장기의 손상으로 인하여 치료가 필요 할 수 있습니다. 검사 후 20 분 이내에 부작용이 발생할 수 있는 확률이 높으므로 검사 후 20 분 정도 안정을 취한 후 귀가하시기 바랍니다. 그 밖에 투석중인 환자분은 조영제 사용 후에는 주치의와 상담하신 후 바로 투석을 시행하는 것이 좋습니다. 이러한 부작용을 미리 예측할 수 있도록 저희 병원에서는 사전 반응검사 및 응급처치를 위한 모든 준비를 하고 있으므로 두려워하실 필요는 없으나 만약의 경우 이러한 부작용이 일어날 경우를 대비하여 환자의 기본적 병력사항에 대해 자세히 설명을 요할 때 협조하여 주시기 바랍니다. 또한, 현재까지 알려진 사전검사로는 모든 부작용을 100% 예측 할 수는 없다는 점을 주지하시기 바랍니다. 본원에서는 비교적 부작용이 적은 비이온성 조영제를 사용하고 있으며 중증의 부작용이 발생할 경우에는 본원 의료진의 신속한 대응을 받으시게 됩니다.	
5. 대안 치료법 & CT 시행하지 않았을 경우 발생 가능한 문제	
대안치료법	□ 없음 □ 있음 ____________
<CT(전산화단층촬영검사)를 하지 않았을 경우 발생 가능한 문제>	

설명의사 ______________ **(서명)**

본인(　　　　)은 본인(또는 상기환자)에게 행하여질 CT(전산화단층촬영검사)의 필요성 및 내용, 예상되는 합병증과 후유증에 대한 자세한 설명을 **의사(　　　　)**로 부터 들었습니다. -------------------------확인함 □

3/4 **전산화단층촬영검사(CT) 동의서**

그림 2-5(C) | 조영제 사용 동의서

본인은 불가항력적으로 야기될 수도 있는 합병증 또는 환자의 특이한 체질로 우발적인 사고가 일어날 수도 있다는 것을 충분히 이해하였습니다. --확인함 □

본인은 뜻하지 않은 결과가 발생할 때 이의를 제기하지 않을 것과 행하여질 모든 행위에 협력할 것을 서약하고 위의 사항을 고지하며 이에 따른 의학적 처리를 위임하여 CT 검사에 동의합니다.

20 년 월 일 시 분

환자

주민등록 번호	이름	서명

보호자 또는 대리인

<table>
<tr><td>주민등록 번호</td><td rowspan="2">이름</td><td rowspan="2">서명</td></tr>
<tr><td>환자와의 관계</td></tr>
<tr><td colspan="3">대리인이 서명하게 된 사유 [근거 : 공정거래위원회 수술동의서 표준 약관 개정(2009. 12)]
□ 환자의 신체, 정신적 장애로 인하여 약정 내용에 대하여 이해하지 못함
□ 미성년자로서 약정 내용에 대하여 이해하지 못함
□ 설명하는 것이 환자의 심신에 중대한 나쁜 영향을 미칠 것이 명백함
(이 경우 별도의 위임계약서를 본 동의서에 첨부하여야 합니다)
□ 기타 ______________________________</td></tr>
</table>

4/4 전산화단층촬영검사(CT) 동의서

그림 2-5(D) | 조영제 사용 동의서

(5) 감염관리

CT 조영제 검사 시에는 자동주입기용 주사기와 연결하여 주입하는 기구 등을 일회용으로 사용하고, 환자마다 교체하여 사용해야 한다. 또한, 조영제 사용 시 무균 유지 등 감염관리에 철저해야 한다.

6) 조영제 부작용 관련 준비

조영제를 이용한 검사는 조영제 부작용을 방지를 위해 일반적으로 약 6시간 정도의 금식이 필요하다. 심각한 조영제 부작용은 자주 발생하지는 않지만, 열감과 구토, 메스꺼움 등은 흔하게 유발되며 특히 누운 자세에서 검사 시 구토가 발생으로 질식이나 흡인과 같이 심각한 상황을 초래할 수 있다. 따라서 조영제 검사를 위해 금식은 반드시 필요하다. 하지만 응급상황의 경우 주치의 등의 관찰하에 시행해도 무관하다.

조영제 CT 검사는 검사 전 피부반응검사를 시행하기도 하며 이는 조영제 과민반응을 예측하기 위함이며 과민반응 시 조영제를 주사한 후 몇 분 뒤에 피부 주변이 붉어지거나 부풀어 오르는 증상이 나타난다. 그러나 이 방법은 실제 과민반응을 100% 예측하는 데에는 한계가 있어 미국, 유럽, 국내의 영상의학 조영제 가이드 라인에서는 피부반응검사를 권장하지 않으며, 이는 조영제 과민반응의 정확한 기전이 밝혀지지 않았기 때문이다. 따라서 피부반응검사에서 음성 결과가 나왔더라도 다른 기전으로 인한 과민반응이 발생할 수 있기 때문에 조영제 주입 시 그리고 주입 후 환자를 일정시간 동안은 잘 관찰해야 한다.

(1) 요오드 조영제의 부작용

조영제 부작용은 대부분 경구나 혈관 내 주입 시 발생하며, 일반적으로 알레르기 반응, 콩팥손상, 심장마비 등이 해당한다.

(2) 조영제 부작용의 분류

① **즉시형 부작용 :** 조영제 투여 후 5분에서 1시간 이내 발생하는 경우이다.

㉠ 경증 : 환자의 증상이 경미하거나 일시적으로 나타나는 경우를 의미하며, 피부의 가벼운 발진, 발적, 가려움, 오심, 구토, 두통 등이 대표적인 증상이다.

㉡ 중등증 : 증상이 중간 정도로 나타나는 경우로, 환자의 건강에 미미한 영향을 미칠 수 있어 조치가 필요한 경우를 의미한다. 주 증상으로는 현저한 두드러기 및 발진, 안면부와 후두부의 부종, 기관지 수축, 심한 구토, 실신 등이 대표적인 증상이다.

㉢ 중증 : 즉시 의료진 개입이 필요한 상황이며, 저혈압성 쇼크, 호흡곤란 및 정지, 심정지, 전신경련, 아나필락시스 반응 등이 대표적인 증상이다.

② **지연형 부작용**

지연형 부작용은 조영제 투여 후 1시간부터 7일까지 나타날 수 있지만, 일반적으로 투여 후 1시간부터 48시간 사이에 나타나는 경우를 의미한다. 대부분의 지연형 부작용은 경과가 경미하거나 자연스럽게 해결되는 경우가 많지만, 가끔 중증도의 부작용이 발생할 수 있다.

③ **콩팥독성(CIN; Contrast-Induced Nephropathy)**은 주로 지연형 부작용으로 분류된다. 일반적으로 조영제 투여 후 콩팥 기능이 갑자기 저하되며, 특히 콩팥 기능이 이미 손상된 환자에서 더 빈번하게 발생할 수 있다. CIN은 콩팥 내 혈관을 통해 조영제 유입 시 콩팥 조직을 손상시키는 것으로 이로 인해 콩팥 혈류 감소, 세포독성, 산소 공급 부족 등에 의해 발생할 수 있으며, 콩팥 기능 저하, 요법이 필요한 급성 콩팥 기능 상실, 또는 만성 콩팥 기능의 상실 등으로 이어질 수 있다.

(3) 조영제 주입 시 일반적인 반응 및 예방

조영제 부작용을 예방하기 위해서는 환자의 알레르기 이력을 확인하고, BUN, creatinine 등 콩팥 기능을 평가하는 등의 사전 조사가 필요하다.

조영제 주입 전에는 일반적인 반응에 대해 사전 설명을 시행한다. 그 예로 일시적 발열에 대한 안내, 오심 증상 발생 시 코 대신 입을 통한 호흡을 하도록 안내하며, 그 증상이 심할 경우 기도 폐쇄를 대비하여 앉은 자세를 취하도록 하도록 안내 등 환자가 안정되고 편안한 마음으로 검사를 받을 수 있도록 안심시킨다.

(4) 조영제 부작용 시 처치 및 약물

조영제 부작용이 발생한 경우에는 환자 상태를 확인 후 응급조치 등을 시행해야 하며 즉시 대응 가능한 의료진에게 연락하여 필요한 처치를 받아야 한다. 심정지 발생 시 응급처치로 CPR을 실시한다. 또한, 상황 대처 프로토콜에 따라 빠르고 정확하게 대처할 수 있도록 평소 자체 시뮬레이션 등을 시행한다.

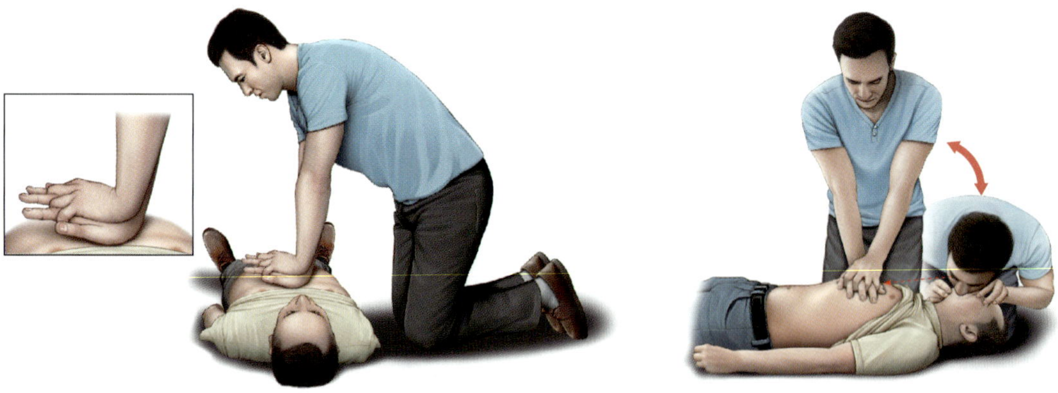

[출처] 질병관리청 누리집 https://www.kdca.go.kr, 2020년 한국심폐소생술 가이드라인

그림 2-6 | **심폐소생술**

7) 혈관 외 유출(extravasation) 감소 대책

(1) 온장고 보관

조영제를 주입하기 전에 온장고에 반드시 보관해야 한다. 조영제의 가온 후 사용은 조영제 주입 과정에서 혈관 외 유출 가능성과 주사 부위에서의 감염을 최소화할 수 있다.

(2) 생리식염수를 이용한 사전 테스트

혈관 외 유출을 방지하기 위해서는 조영제 주입 전 생리식염수를 주입하여 주사된 혈관의 상태와 혈관의 통증을 검사 전에 확인한다. 만일 생리식염수 주입 시 환자가 통증을 호소하면 조영제 주입 부위를 확인 후 필요 시 다른 혈관에 주사 후 검사를 진행해야 한다.

(3) 조영제 주입 초기 주사 부위 관찰

Bolus tracking(덩어리 추적법) 또는 조영제 주입 후 지연 시간 즉 조영제를 주입한 초기에 주사 부위의 신속한 관찰을 통해 혈관 외 유출 가능성을 발견하여 차단할 수 있다. 혈관 외 유출 가능성 판단은 피부의 부종, 발적, 통증 등의 이상 증상이며 이러한 증상이 발현하면 즉시 조영제 주입을 중지해야 한다.

(4) 혈관 외 유출이 의심되면 즉시 주입 중단

조영제 주입 중에 피부의 부종, 발적 등이 나타나고, 주사 부위 통증 등을 환자가 호소하면 혈관 외 유출 가능성이 있음을 인지하고 방사선사는 조영제 주입을 즉시 중단하고 확인 후 후속 조치를 취해야 한다.

(5) 냉·온 찜질을 통한 보존적 치료 시행

① 냉찜질 : 조영제 혈관외 유출로 인한 급성 단계의 통증 및 염증 반응을 줄이는 데 사용되며 냉찜질은 혈관을 수축시켜 염증을 감소시키고 통증을 완화시킨다.

② 온찜질 : 유출된 조영제가 순환계로 빠르게 제거될 수 있도록 도와주며 온찜질은 혈관을 확장시켜 혈류를 촉진하고 조영제의 제거를 돕는다.

(6) 다량의 조영제 유출이 발생할 경우

① 바늘 등을 이용하여 피부에 여러 개의 바늘 구멍을 만들어 조영제를 압축적으로 제거할 수 있다.

② 보존적인 치료와 함께 히알루론산 분해 효소(hyaluronidase)의 사용을 고려할 수 있으나 이러한 치료의 효과가 명확히 입증된 것은 아니다.

③ 중증의 손상이 의심될 경우에는 전문의의 조언을 구하여 적절한 치료 계획을 수립한다.

• 혈관 외 유출 대처 방법

① 유출이 의심되면 조영제 주입을 즉시 중단한다.
② 흡인한 경로를 확보하기 위해 조영제 주입라인을 제거하지 말고 그대로 둔다.
③ 유출부위 조영제 흡인을 위해 주사기나 흡인 기구 등을 이용하여 조영제와 혈액을 흡인한다.
④ 감염의 최소화를 위해 소독솜으로 유출부위를 소독한다.
⑤ 소독 거즈를 대고 반창고를 고정하여 드레싱 한다.
⑥ 유출 환부를 거상(elevation)하거나, 냉찜질을 3일간 적용한다(약 4~6회/일, 20 min/회).
⑦ 필요 시 진통제 및 소영제를 복용한다.
⑧ 지속적으로 유출부위의 피부상태를 확인한다.

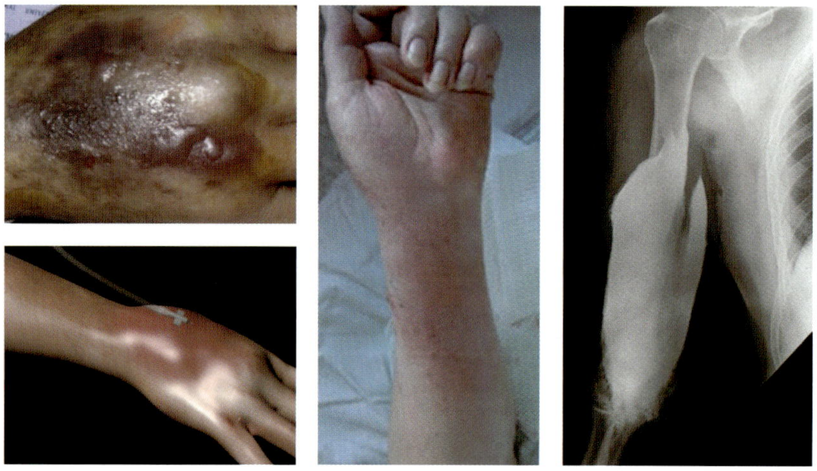

그림 2-7 | **혈관 외 유출(Extravasation)**

8) 임신 또는 수유 중 조영제 사용

주치의 판단하에 신중히 선택하여 조영제 사용을 할 수 있으며, 수유 중인 여성의 콩팥 기능이 정상인 경우, CT 조영제를 사용해도 정상적인 모유 수유가 가능하다. 단, 모유에 조영제가 같이 분비될 가능성이 있어 조영제 투여 후 24시간 동안은 모유 수유를 피하는 것을 권고하고 있다.

9) Bolus tracking

조영제를 주입하여 Dynamic scan을 시행하는 CT 검사에서는 bolus tracking technique(덩어리 추적기법)을 적용함으로써 보다 정확한 최대조영증강 영상을 구현할 수 있다. bolus tracking은 조영제 주입 전 bolus tracking 시행을 위해 ROI를 설정할 혈관이 포함되도록 한 컷의 영상을 획득한다. 획득한 영상을 이용하여 혈관 내부에 ROI를 그리고 조영제를 주입하면서 시간 흐름에 따라 CT number(HU)를 측정하며 사전에 설정된 문턱값에 도달하면 지연 시간 후 자동 스캔되는 전향적 검사 기법이다. 이러한 bolus tracking 적용은 혈액 순환 속도가 다른 다양한 환자도 언제나 최대 조영증강 영상을 구현할 수 있어 기존 단순히 시간을 정해 놓고 스캔하던 방법보다 정확한 영상획득이 가능하여 간암 등의 구별이 매우 간단하면서 정확도가 높게 되었다.

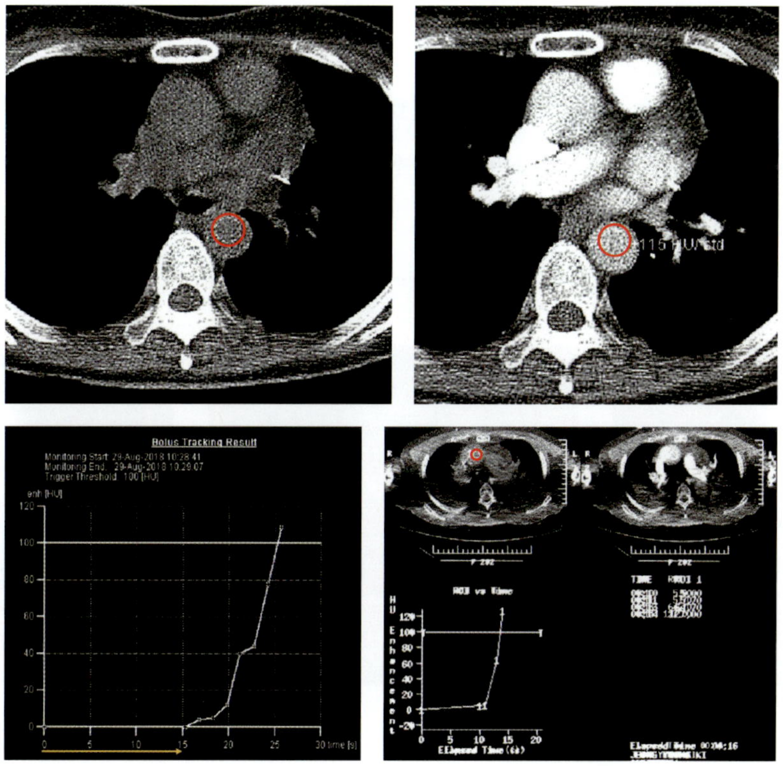

그림 2-8 | Bolus tracking technique

2. Head and Neck CT

1) Brain CT

(1) 검사 목적

뇌혈관 장애나 뇌종양(brain tumor) 유무의 진단, 염증, 기형 등 두개 내 병변을 우수한 분해능의 영상으로 다양한 정보를 제공하며, 급성 외상(trauma) 환자의 골절(fracture), 출혈(hemorrhage) 유무 및 급성 뇌출혈, 급성 뇌경색(acute brain infarction, stroke), 동맥 자루(aneurysm)나 뇌혈관 장애, 뇌실의 크기 평가, 수두증(hydrocephalus), 수술 후 shunt의 삽입위치 확인, 발작(seizure), 원인을 알 수 없는 두통(headache), 두개기형 환자의 진단, 동정맥 기형(brain arteriovenous malformation), 뇌 농양(brain abscess)등의 확인이 목적이다.

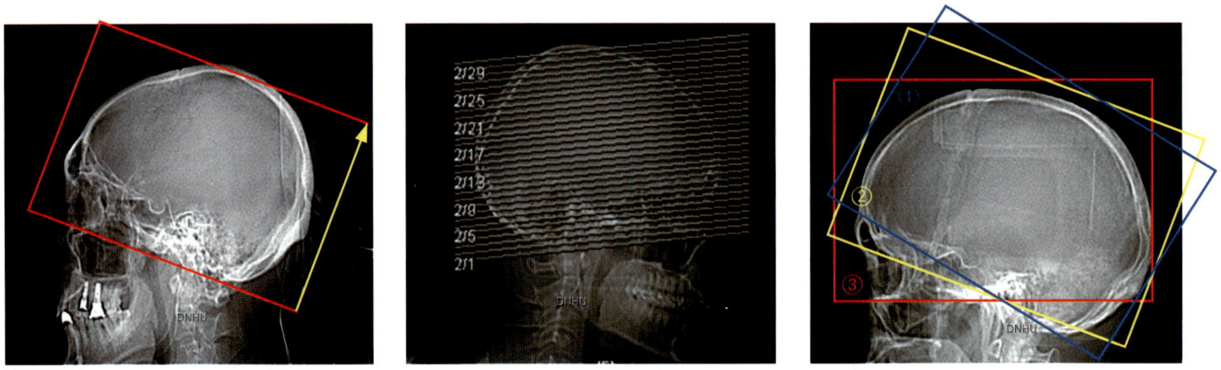

그림 2-9 | Brain CT 검사 범위와 기준선 설정

(2) 검사 방법

① 머리부위 주변의 액세서리(안경, 귀걸이, 목걸이, 머리핀, 가발 등)를 확인하고 제거 가능한 것은 제거하며, 여성 환자의 경우 임신 여부를 확인한다. 조영제를 사용하여 검사할 경우 금식여부와 조영제 부작용 이력 등을 확인한다. 만일 현재 복용하는 약이 있을 경우는 복용 후 검사해도 무관하다. 또한, 금식의 경우 시행하지 않는 경우도 있어 병원의 정책에 따라 상이하다. 당뇨 환자는 메트포민 복용 여부를 확인하며, 콩팥기능 저하 환자 검사 시 GFR(glomerular filtration rate) 검사 수치에 해당하는 BUN(blood urea nitrogen), Cr(creatine)을 확인 후 정상범위일 때 검사를 시행하며 일반적으로 18 guage needle을 권장하며, 오른쪽 또는 왼쪽 팔오금 중간정맥(median cubital vein) 등에 정맥 주사한다. 주사가 잘 안되거나 혈관이 가늘고 얇은 환자의 경우 20 guage needle도 가능하며 반드시 조영제 사용 동의서(permission consent form) 확인 후 검사를 시행한다. 이러한 과정(머리부위 주변의 액세서리 확인, 전처치 유무 확인, 조영제 부작용과 동의서 작성유무 그리고 GFR 확인 등)은 머리와 목 주변 검사 시 그리고 조영제를 주입검사 시 모두 동일하게 고려하여 적용해야 한다.

② 환자를 갠트리 기준 머리 우선(head first) 바로누운 자세(supine position)로 검사 테이블에 눕힌다. 이때 머리받침(head holder) 등을 이용하여 머리를 안정되게 고정하고 레이저 빔을 켜고 isocenter와 MSP(mid-sagittal plane)를 조정하고 설정 후 검사를 시행한다.

③ scout 촬영은 일반적으로 lateral projection만 스캔하며 scan range, DFOV(Display field of view) 등 검사 프로토콜을 설정하고 스캔한다. 하지만 필요에 따라 frontal projection도 시행해도 무방하다.

④ 검사범위는 머리뼈 바닥(skull base)부터 머리마루점(vertex)까지 뇌 전체를 포함하여 설정하고 검사 중에는 움직임이 없도록 안내하며 필요 시 고정용구 등을 이용하여 머리를 고정한 후 다리에서 머리 방향으로 스캔한다. 갠트리의 각도의 설정은 스캔 기준선인 SOML(Supraorbitomeatal line) 적용 시 안구의 피폭 감소 효과는 있으나 소뇌(cerebellum)의 영상 왜곡이 발생하며, IOML (Infraorbitomeatal line) 시 안구의 피폭은 일부 발생하지만 소뇌가 넓게 구현된다. OML (Orbitomeatal line)은 위 두 기준선의 장단점이 있어 목적에 따라 기준선을 적절하게 선택하여 검사를 시행하는 것을 권고한다[그림 2-9].

일반적인 뇌의 실질조직을 관찰하기 위해서는 표준 알고리즘(standard algorithm)을 적용하며 영상 획득 후 백질(white matter)과 회백질(gray matter)의 대조도 형성을 위해서는 좁은 창폭(narrow window width)인 약 90~110으로 설정하고 window level은 brain의 CT number인 25~40HU으로 설정하여 관찰한다. 외상 환자의 뼈 골절 및 타박상 등을 확인하기 위해 추가로 bone algorithm을 적용하여 재구성을 시행하며 영상 획득 후 넓은 창폭(wide widow width)인 약 1,000~1,500으로 설정하고, window level은 bone의 CT number인 수백 이상 약 300~500HU으로 높여 관찰한다. 데이터를 획득하는 동안 테이블의 움직임이 없어야 하며, 다음 슬라이스 위치로 테이블을 움직이기 위해 영상획득 간 최소한의 스캔 중 지연이 필요한 축 방향 스캔(Sequence, Axial mode)을 기본적으로 시행한다. 하지만 최근에는 영상 재구성 기술의 향상으로 spiral scan 방식으로 스캔을 해도 우수한 영상구현이 가능하다.

⑤ Brain CT에서 관찰되는 선속경화현상(Beam hardening effect)

다색 방사선(polychromatic radiation)을 사용하는 CT 검사는 X선 발생 후 물질을 통과 시 평균 에너지가 상승하는 물리적 현상이 발생하며 이를 선속경화현상이라 한다. 뇌의 구조 중 뼈와 연부조직이 복잡하게 위치한 부분인 뇌와 바위부(petrosal portion), 소뇌와 뒤통수뼈 오목(posterior fossa)이 위치한 구조 등에서 많이 발생하며 이때 감약 차를 크게 하여 인공물을 유발시킨다. 이를 해결하기 위한 방법으로는 고관전압(high kVp) 사용, bow-tie filter 사용, 얇은 단면두께(thin slice thickness) 등을 사용하여 감소시킬 수 있으며 그 외 matrix 증가, 픽셀 크기(pixel size) 감소로도 가능하다[그림 2-10].

⑥ 뇌출혈(Brain Hemorrhage)

뇌를 구성하는 다양한 구조에서 출혈이 발생하며 출혈 위치에는 일반적으로 급성기에 CT 영상에서 고농도 음영으로 구현된다.

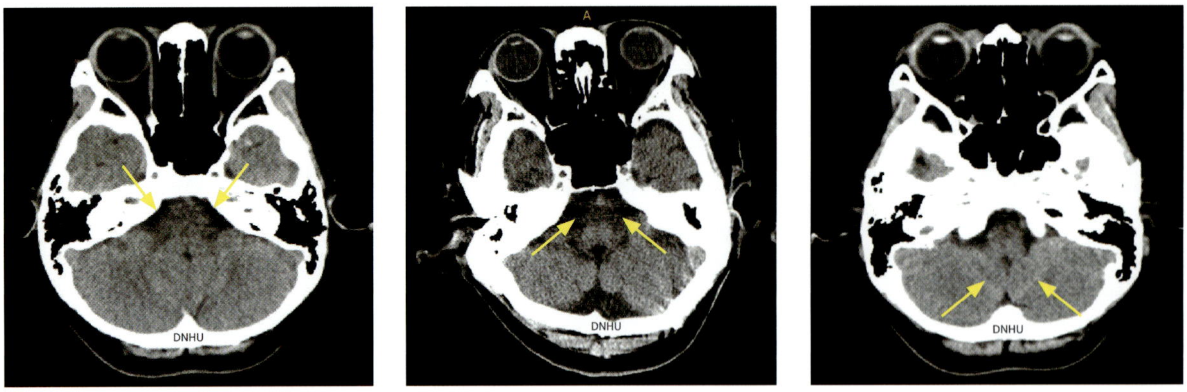

그림 2-10 | 선속경화 인공물(화살표)

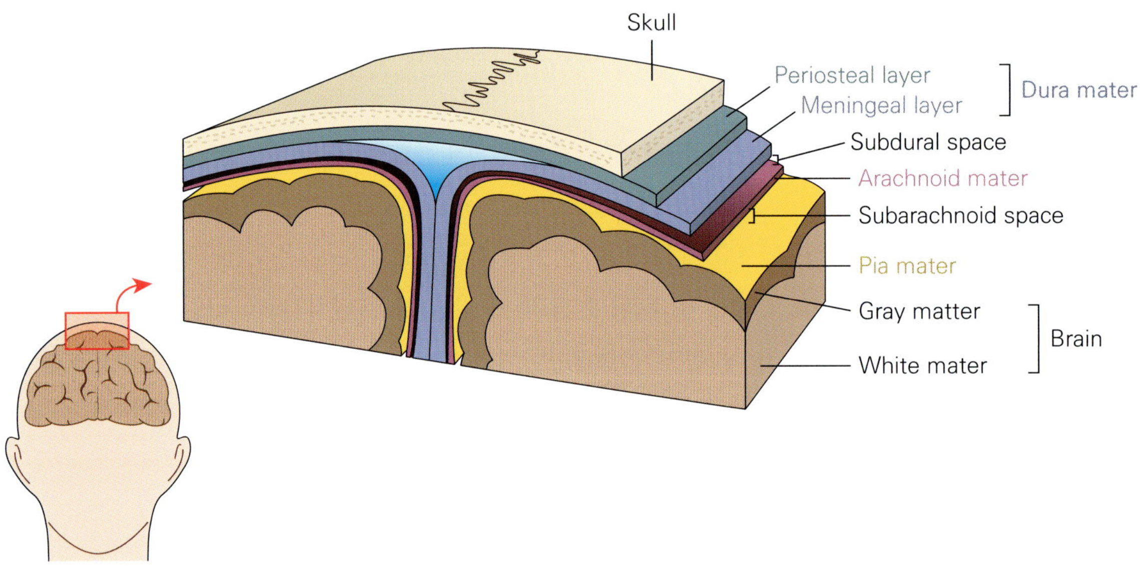

그림 2-11 | 뇌의 구조

① 뇌 출혈의 종류와 특징

㉠ 뇌 실질내 출혈(ICH: Intracerebral hemorrhage)과 뇌실내 출혈(IVH: Intraventricular hemorrhage)

원인 : 고혈압에 의한 출혈이 대부분이며 출혈이 된 혈액이 뇌세포에 침착되어 뇌세포가 기능을 잃게 될 수 있어 골든 타임(최적의 처치시간) 안에 처치가 필요하다. 주요 증상으로는 비 정상적인 의식저하 국소 부위 마비 언어 장애 등이 발생할 수 있다.

뇌 실질내 출혈이 증가, 동정맥기형이나 뇌동맥류의 파열, 시상부 출혈, 대뇌기저핵출혈에 속발 등의 원인으로 뇌실 속으로 유입되어 출혈이 발생하며 이를 뇌실내 출혈(IVH; Intraventricular hemorrhage)이라고 한다.

- 기저핵이나 시상부위에서 호발
- 경계가 선명한 고밀도 음영
- 뇌압 증가로 인접한 뇌실 압박, 뇌세포에 damage

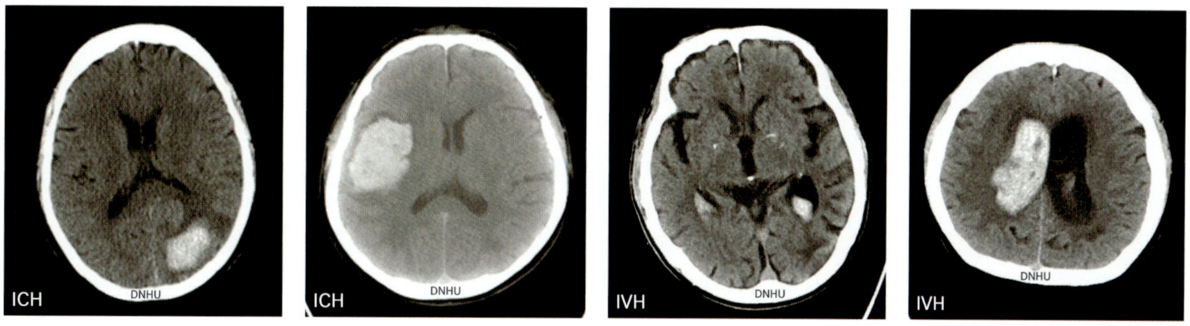

그림 2-12 | ICH와 IVH 영상

ⓛ **경(질)막 외 출혈**
(EDH : Epidural hemorrhage)

주로 외상에 의한 중 내막 동맥의 파열이 원인이며, 출혈이 경막외 공간에 축적된 상태이다.

- 머리뼈 내면을 따라 볼록렌즈 모양 고농도(high density) 영상으로 구현
- 출혈 주변 뇌 조직의 압박 소견

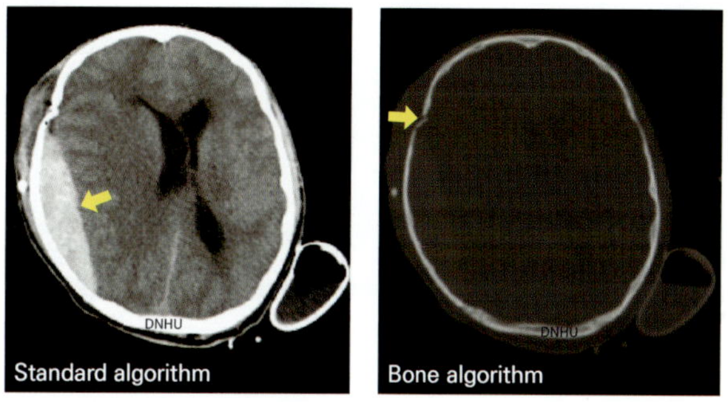

그림 2-13 | EDH 영상

ⓒ **경(질)막밑출혈(SDH : Subdural hemorrhage)**

대부분 심한 머리 외상 후에 발현되며 외상에 의해 머리뼈 안쪽에 위치한 뇌가 이동하면서 경질막과 연질막 사이의 정맥들이 심하게 늘어나거나 당겨지면서 파열되어 출혈이 발생된다. SDH는 심한 뇌의 좌상이 동반되어 외상이 원인일 경우 bone algorithm 적용하여 영상 획득 후 bone window setting을 적용하여 관찰한다.

- 급성기 : 초승달(낫) 모양의 고농도(High density) 음영으로 구현
- 만성기 : 초승달 또는 볼록렌즈 모양의 저농도(Low density) 음영으로 구현

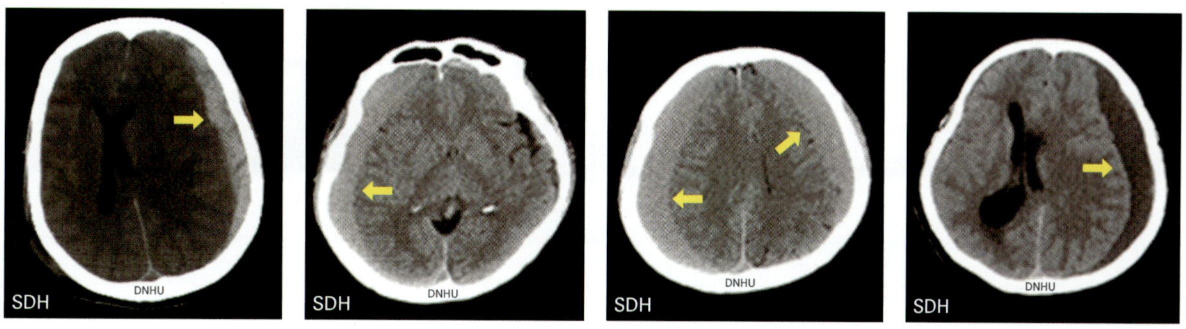

그림 2-14 | SDH 영상

㉣ 거미막밑출혈(SAH: Subarachnoid hemorrhage)

대부분 출혈의 원인은 동맥경화나 고혈압 등으로 발생한 뇌동맥자루(aneurysm)의 파열이 원인이며 주로 앞교통 동맥, 뒤교통 동맥, 중대뇌 동맥 분지 부위이다. 거미막밑 출혈은 거미막과 연막 사이의 거미막 아래 영역에서 출혈이 발생한 것이며 출혈과다 시 뇌 실질 사이로 스며들기도 한다. 보통 심한 두통, 오심, 구토 증상이 나타나며 심할 경우 의식을 잃어 혼수상태에 빠지기도 한다.

- 출혈이 거미막밑공간, 뇌수조, 뇌실내에 위치
- 뇌동맥자루 파열, 드물게 외상 또는 동정맥기형 출혈

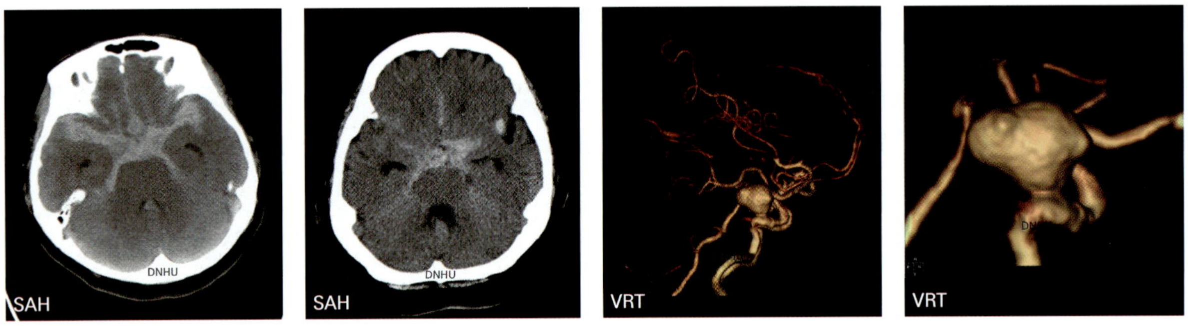

그림 2-15 | SAH 영상

(3) Scan Parameter

Patient Position	Supine & Head first	
Topogram(Scout)	kVp	100
	mA	20
	Tube position(Scout)	Lateral
	Length(mm)	256
Prescan	kVp	120
	mA	200~300
	Rotation time(s)	1
	Eff. mAs	-
	Dose modulation	-
	Scan type	Axial & Sequential
	Algorithm	Standard Bone
	Window W/L	90~130 / 25~40 (parenchyma) 2,000~2,500 / 400~500 (bone)
	DFOV(mm)	200~250
	Direction	Caudo-cranial
	Slice thickness / Increment(mm)	3~5 / 3~5

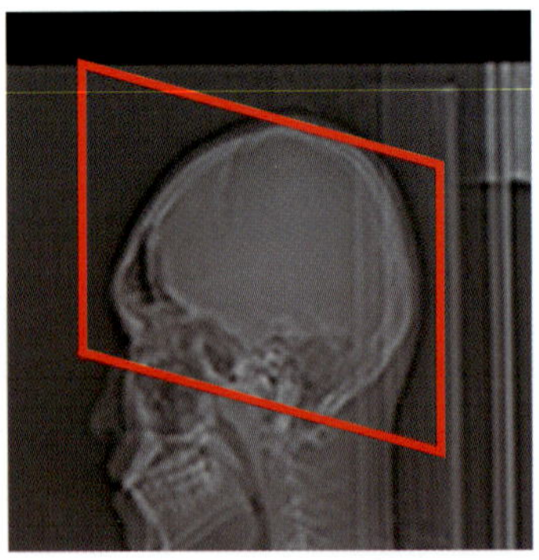

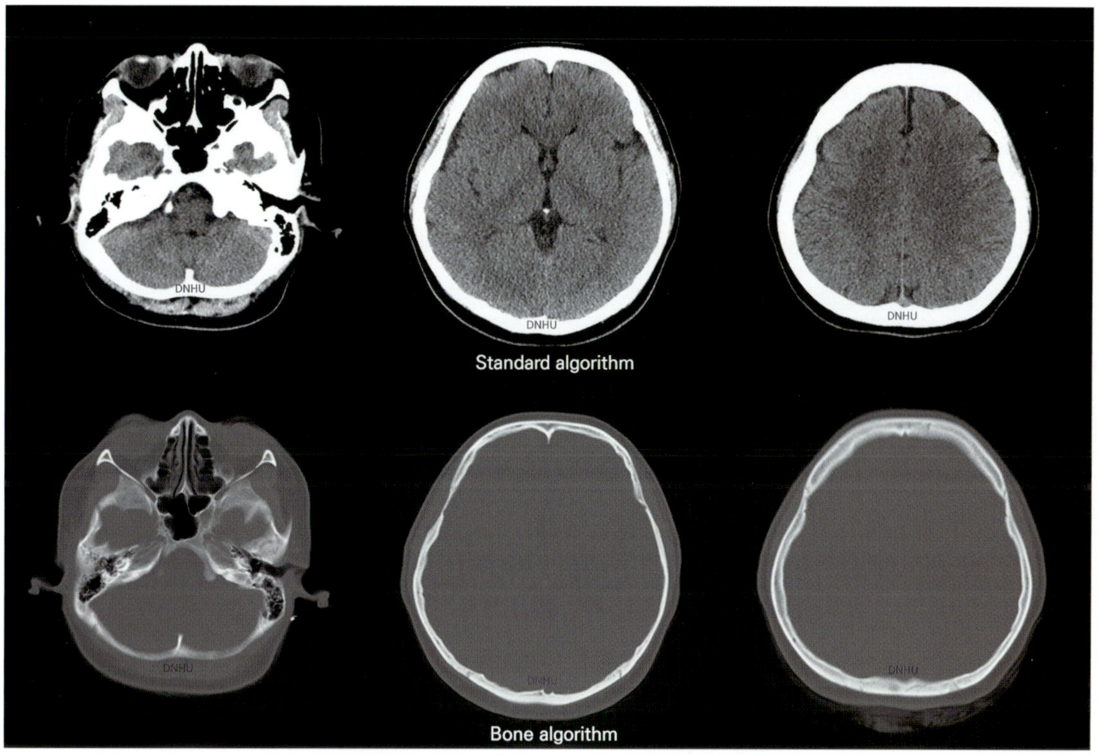

그림 2-16 | Standard algorithm(위)과 Bone algorithm(아래)적용 영상

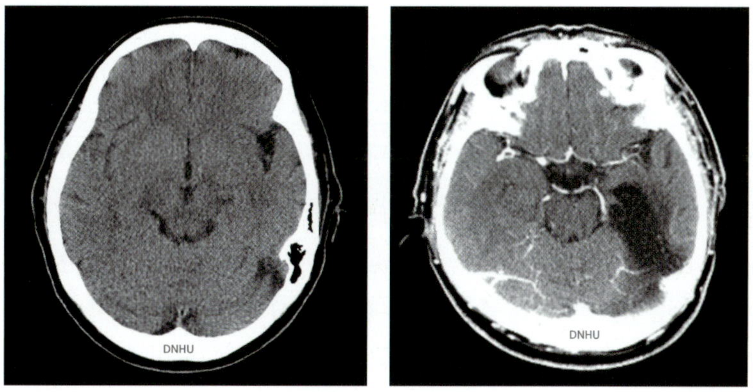

그림 2-17 | 조영제 주입 전(좌)과 후(우) 영상

(4) 영상창 설정(Window setting)

표 2-1 | Window setting

	Window Width (W.W)	Window Level (W.L)
뇌 실질	90~110	25~40
머리뼈	2,000~2,500	400~500

2) Brain CT angiography

(1) 검사 목적

뇌혈관의 혈류 상태를 관찰하기 위한 허혈성 뇌졸중, 허혈성 발작, 혈관 기형과 진행중인 출혈 확인과 뇌실질의 출혈, 동맥자루 유무, 거미막밑출혈 등을 확인하는 것이 목적이다.

(2) 검사 방법

① 머리 CT 검사와 동일하게 검사부위 주변 액세서리 확인하고 제거하며 임신 여부 확인 그리고 금식 유·무와 조영제 부작용 이력 등을 확인한다. 검사 전 GFR 검사 수치확인 후 정상범위에 해당하는 경우에만 검사를 시행해야 한다. 조영제 주입을 위해 18 guage needle을 권장하며 반드시 조영제 사용 동의서(permission consent form) 확인 후 검사를 시행한다.

② 환자를 갠트리 기준 머리 우선(head first) 바로누운 자세(supine position)로 검사 테이블에 눕힌다. 이때 머리받침(head holder) 등을 이용하여 머리를 안정되게 고정하고 레이저 빔을 켜고 isocenter와 MSP(mid-sagittal plane)를 조정하고 설정 후 검사를 시행한다.

③ scout 촬영은 lateral projection만 스캔하여 scout 영상을 이용하여 scan range, DFOV(Display field of view) 등 프로토콜을 설정하고 스캔한다. 하지만 필요에 따라 frontal projection도 시행해도 무방하다.

④ 머리뼈 바닥(skull base)부터 머리마루점(vertex)까지 뇌 전체를 포함하여 검사 영역을 설정하고 검사 중에는 움직임이 없도록 안내하며 필요 시 고정용구 등을 이용하여 고정한다. 스캔은 보통 다리에서 머리 방향으로 스캔한다. 최대 조영증강 영상 구현을 위해 bolus tracking을 적용하며 세 번째 목뼈(cervical vertebrae)에서 네 번째 목뼈 높이에 위치한 온목동맥(common carotid artery)에 관심영역(ROI)을 설정한다. 이후 조영제를 주입하고 CT number가 100 HU에 도달하면 일정 지연시간(약 6초) 경과 후 실제 스캔이 시작된다. Brain CT angiography 검사 시 조영제의 주입속도는 4 cc/sec 이상 정도의 빠른 주입이 필요하며 ROI는 오름 대동맥(ascending aorta)에 설정하여 검사를 시행해도 무방하다. 영상 획득 후 3차원 영상 재구성을 시행하며 일반적으로 체적표현기법(volume rendering technique; VRT)과 최대강도투영기법(maximum intensity projection; MIP)이 기본이다. 3차원 영상 재구성 시행을 위해서는 우선 조영 후 영상에서 조영 전 영상의 원하지 않는 뼈 구조를 감산해야 하며, 이를 위해 뼈 감산기법(bone subtraction)을 적용하여 원하는 구조인 혈관만을 추출한 후 추가 editing 작업을 통해 3D 영상을 구현한다.

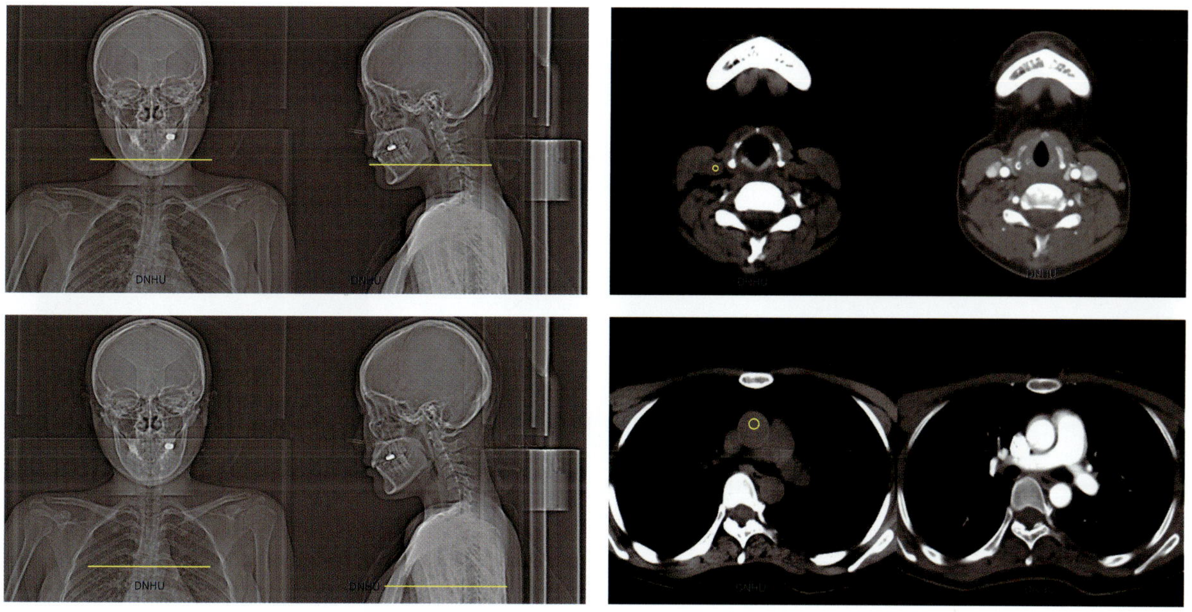

그림 2-18 | Bolus tracking을 위한 ROI 설정 영상

(3) Scan Parameter

Patient Position (Orientation)	Supine & Head first	
Prescan	kVp	120
	mA	20
	Tube position(Scout)	AP, Lateral
	Length(mm)	256
	kVp	120
	mA	200~250
	Rotation time(s)	0.5
	Eff. mAs	100~170
	Dose modulation	-
	Scan type	Helical
	Algorithm	Standard
	Window W/L	100/45
	DFOV(mm)	250
	Direction	Caudo-cranial
	Slice Thickness / Increment(mm)	3~5/3~5
Flow rate : Total		4 ml/s : 80 ml
Bolus Tracking	ROI	C3~C4 level CCA
	Auto Trigger Level(HU)	100

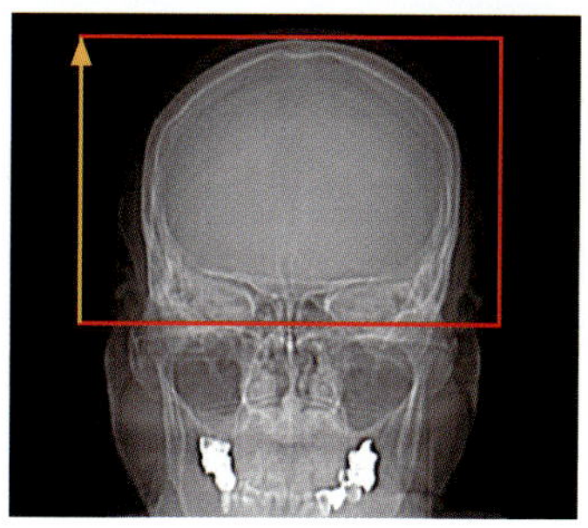

Artery	kVp	100	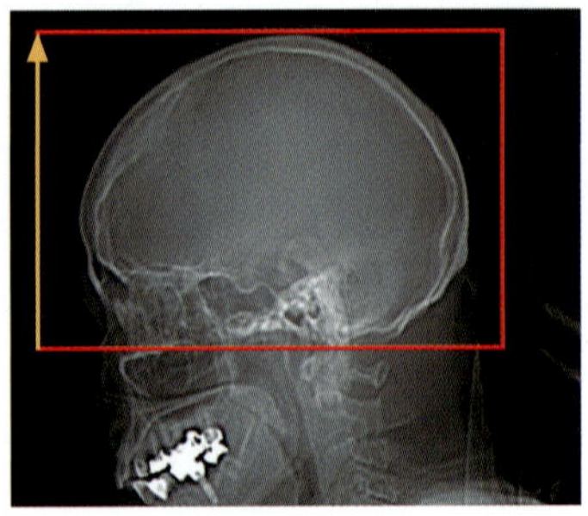
	mA	300~400	
	rotation time(s)	0.33~0.5	
	Eff. mAs	120~200	
	Dose modulation	-	
	Scan type	Helical	
	Algorithm	Standard	
	Window W/L	600~700/80~150	
	DFOV(mm)	250	
	Direction	Caudo-crania	
	Pitch Speed(mm/rot)	1~1.5	
	Slice Thickness / Increment(mm)	0.6/0.4	

(4) 영상 재구성

얇은 단면두께의 영상 데이터를 이용하여 MIP axial, coronal, sagittal plane과 VRT, MIP 영상 등을 재구성하여 전송한다.

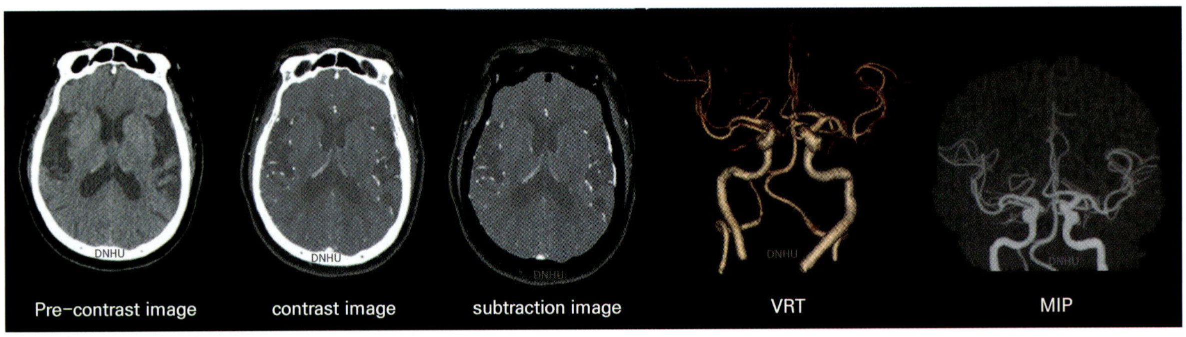

그림 2-19 | Brain CT angiography영상과 재구성 영상

3) Brain perfusion CT

(1) 검사 목적

뇌의 주요 동맥인 대뇌동맥고리(circle of Willis)를 스캔범위로 선정 후 정맥혈을 통해 조영제를 급속 주입하여 dynamic scan을 통해 혈류를 분석하는 검사이다. 혈류 분석 파라미터인 뇌 혈류용적(Cerebral blood volume; CBV), 뇌 혈류량(Cerebral blood flow; CBF), 평균통과시간(Mean transit time; MTT), 혈류 최대시간(Time to peak; TTP), 뇌 혈류 모세혈관 투과도(Permeability surface; PS) 등을 적용하여 뇌졸중이나 혈관성 종양의 상태 치료 계획 및 효과 등의 분석을 위해 주로 시행한다.

(2) 검사 방법

① 머리 CT 검사와 동일하게 검사부위 주변 액세서리 확인하고 제거하며 임신 여부 확인 그리고 금식 유·무와 조영제 부작용 이력 등을 확인한다. 검사 전 GFR 검사 수치확인 후 정상범위에 해당하는 경우에만 검사를 시행해야 한다. 조영제 주입을 위해 18 guage needle을 권장하며 반드시 조영제 사용 동의서(permission consent form) 확인 후 검사를 시행한다.

② 환자를 갠트리 기준 머리 우선(head first) 바로누운 자세(supine position)로 검사 테이블에 눕힌다. 이때 머리받침(head holder) 등을 이용하여 머리를 안정되게 고정하고 레이저 빔을 켜고 isocenter와 MSP(mid-sagittal plane)를 조정하고 설정 후 검사를 시행한다.

③ scout 촬영은 lateral projection만 스캔하여 scout 영상을 이용하여 scan range, DFOV(Display field of view) 등 프로토콜을 설정하고 스캔한다. 하지만 필요에 따라 frontal projection도 시행해도 무방하다.

④ 반복 스캔으로 인한 피폭선량이 높아 스캔 변수 중 관전압과 관전류를 상대적으로 낮추어야 하지만 화질을 고려하여 적용해야 하며 스캔 범위는 대뇌동맥고리(circle of Willis)를 반드시 포함해야 한다. 조영제 주입속도는 일반적으로 4 cc/sec로 총 40~50 cc를 급속하게 주입하고 동시에 dynamic scan을 하여 조영제 주입 전부터 동맥상부터 지연상까지 연속적으로 뇌혈류 영상 데이터를 획득한다.

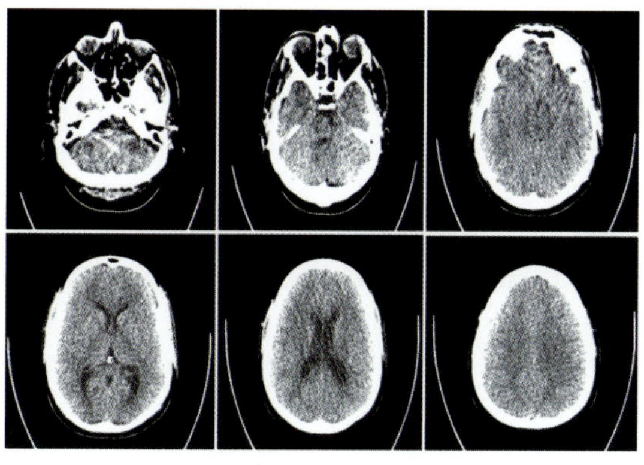
Pre-contrast scan

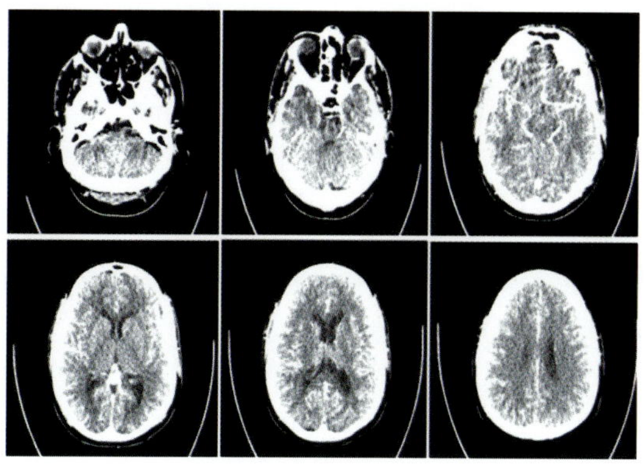
Dynamic scan

그림 2-20 | Brain perfusion CT 스캔 영상

(3) Scan Parameter

Patient Position (Orientation)	Supine & Head first		
Prescan	kVp	120	
	mA	20	
	Tube position(Scout plan)	AP, Lateral	
	Length(mm)	256	
	kVp	120	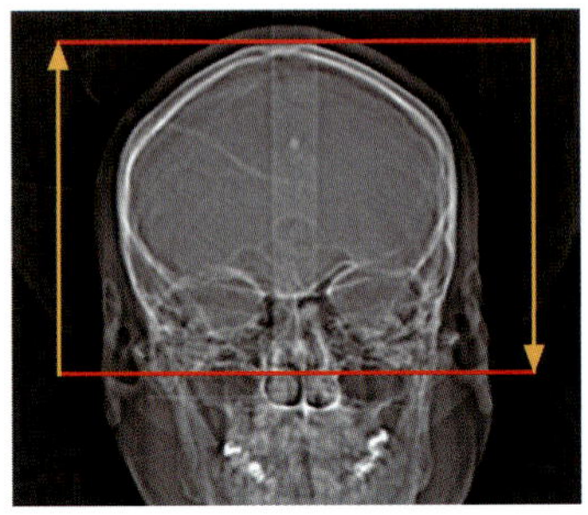
	mA	200~250	
	rotation time(s)	0.5	
	Eff. mAs	100-170	
	Dose modulation	-	
	Scan type	Helical	
	Algorithm	Standard	
	Window W/L	100/45	
	DFOV(mm)	250	
	Direction	Caudo-cranial	
	Slice Thickness / Increment(mm)	5/5	
Flow rate : Total		4 ml/s : 40~50 ml	
Artery	kVp	100	
	mA	150	
	rotation time(s)	0.28~0.5	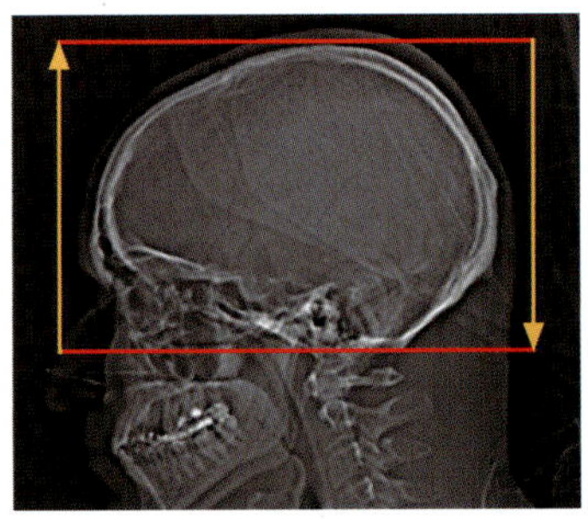
	Eff. mAs	75~150	
	Dose modulation	-	
	Scan type	Helical & Axial volume	
	Algorithm	Standard	
	Window W/L	90~130 / 25~40	
	DFOV(mm)	250	
	Direction	연속적 반복 스캔	
	Pitch Speed(mm/rot)	-	
	Slice Thickness / Increment(mm)	5 / 5	

(4) 영상 재구성

검사 후 획득한 dynamic scan data를 이용하여 관류영상(Perfusion image) 재구성을 시행한다. 관류영상 재구성 시 적용되는 파라미터에는 CBV(Cerebral blood volume), CBF(Cerebral blood flow), MTT(Mean transit time), TTP(Time to peak), Peneumbra, Time density curve 등이 해당한다. 아래는 재구성 파라미터에 대한 설명이다.

① CBV(Cerebral blood volume)

뇌 조직에 혈액이 유입되었을 때 단위 체적당 분포된 혈액의 용적량으로 뇌 혈류가 모세혈관을 지나 정맥으로 진행되는 과정에서 나타나는 현상을 분석하는 것이다. 뇌혈류 용적은 조직 내에 혈액이 유입되었을 때 조직 100 g당 혈액의 용적(ml)으로 계산되며, 농도-시간 곡선 아래의 면적을 평가하여 계산할 수 있다. Color mapping 시 일반적으로 Rainbow color를 선택하여 재구성한다.

② CBF(Cerebral blood flow)

CBF는 단위 시간당 뇌 조직에 유입되는 혈액의 양으로 정의되며, 분(minute)당, 조직 100 g에 대한 용적(ml)으로 계산된다. 대부분의 경우 뇌혈류는 절대적 측정은 어렵고 대신 상대적 CBF(rCBF)가 계산된다.

③ MTT(Mean transit time)

뇌 조직에 유입되는 혈류의 평균 통과시간으로 모세혈관의 동맥 유입과 정맥 유출 사이의 시간이다. 즉 적혈구가 일정량의 모세혈관 순환 과정에서 소비하는 평균 시간(초)에 해당한다. CT 관류와 MR 관류의 일부에서 평가하며 평균 통과 시간은 뇌혈류량(CBV)을 뇌혈류량(CBF)으로 나누어 계산하고 대뇌 관류압의 민감 지수인 초로 표시된다.

④ TTP(Time to peak)

조영제 주입 후 ROI 내 CT number가 최대 값에 도달하는 시간으로 가장 직관적이고 간단한 매개변수이다. 도달시간은 초 단위로 표시된다.

⑤ Peneumbra

뇌졸중 환자에서 뇌 조직의 허혈 영역을 의미하며 이 영역은 신체적으로 손상되기 전에 치료할 수 있는 잠재적인 활동성 조직을 구현해 주기 때문에 혈류를 복원하고 뇌 손상을 최소화하기 위한 치료 계획을 수립할 수 있다.

⑥ 시간-농도 곡선

조영된 뇌혈류의 화소의 평균 CT number 값을 시간에 관한 농도 변화 표현이다.

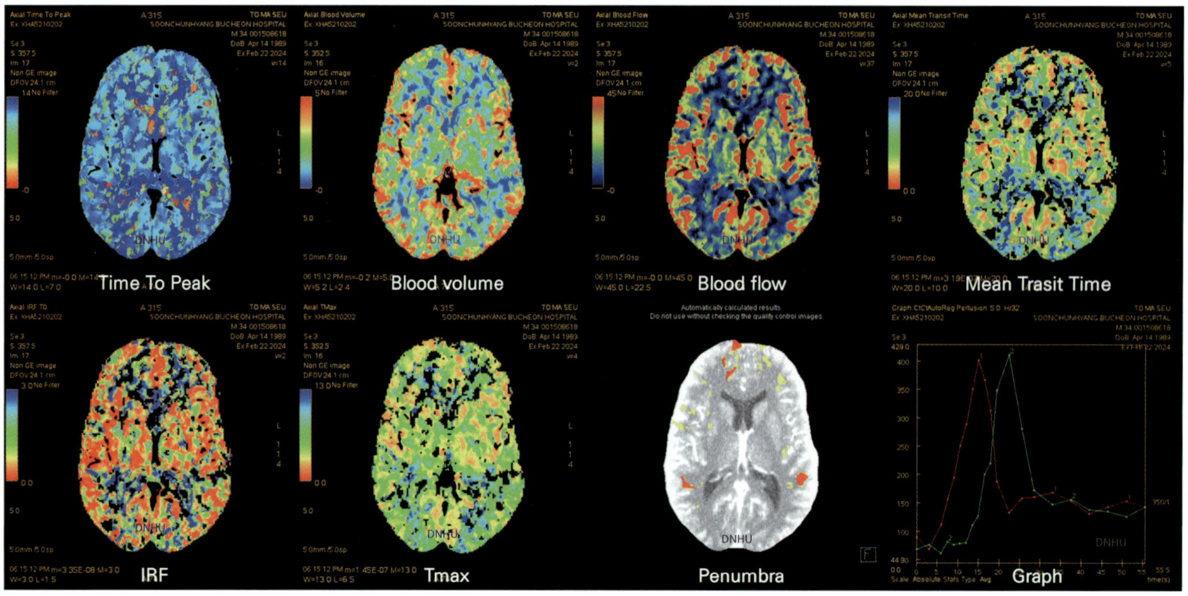

그림 2-21 Brain perfusion CT 재구성 영상

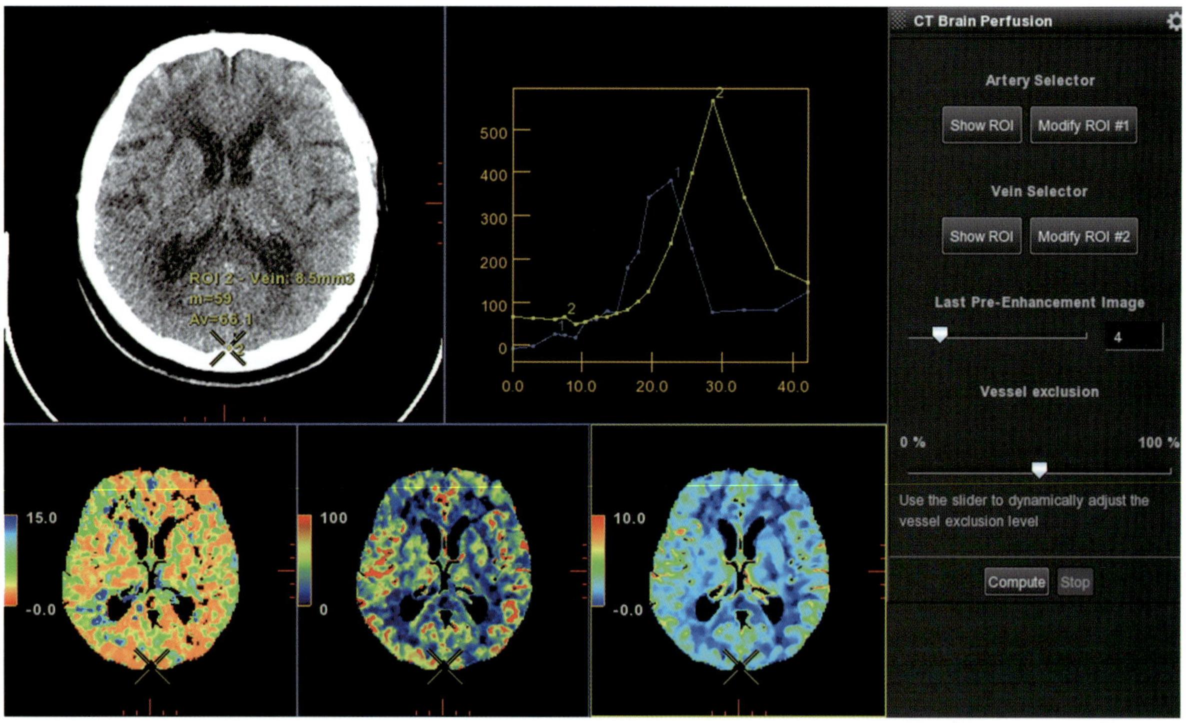

그림 2-22 Brain perfusion CT 영상 분석

4) Orbit CT

(1) 검사 목적

Orbit CT는 안구 내 질환과 주변 조직의 질병과 손상의 확인 그리고 안구의 구조적 이상을 평가하고 종양 등의 확인이 주 목적이다.

① 선천성 기형(congenital anomaly)과 안구 외상(trauma), 안구 내 이물질(foreign body), 환자의 안구 주위의 골절(fracture)의 진단

② 외상(Trauma) 환자의 안구 파열(eyeball rupture), 함몰 및 blow out fracture에 의한 안와 내벽 또는 하벽의 골절, 시신경 손상, rectus muscle 손상의 진단

③ 안와내 종양과 염증성 질환을 판단하기 위해 조영제 주입 검사를 추가 시행한다.

(2) 검사 방법

① Orbit CT도 머리 CT 검사와 동일하게 검사부위 주변 액세서리 확인하고 제거하며 임신 여부 확인 그리고 금식 유·무와 조영제 부작용 이력 등을 확인한다. 검사 전 GFR 검사 수치확인 후 정상범위에 해당하는 경우에만 검사를 시행해야 한다. 조영제 주입을 위해 18 guage needle을 권장하며 반드시 조영제 사용 동의서(permission consent form) 확인 후 검사를 시행한다.

② 환자를 갠트리 기준 머리 우선(head first) 바로누운 자세(supine position)로 검사 테이블에 눕힌다. 이때 머리받침(head holder) 등을 이용하여 머리를 안정되게 고정하고 레이저 빔을 켜고 isocenter와 MSP(mid-sagittal plane)를 조정하고 설정 후 검사를 시행한다.

③ 바로누운 자세(supine position)에서 MSP(mid-sagittal plane)를 조정하여 검사자세를 설정 후 frontal과 lateral projection을 통해 scout 영상을 획득한다.

④ 눈확 위부터 아래까지 눈확 전체가 포함되도록 DFOV와 검사 범위를 설정하고 기준선에 평행하게 스캔한다. 스캔 시 일반적인 눈신경과 가쪽, 안쪽 곧은 근을 관찰하기 위해 표준 알고리즘(standard algorithm)을 사용하며, 외상 환자의 뼈의 골절유무 확인 시 detail(bone) algorithm을 적용하여 영상을 재구성 후 bone window setting을 적용하여 관찰한다. 가로면 영상과 관상면 영상 획득이 기본이며 스캔 시 갠트리 각도 설정이 되지 않는 장비에서는 helical scan을 시행하고 coronal plane은 재구성(reformation)으로 시행해도 무방하다.

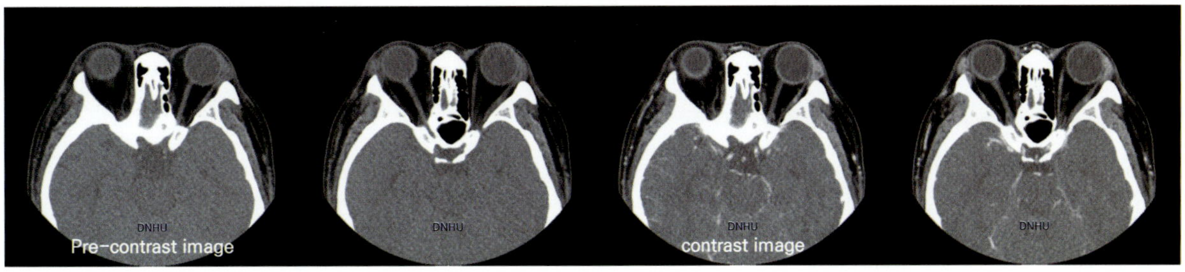

그림 2-23 | Orbit CT 스캔 영상

(3) Scan Parameter

Patient Position (Orientation)	Supine & Head first		
Prescan	kVp	120	
	mA	20	
	Tube position(Scout plan)	AP, Lateral	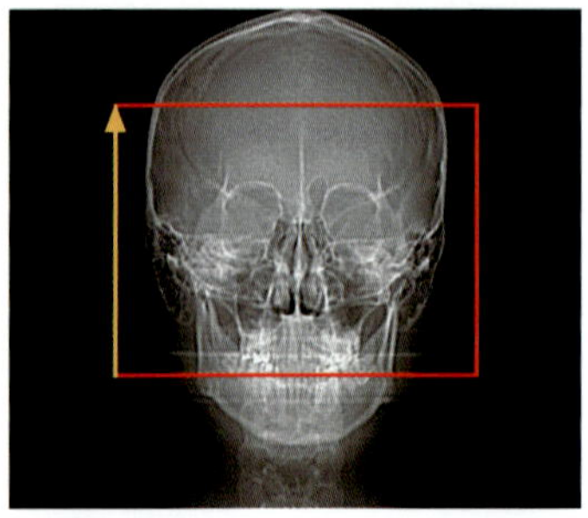
	Length(mm)	256	
	kVp	120	
	mA	120~300	
	rotation time(s)	0.5~1.0	
	Eff. mAs	120–150	
	Dose modulation	–	
	Scan type	Helical	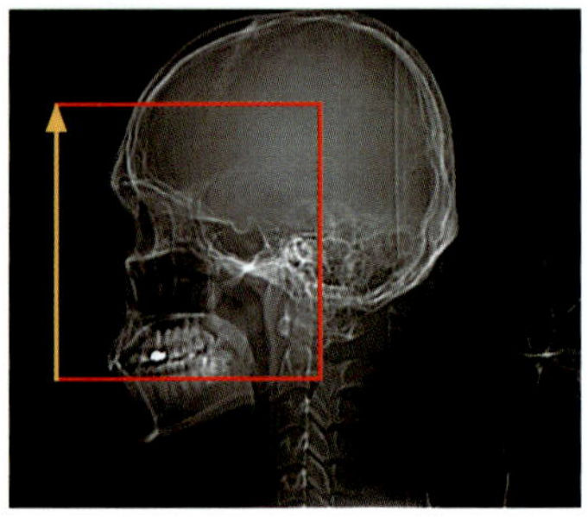
	Algorithm	Bone / Standard	
	Window W/L	2,000~2,500 / 300~400 250~300 / 30~40	
	DFOV(mm)	200	
	Direction	Cranial–caudo	
	Slice Thickness / Increment(mm)	1~3 / 1~3	
Flow rate : Total	Delay time 40 sec	1~2 ml/s : 80~100 ml	
Contrast	kVp	120	
	mA	120~300	
	rotation time(s)	0.5~1.0	
	Eff. mAs	120–150	
	Dose modulation	–	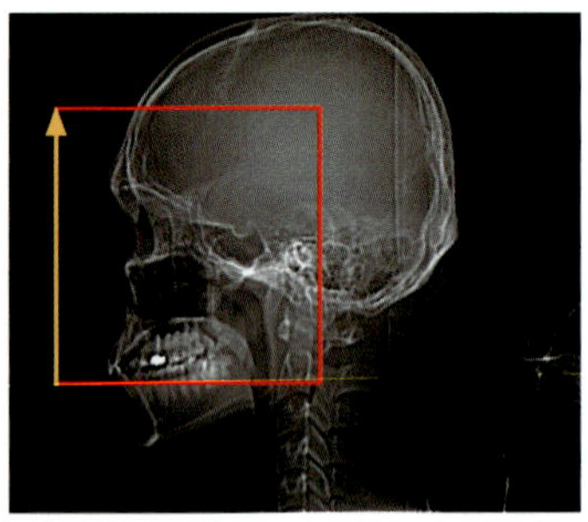
	Scan type	Helical	
	Algorithm	Standard	
	Window W/L	250~350 / 30~40	
	DFOV(mm)	200	
	Direction	Cranial–caudo	
	Pitch Speed(mm/rot)	0.5, 1	
	Slice Thickness / Increment(mm)	1~3 / 1~3	

(4) 영상 재구성

스캔 후 얇은 단면두께의 영상 또는 볼륨 데이터를 이용하여 coronal, sagittal, oblique(optic nerve) plane, MPR과 VRT 영상 등을 재구성한다.

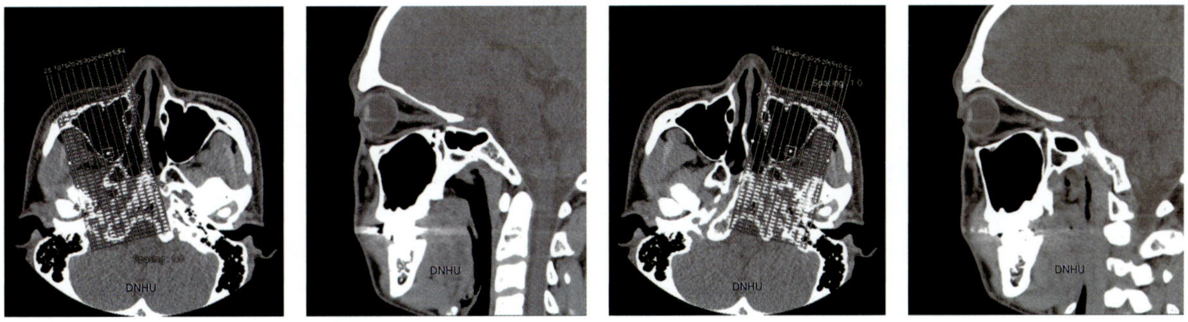

그림 2-24 | Orbit CT 재구성 영상

(5) 영상창 설정(Window setting)

표 2-2 | Window setting

	Window Width (W.W)	Window Level (W.L)
연부조직 설정	250~350	30~40
뼈 설정	1,500~2,000	400~450

5) Facial bone CT

(1) 검사 목적

얼굴뼈의 골절 및 종양, 코안 질환, 얼굴 근육이나 신경관련 질환 및 외상성 혈종, 연부조직 손상 등을 확인하여 수술의 범위 등을 결정한다. 또한, 얼굴 부위에 발생한 종양의 특징을 평가와 선천성 기형(congenital anomaly) 판단에도 활용된다.

(2) 검사 방법

① Facial CT도 머리 CT 검사와 동일하게 검사부위 주변 액세서리 확인하고 제거하며 임신 여부 확인 그리고 금식 유·무와 조영제 부작용 이력 등을 확인한다. 검사 전 GFR 검사 수치확인 후 정상범위에 해당하는 경우에만 검사를 시행해야 한다. 조영제 주입을 위해 18 guage needle을 권장하며 반드시 조영제 사용 동의서(permission consent form) 확인 후 검사를 시행한다.

② 환자를 갠트리 기준 머리 우선(head first) 바로누운 자세(supine position)로 검사 테이블에 눕힌다. 이때 머리받침(head holder) 등을 이용하여 머리를 안정되게 고정하고 레이저 빔을 켜고 isocenter를 조정하고 MSP(mid-sagittal plane)를 기준으로 머리가 좌우 대칭되게 자세 맞춘다.

③ 바로누운 자세(supine position)에서 MSP(mid-sagittal plane)를 조정하여 검사자세를 설정 후 frontal과 lateral projection을 통해 scout 영상을 획득한다.

④ 이마굴부터 아래턱뼈까지 얼굴 전체가 포함되도록 검사 영역을 설정하고 기준선과 평행하게 스캔한다. 외상 환자의 뼈의 골절유무 확인 시 detail(bone) algorithm을 적용하여 영상을 재구성 후 bone window setting을 적용하여 관찰한다. 가로면 영상과 관상면 영상 획득이 기본이며 스캔 시 갠트리 각도 설정이 되지 않는 장비에서는 helical scan을 시행하고 coronal plane은 재구성(reformation)으로 시행해도 무방하다.

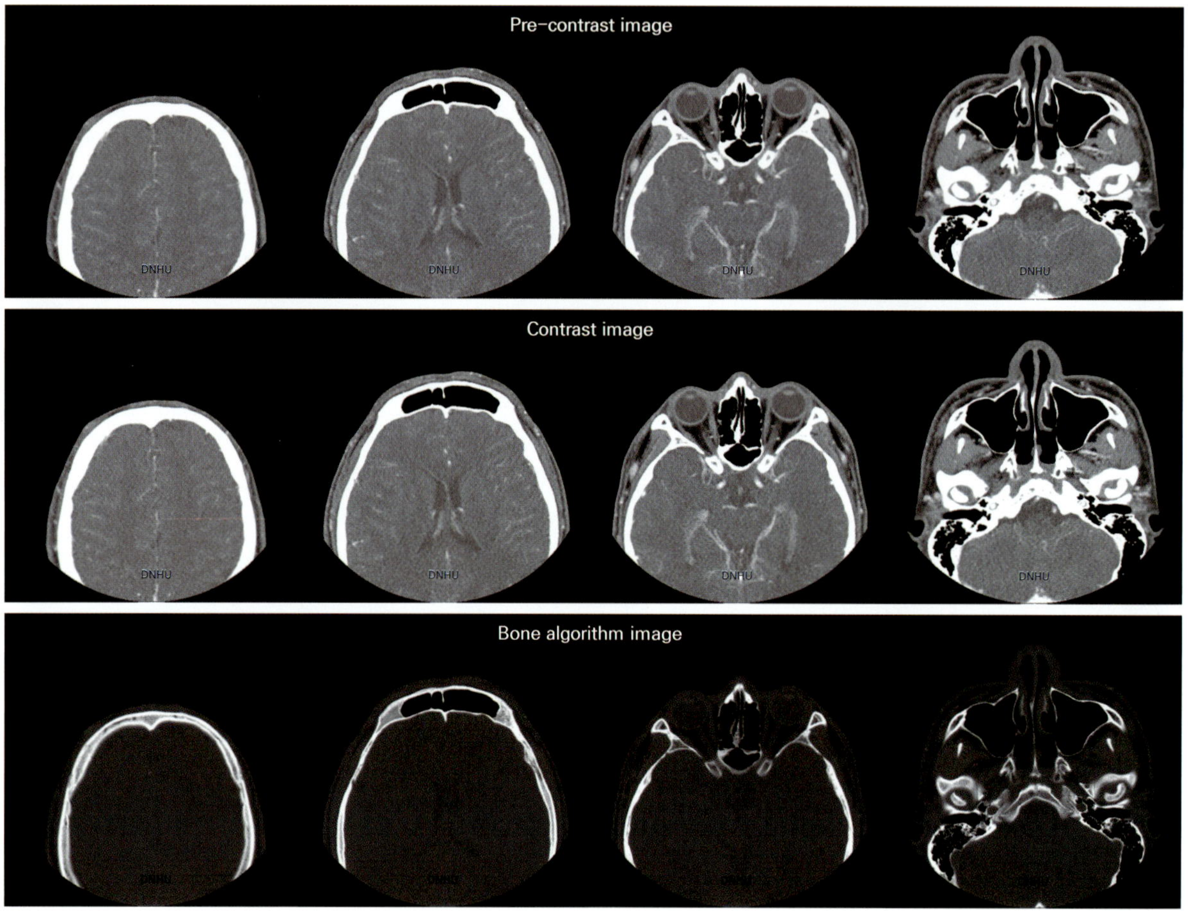

그림 2-25 | Facial bone CT 스캔 영상

(3) Scan Parameter

Patient Position (Orientation)	Supine & Head first		
Prescan	kVp	120	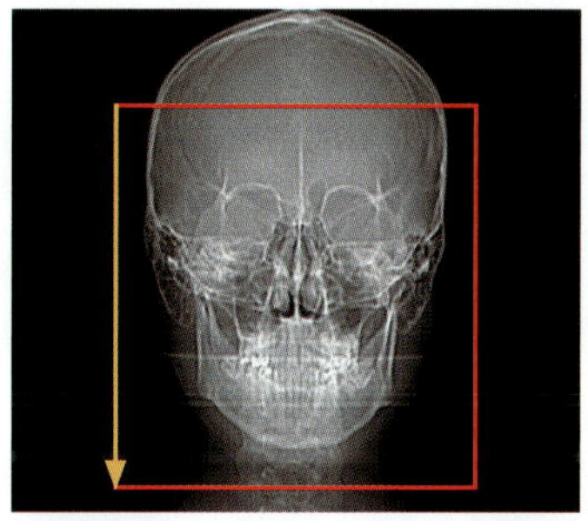
	mA	20	
	Tube position(Scout plan)	AP, Lateral	
	Length(mm)	256	
	kVp	120	
	mA	120~300	
	rotation time(s)	0.5~1.0	
	Eff. mAs	120–150	
	Dose modulation	–	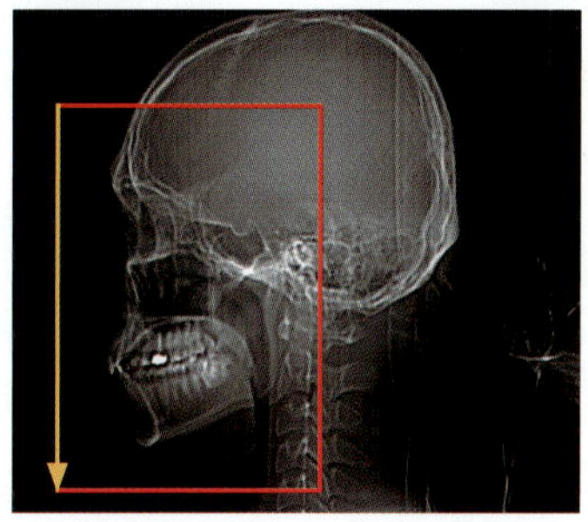
	Scan type	Axial & Helical	
	Algorithm	Bone / Standard	
	Window W/L	2,000~2,500 / 300~400 250~300 / 30~40	
	DFOV(mm)	150~200	
	Direction	Cranial-caudo	
	Slice Thickness / Increment(mm)	2~3 / 2~3	
Flow rate : Total	Delay time 40 sec	1~2 ml/s : 80~100 ml	
Contrast	kVp	120	
	mA	120~300	
	rotation time(s)	0.5~1.0	
	Eff. mAs	120–150	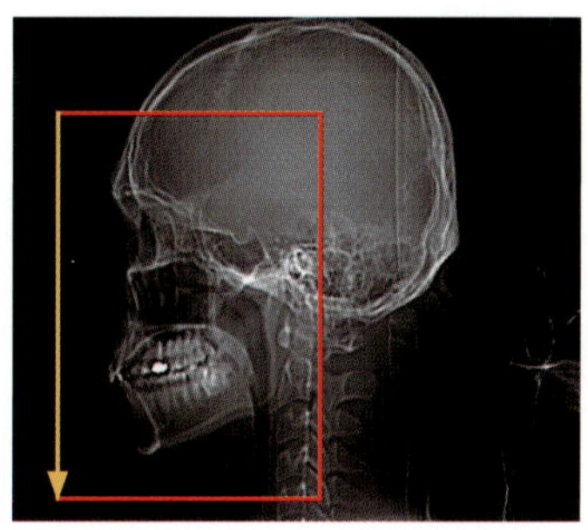
	Dose modulation	–	
	Scan type	Helical	
	Algorithm	Standard	
	Window W/L	250~350 / 30~40	
	DFOV(mm)	150~200	
	Direction	Cranial-caudo	
	Pitch Speed(mm/rot)	0.5, 1	
	Slice Thickness / Increment(mm)	2~3 / 2~3	

(4) 영상 재구성

스캔 후 얇은 단면두께의 영상 또는 볼륨 데이터를 이용하여 coronal, sagittal plane 등의 MPR과 VRT 영상 등을 재구성한다.

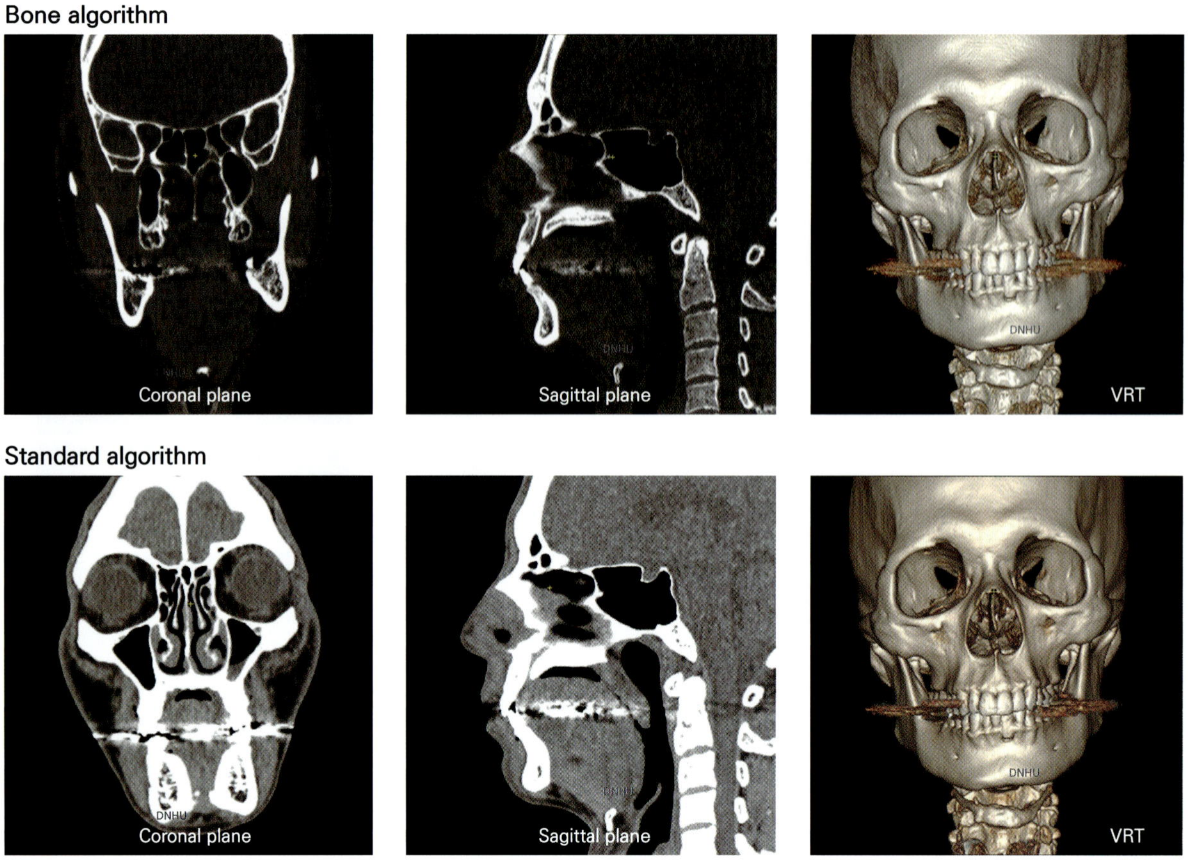

그림 2-26 | Facial bone CT 재구성 영상

(5) 영상창 설정(Window setting)

표 2-3 | Window setting

	Window Width (W.W)	Window Level (W.L)
뼈 설정	2,000~2,500	300~400

6) Temporal bone CT

(1) 검사 목적

만성중이염(COM; Chronic otitis media), 진주종(cholesteatoma), 귀 경화증, 이명(ear noise), 외상 청각 기능 상실, 청신경 종양(acoustic neuroma)의 진단과 관자뼈의 골절, 선천성 기형(congenital anomaly) 진단이 주 목적이다.

(2) 검사 방법

① 관자뼈를 포함한 주변 구조에 액세서리(안경, 귀걸이, 목걸이, 머리핀, 가발 등)를 확인하고 제거 가능한 것은 제거하며, 여성 환자의 경우 임신 여부를 확인한다. 관자뼈 CT는 일반적으로 조영제를 주입하지 않고 검사를 시행하며 만일 조영제 주입검사를 시행한다면 금식 유·무와 조영제 부작용 이력 등을 확인 그리고 GFR 검사 수치확인이 필수이다. 또한, 조영제 주입을 위해 18 guage needle을 권장하며 반드시 조영제 사용 동의서(permission consent form) 확인 후 검사를 시행한다.

② 검사 테이블에 바로누운 자세(supine position), head first로 위치시키고 머리받침(head holder) 등을 이용하여 머리를 안정되게 고정하고 레이저 빔을 켜고 isocenter와 MSP(mid-sagittal plane)를 기준으로 머리를 좌우대칭이 되게 조정한 후 검사 부위를 바깥귀길(EAM)에 맞추고 검사를 시행한다.

③ 바로누운 자세(supine position)에서 MSP(mid-sagittal plane)를 조정하여 검사 자세를 설정 후 frontal과 lateral projection을 통해 scout 영상을 획득한다.

④ 반고리관(semicircular duct) 위부터 달팽이관(cochlear canal), 고실계(scala tympani)까지 전체를 포함하여 검사 영역을 설정하며 OML(Orbitomeatal Line)에 평행하게 스캔하기 위해 머리 각도를 조절하여 스캔한다. 일반적으로 Axial 및 helical volume scan을 시행하며 고해상력(High resolution) CT 스캔 조건인 고해상력 알고리즘인 Edge algorithm 등, 1 mm 이하의 thin slice, 고 관전압을 적용이 기본이며, 뼈 조절(bone setting)을 시행한다. 갠트리 각도의 설정이 가능한 경우 직접 관상 스캔(direct coronal scan)을 IOML(Infraorbitomeatal line)에 수직되게 검사를 시행하고 각도 설정이 되지 않는 장비에서는 helical scan을 시행하고 coronal 및 sagittal reformation으로 대체 시행한다.

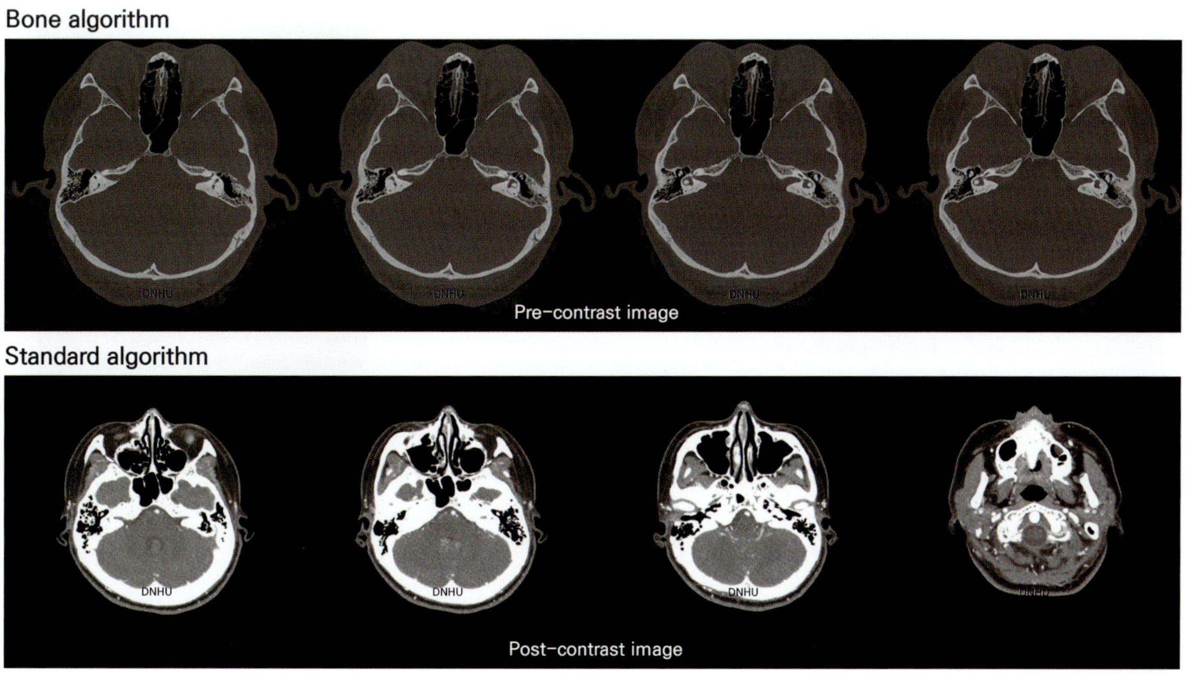

그림 2-27 | Temporal bone CT 스캔 영상

(3) Scan Parameter

Patient Position (Orientation)	Supine & Head first		
Prescan	kVp	120	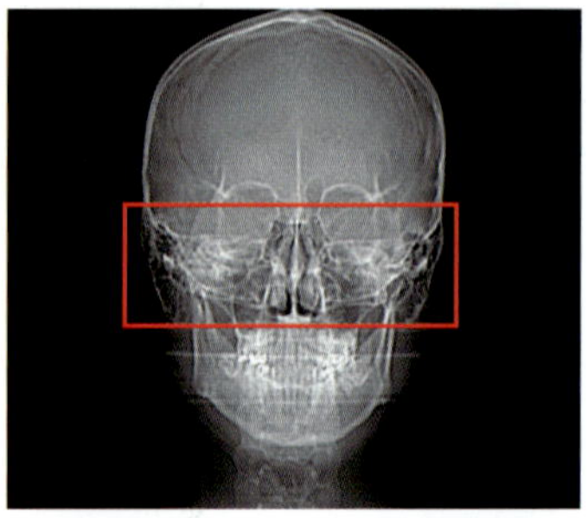 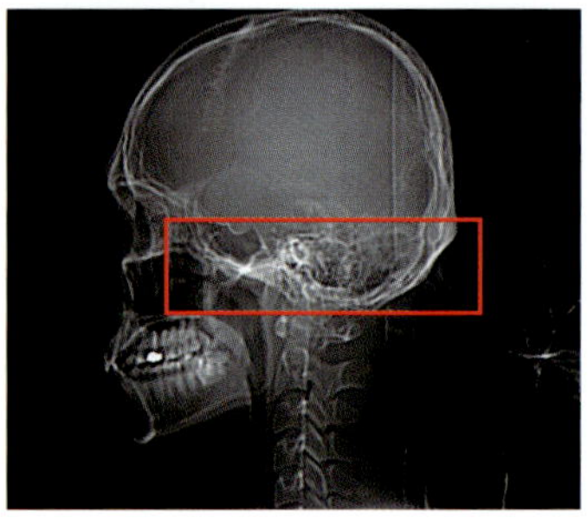
	mA	20	
	Tube position(Scout plan)	AP, Lateral	
	Length(mm)	256	
	kVp	120	
	mA	180~200	
	rotation time(s)	1.0	
	Eff. mAs	120-150	
	Dose modulation	-	
	Scan type	Axial & Helical	
	Algorithm	Edge / Ultra	
	Window W/L	4,000 / 700	
	DFOV(mm)	150~200	
	Direction	Cranial-caudo	
	Slice Thickness / Increment(mm)	1 / 1	
Flow rate : Total	Delay time 40 sec	2~2.7 ml/s : 80~100 ml	
Contrast	kVp	120	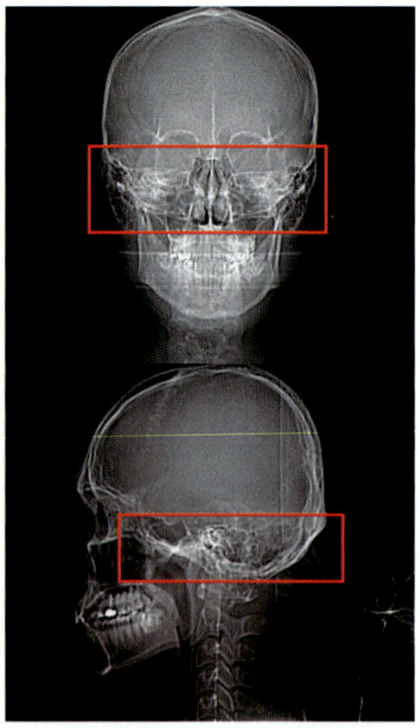
	mA	180~200	
	rotation time(s)	0.5~1.0	
	Eff. mAs	120-150	
	Dose modulation	-	
	Scan type	Axial & Helical	
	Algorithm	Standard	
	Window W/L	300~400 / 30~40	
	DFOV(mm)	150~200	
	Direction	Cranial-caudo	
	Pitch Speed(mm/rot)	0.5, 1	
	Slice Thickness / Increment(mm)	1 / 1	

(4) 영상 재구성

스캔 후 얇은 단면두께의 영상 또는 볼륨 데이터를 이용하여 coronal, sagittal, oblique plane 등의 MPR을 시행한다.

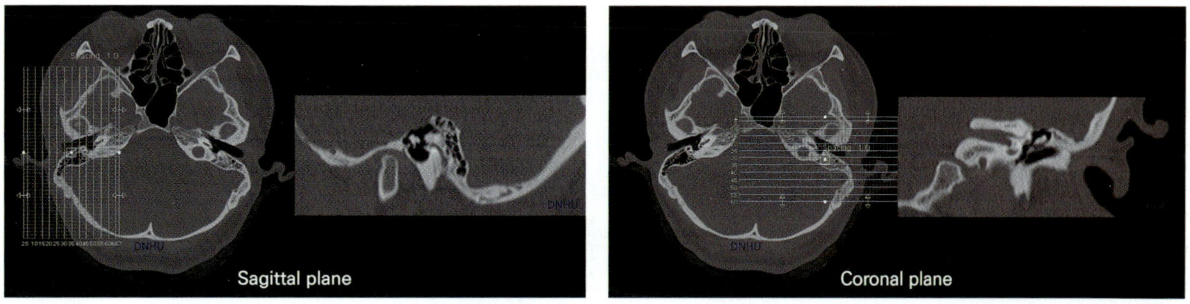

그림 2-28 | Temporal bone CT 재구성 영상

(5) 영상창 설정(Window setting)

표 2-4 | Window setting

	Window Width (W.W)	Window Level (W.L)
뼈 설정	4,000~5,000	100~200

7) PNS(Paranasal sinus) CT

(1) 검사 목적

염증성 질환인 구개편도염(tonsillitis), 코곁굴의 염증, 농양, 낭종, 비염, 코곁굴의 살버섯(용종, polyp) 등 염증성 질환과 암종, 선종, 선암, 혈관종, 횡문근육종, 악성 림프종(NHL; malignant lymphoma) 등의 종양 진단이 목적이다.

(2) 검사 방법

① 코곁굴 주변의 머리 CT 검사와 동일하게 검사부위 주변 액세서리 확인하고 제거하며 임신 여부 확인 그리고 금식 유·무와 조영제 부작용 이력 등을 확인한다. 검사 전 GFR 검사 수치확인 후 정상범위에 해당하는 경우에만 검사를 시행해야 한다. 조영제 주입을 위해 18 guage needle을 권장하며 반드시 조영제 사용 동의서(permission consent form) 확인 후 검사를 시행한다.

② 검사 테이블에 바로누운 자세(supine position), head first로 위치시키고 머리받침(head holder) 등을 이용하여 머리를 안정되게 고정하고 레이저 빔을 켜고 isocenter를 조정하고 MSP(mid-sagittal plane)를 조정하여 검사자세를 설정 후 frontal과 lateral projection을 통해 scout 영상을 획득한다.

③ 이마굴 상부에서부터 단단입천장(Hard palate)까지 코곁굴 전체가 포함되도록 검사 영역을 설정하고 기준선에 평행한 각도로 스캔한다.
일반적으로 표준 알고리즘(standard algorithm)을 적용하며, 가로면과 관상면영상 획득이 기본이다. 스캔 시 장치의 갠트리 각도 설정이 어려운 장치의 경우 helical scan을 시행 후 관상면은 재구성(reformation)으로 시행해도 무방하다.

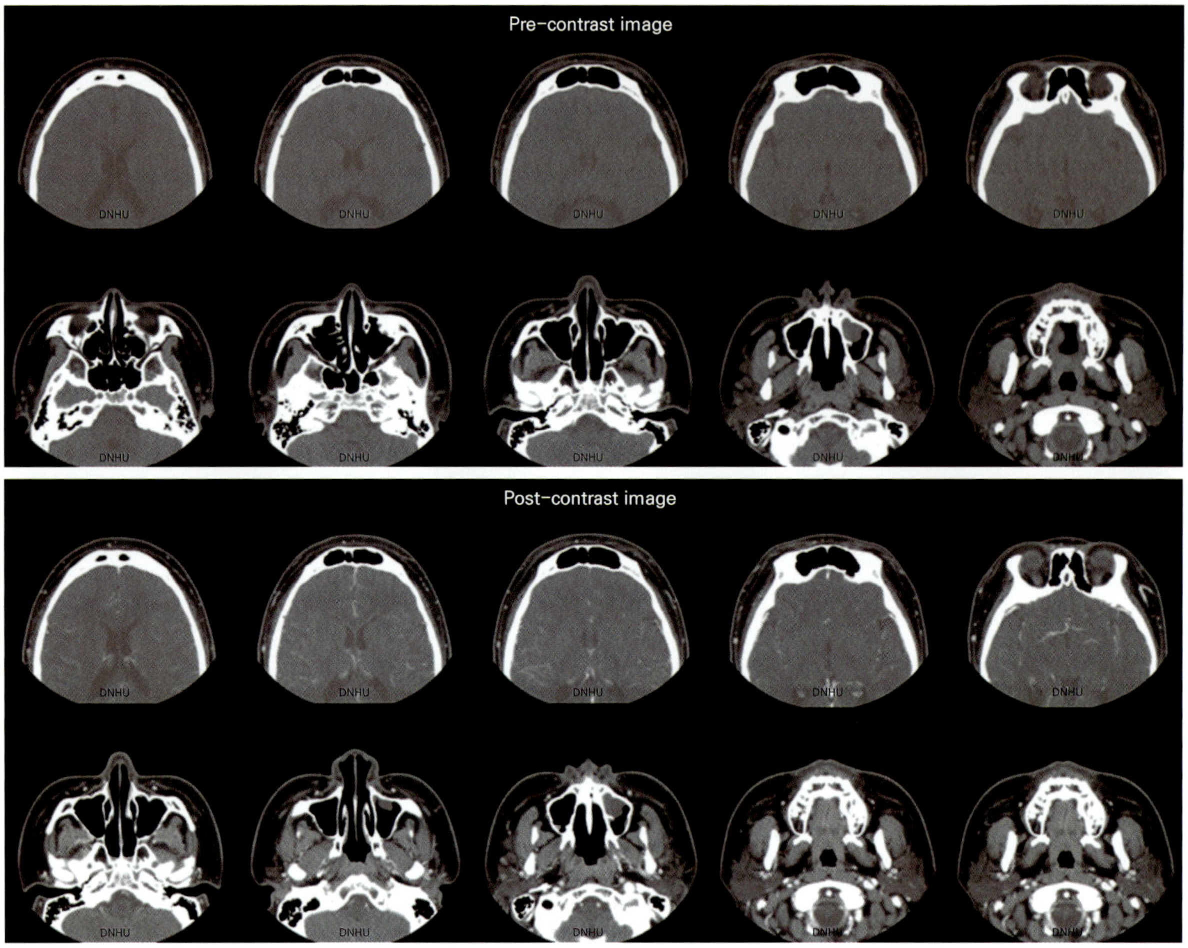

그림 2-29 PNS(Paranasal sinus) CT 스캔 영상

(3) Scan Parameter

Patient Position (Orientation)	Supine & Head first		
Prescan	kVp	120	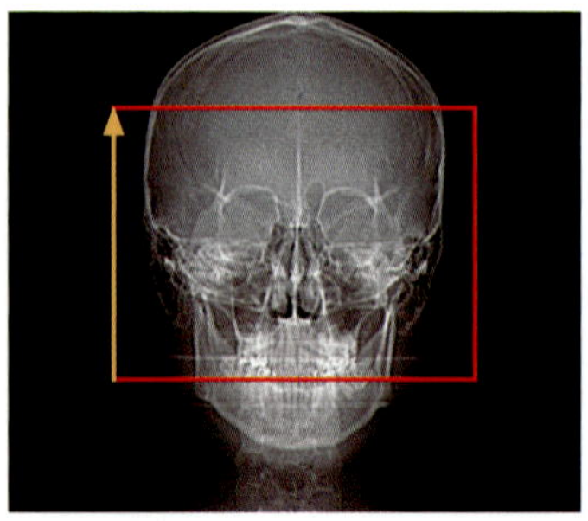
	mA	20	
	Tube position(Scout plan)	AP, Lateral	
	Length(mm)	256	
	kVp	120	
	mA	150~300	
	rotation time(s)	0.5~1.0	
	Eff. mAs	150	
	Dose modulation	-	
	Scan type	Helical	

	Algorithm	Standard	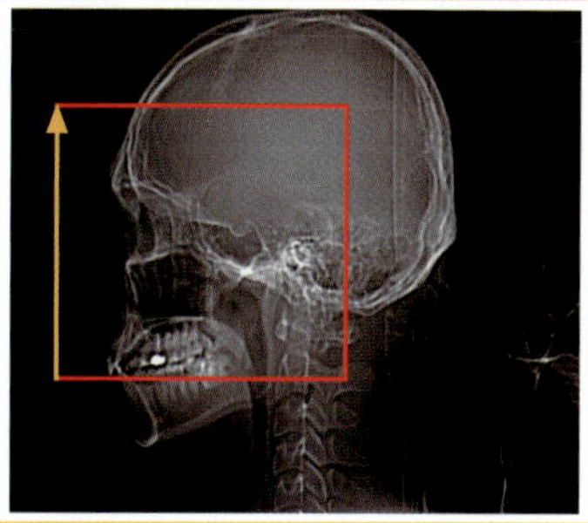
	Window W/L	250~350/30~40	
	DFOV(mm)	200	
	Direction	Cranial-caudo	
	Slice Thickness / Increment(mm)	3/3	
Flow rate : Total	Delay time 40sec	2~3ml/s : 80~100ml	
Contrast	kVp	120	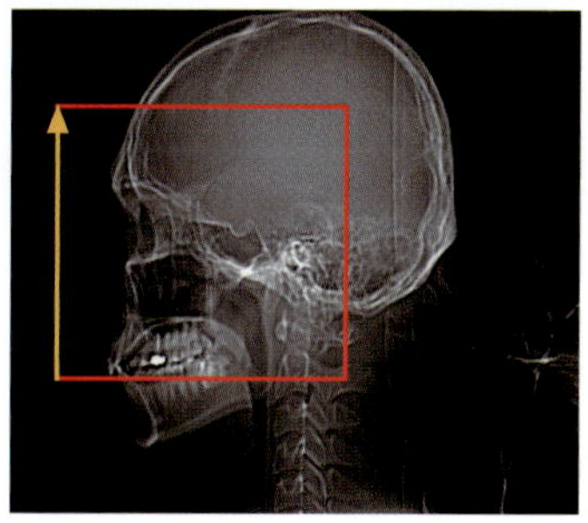
	mA	120~300	
	rotation time(s)	1.0	
	Eff. mAs	120-150	
	Dose modulation	-	
	Scan type	Helical	
	Algorithm	Standard	
	Window W/L	250~350/30~40	
	DFOV(mm)	200	
	Direction	Cranial-caudo	
	Pitch Speed(mm/rot)	1	
	Slice Thickness / Increment(mm)	3/3	

(4) 영상 재구성

스캔 후 얇은 단면두께의 영상 또는 볼륨 데이터를 이용하여 coronal, sagittal plane 등의 MPR을 시행한다.

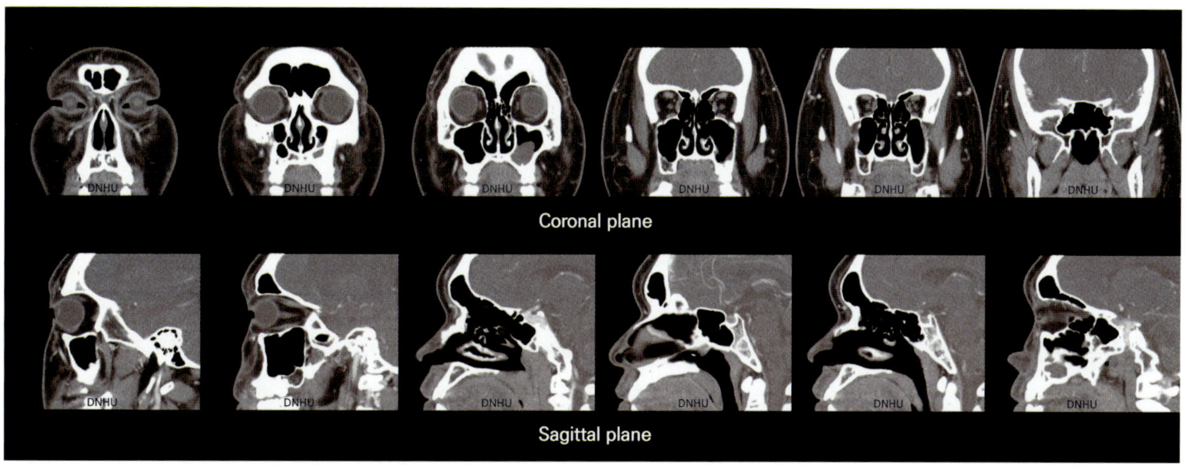

그림 2-30 | PNS(Paranasal sinus) CT 재구성 영상

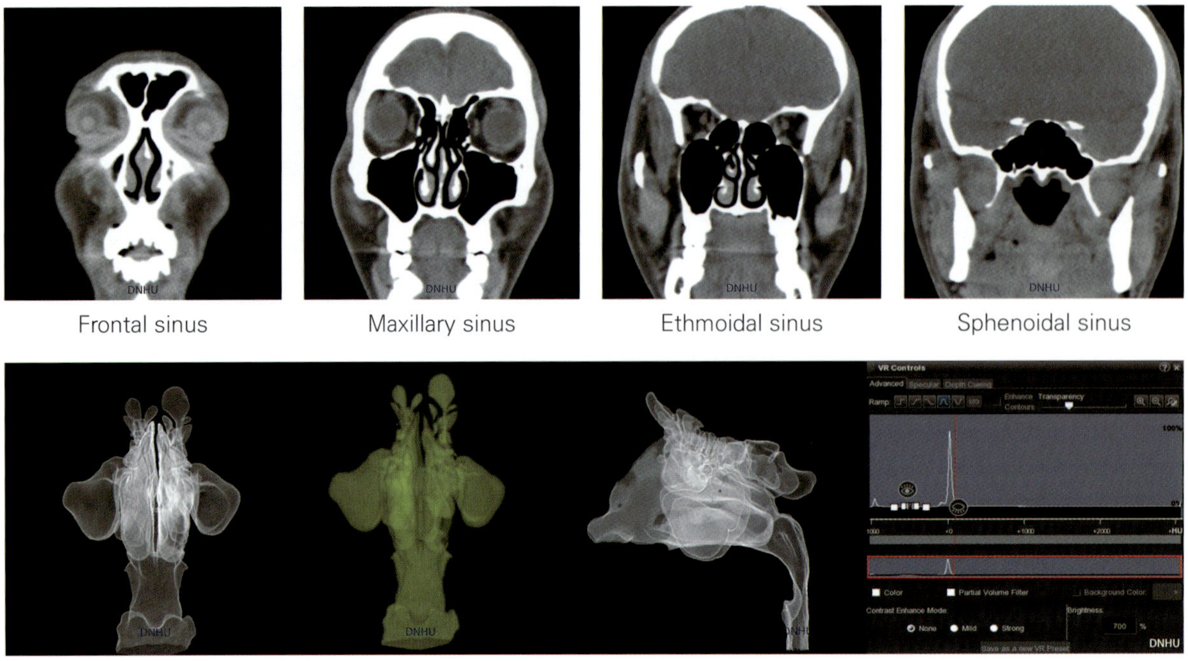

그림 2-31 | PNS의 위치(위)와 raysum 영상

(5) 영상창 설정(Window setting)

표 2-5 | Window setting

	Window Width (W.W)	Window Level (W.L)
연부조직 설정	250~350	30~40

8) OMU(Ostiomeatal unit) CT

(1) 검사 목적

코곁굴의 염증성 질환인 만성 코곁굴 염이나 코안의 살버섯 등의 진단, 터키 안의 수술 전 검사 등이 목적이다.

(2) 검사 방법

① 코곁굴의 개구연합 주변의 머리 CT 검사와 동일하게 검사부위 주변 액세서리 확인하고 제거하며 임신 여부 확인 그리고 금식 유·무와 조영제 부작용 이력 등을 확인한다. 검사 전 GFR 검사 수치확인 후 정상범위에 해당하는 경우에만 검사를 시행해야 한다. 조영제 주입을 위해 18 guage needle을 권장하며 반드시 조영제 사용 동의서(permission consent form) 확인 후 검사를 시행한다.

② 검사 테이블에 바로누운 자세(supine position), head first로 위치시키고 머리받침(head holder) 등을 이용하여 머리를 안정되게 고정하고 레이저 빔을 켜고 isocenter를 조정하고 MSP(mid-sagittal plane)를 조정하여 검사자세를 설정 후 frontal과 lateral projection을 통해 scout 영상을 획득한다.

③ 이마굴 위부터 단단입천장(Hard palate)까지 코곁굴 전체를 포함하여 검사 영역을 설정하여 스캔한다. 일반적으로 Bone 알고리즘 등 고 해상력 알고리즘(high resolution algorithm)을 적용한다. 가로면 영상과 관상면 영상 획득이 기본이며 스캔 시 갠트리 각도 설정이 어려운 장치에서는 helical scan을 시행하고 coronal plane은 재구성(reformation)으로 시행한다.

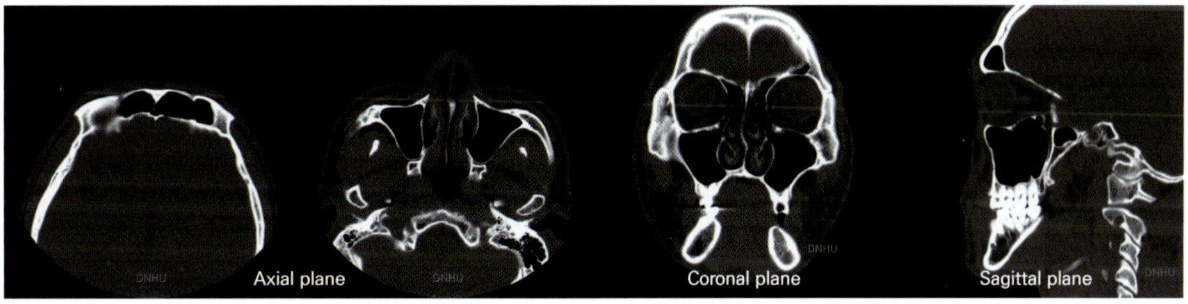

그림 2-32 | OMU(Ostiomeatal unit) CT 스캔 영상

(3) Scan Parameter

<table>
<tr><td>Patient Position (Orientation)</td><td colspan="3">Supine & Head first</td></tr>
<tr><td rowspan="15">Prescan</td><td>kVp</td><td>120</td><td rowspan="15">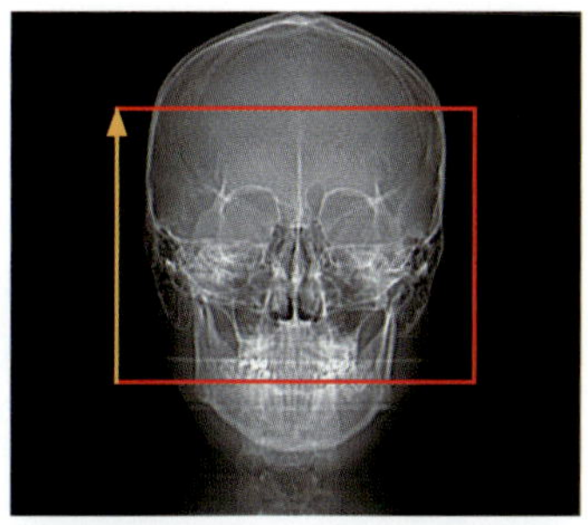
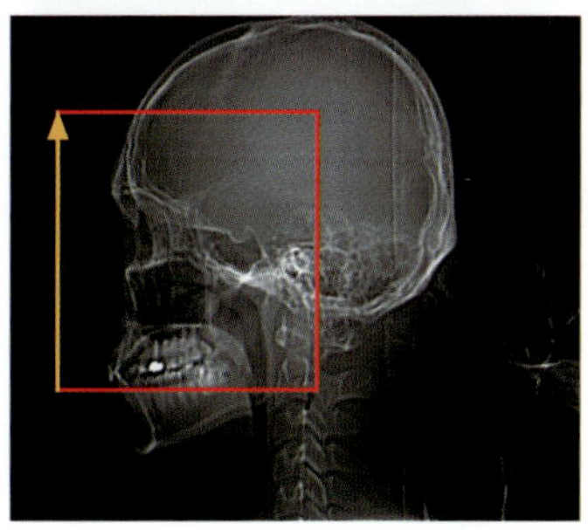</td></tr>
<tr><td>mA</td><td>20</td></tr>
<tr><td>Tube position(Scout plan)</td><td>AP, Lateral</td></tr>
<tr><td>Length(mm)</td><td>256</td></tr>
<tr><td>kVp</td><td>120</td></tr>
<tr><td>mA</td><td>150~300</td></tr>
<tr><td>rotation time(s)</td><td>0.5~1.0</td></tr>
<tr><td>Eff. mAs</td><td>150</td></tr>
<tr><td>Dose modulation</td><td>-</td></tr>
<tr><td>Scan type</td><td>Helical</td></tr>
<tr><td>Algorithm</td><td>Bone, Ultra</td></tr>
<tr><td>Window W/L</td><td>1,500~2,000/70~100</td></tr>
<tr><td>DFOV(mm)</td><td>200</td></tr>
<tr><td>Direction</td><td>Cranial-caudo</td></tr>
<tr><td>Slice Thickness / Increment(mm)</td><td>1~2/1~2</td></tr>
</table>

(4) 영상창 설정(Window setting)

표 2-6 | Window setting

	Window Width (W.W)	Window Level (W.L)
뼈 설정	1,500~2,000	70~100

9) Neck CT

(1) 검사 목적

목의 일반적인 검사로 종양, 염증, 림프결절, Air way의 침범 등의 관찰이 목적이다.

(2) 검사 방법

① 목 주변의 액세서리 확인하고 제거하며 임신 여부 확인 그리고 금식 유·무와 조영제 부작용 이력 등을 확인한다. 검사 전 GFR 검사 수치확인 후 정상범위에 해당하는 경우에만 검사를 시행해야 한다. 조영제 주입을 위해 18 guage needle을 권장하며 반드시 조영제 사용 동의서(permission consent form) 확인 후 검사를 시행한다.

② 검사 테이블에 바로누운 자세(supine position), head first로 위치시키고 머리받침(head holder) 등을 이용하여 머리를 안정되게 유지한다. 이후 MSP와 기준선을 조정 후 frontal과 lateral projection을 통해 scout 영상을 획득한다.

③ 검사 범위를 바깥귀길 위에서부터 기관 분기부(Carina)까지 연부조직 전체가 포함되도록 설정한다. 환자에게 검사 중 움직이지 말고 침을 삼키지 않도록 설명한다. 스캔 시 알고리즘은 standard algorithm을 일반적으로 적용하며 조영 전과 후의 영상을 획득하며, 조영 검사 시 조영제로 인한 인공물 감소를 위해 소량(약 30ml)의 생리 식염수를 연속 주입은 빗장밑 정맥 부위에서 발생하는 인공물을 감소할 수 있다.

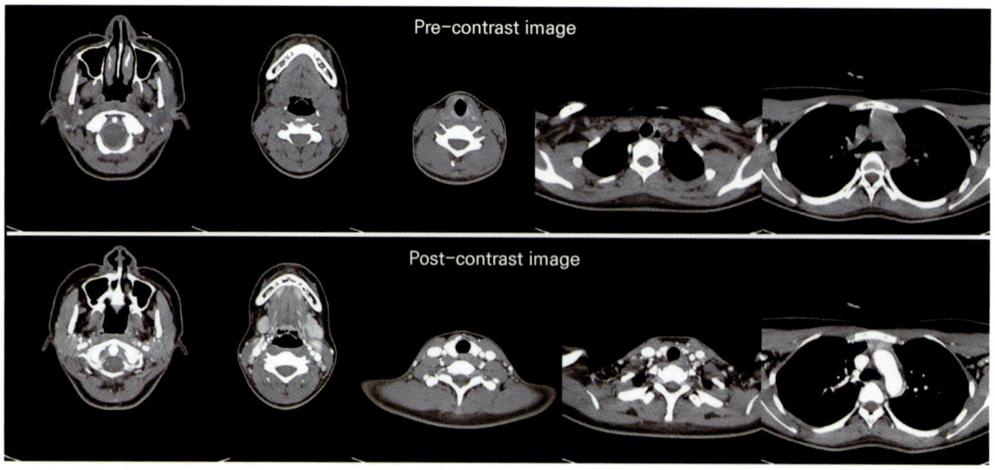

그림 2-33 | Neck CT 스캔 영상

(3) Scan parameter

Patient Position (Orientation)	Supine & Head first		
Prescan	kVp	120	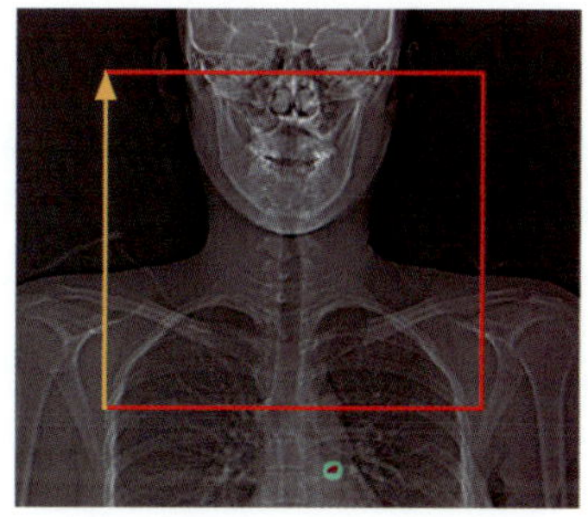 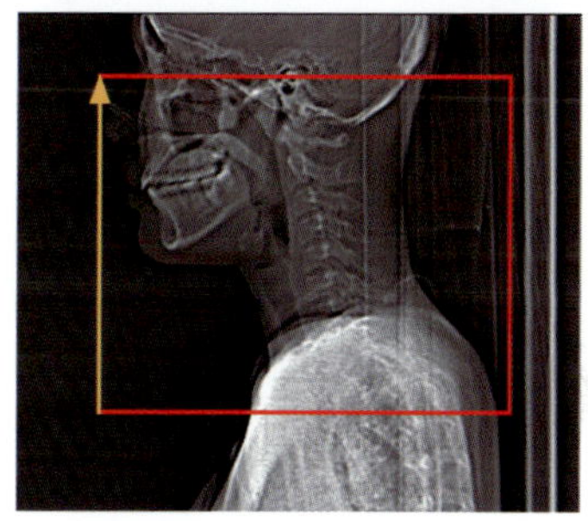
	mA	20	
	Tube position(Scout plan)	AP, Lateral	
	Length(mm)	256	
	kVp	120	
	mA	150~300	
	rotation time(s)	0.5~1.0	
	Eff. mAs	150	
	Dose modulation	-	
	Scan type	Helical	
	Algorithm	Standard	
	Window W/L	250~350/30~40	
	DFOV(mm)	200	
	Direction	Cranial-caudo	
	Slice Thickness / Increment(mm)	3/3	
Flow rate : Total	Delay time 40sec	2~3ml/s : 80~100ml	
Contrast	kVp	120	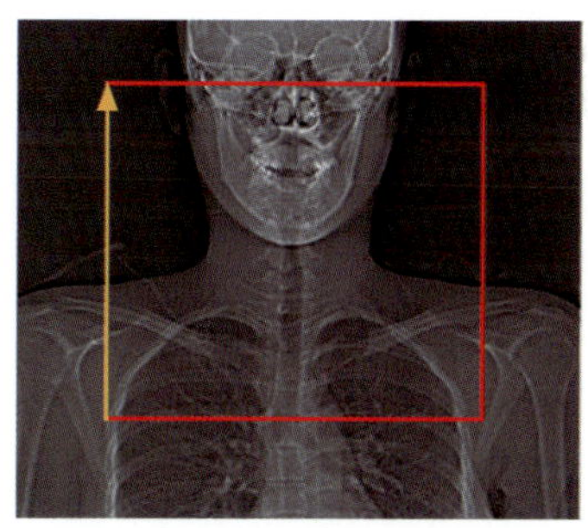
	mA	120~300	
	rotation time(s)	1.0	
	Eff. mAs	120-150	
	Dose modulation	-	
	Scan type	Helical	
	Algorithm	Standard	
	Window W/L	250~350/30~40	
	DFOV(mm)	200	
	Direction	Caudo-Cranial	
	Pitch Speed(mm/rot)	1	
	Slice Thickness / Increment(mm)	3/3	

(4) 영상 재구성

스캔 후 얇은 단면두께의 영상 또는 볼륨 데이터를 이용하여 coronal, sagittal plane 등의 MPR 영상을 재구성하여 전송한다.

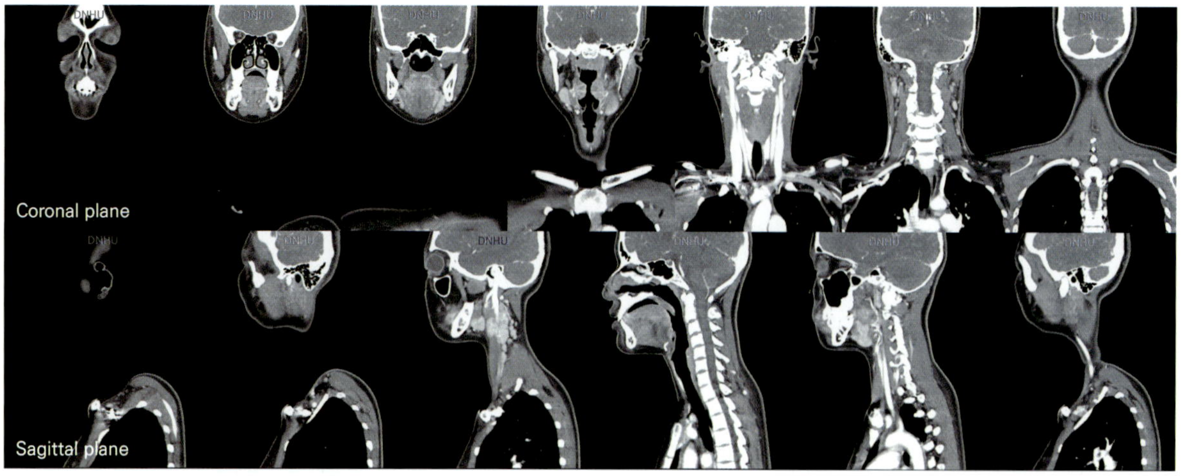

그림 2-34 | Neck CT 재구성 영상

(5) 영상창 설정(Window setting)

표 2-7 | Window setting

	Window Width (W.W)	Window Level (W.L)
연부조직 설정	250~350	30~40

10) Stereotactic CT

(1) 검사 목적

외상(Trauma)이나 뇌종양(brain tumor), CVA(Cerebrovascular accident) 등에 의하여 두개내 출혈이 발생하거나 병변들의 크기나 경계, 위치 등이 모호한 경우 병변의 정확한 위치를 파악하여 외과적 또는 방사선학적 수술의 지표 파악이 목적이다. 병변의 위치 파악을 위해 X,Y,Z 좌표가 새겨진 "정위틀"을 이용하며 혈종의 배액 목적과 국소 종양의 생검도 목적에 해당한다.

(2) 검사 방법

① 머리 주변의 액세서리 확인하고 제거하며 임신 여부 확인과 조영제 검사를 시행하는 경우 금식 유·무와 조영제 부작용 이력 등을 확인한다. 검사 전 GFR 검사 수치확인 후 정상범위에 해당하는 경우에만 검사를 시행해야 한다. 조영제 주입을 위해 18 guage needle을 권장하며 반드시 조영제 사용 동의서(permission consent form) 확인 후 검사를 시행한다.

② 바로누운 자세(supine position)에서 머리를 head first로 위치시키고 Stereotactic 전용 크래들(cradle) 설치 후 프레임의 좌우대칭을 확인한 후 검사 부위를 isocenter 중심에 위치시킨다. 뇌출혈이 의심되는 환자는 Brain CT를 시행하여 뇌출혈의 확인 후나 radiosurgery의 시행을 위하여 뇌 정위틀(stereotactic frame)을 머리에 장착한 후 검사한다.

③ stereotactic frame 전체가 포함되도록 DFOV(Display field of view)를 넓게 검사 영역을 설정하고 검사한다. 최근에는 frame에 의한 인공물 감소와 뇌정위 프로그램이 개발되어 frame 대신 sensor나 나노 전극 등을 머리에 부착한 후 scan을 하고 획득한 데이터를 CAS(computer aided surgery) system 등을 활용하고 있다.

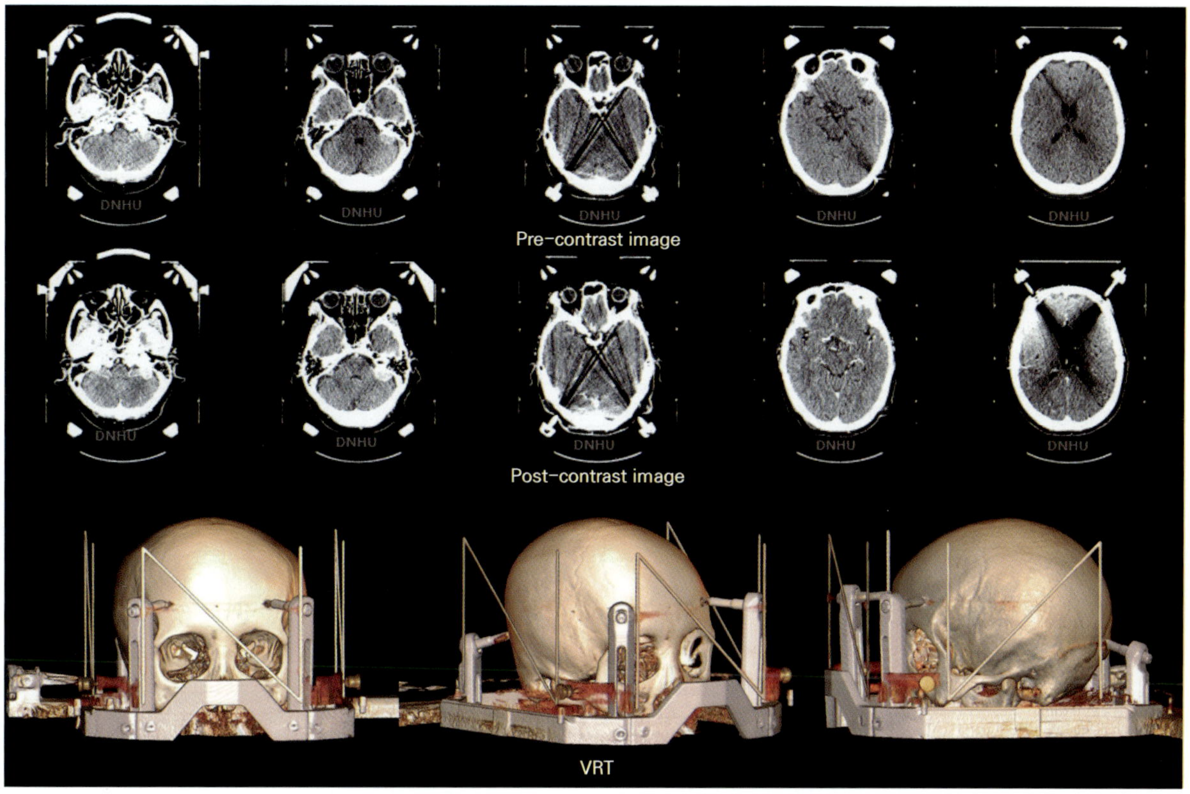

그림 2-35 Stereotactic CT 스캔 및 재구성 영상

(3) Scan parameter

Patient Position (Orientation)	Supine & Head first		
Prescan	kVp	120	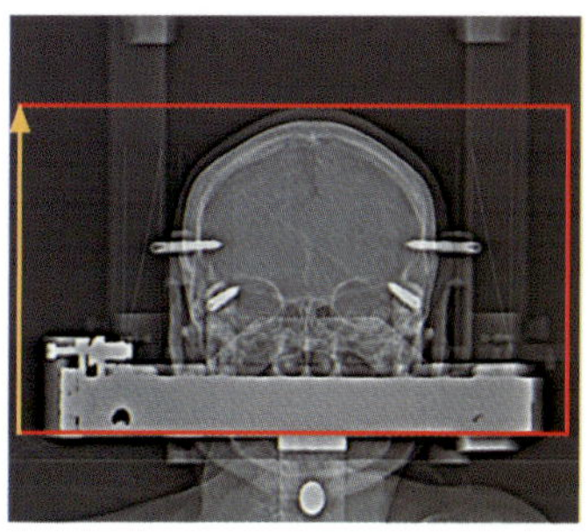
	mA	20	
	Tube position(Scout plan)	AP, Lateral	
	Length(mm)	350~512	
	kVp	120	
	mA	200~280	
	rotation time(s)	1.0	
	Eff. mAs	160~315	
	Dose modulation	-	

	Scan type	Helical	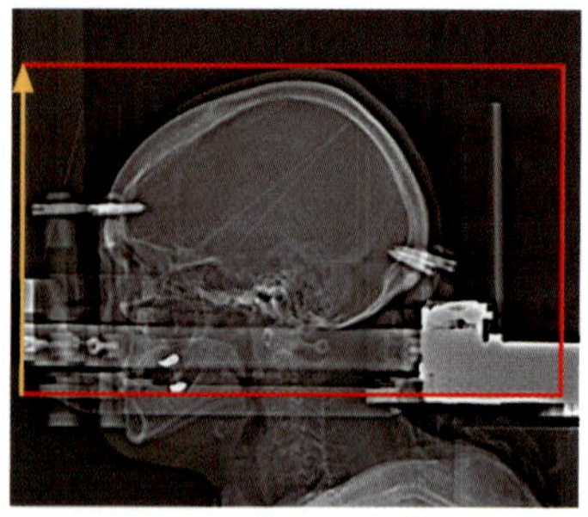
	Algorithm	Standard	
	Window W/L	90~130/25~40	
	DFOV(mm)	300	
	Direction	Caudo-cranial	
	Slice Thickness / Increment(mm)	1/1	
Flow rate : Total	Delay time 60sec	2~3ml/s : 80~100ml	
Contrast	kVp	120	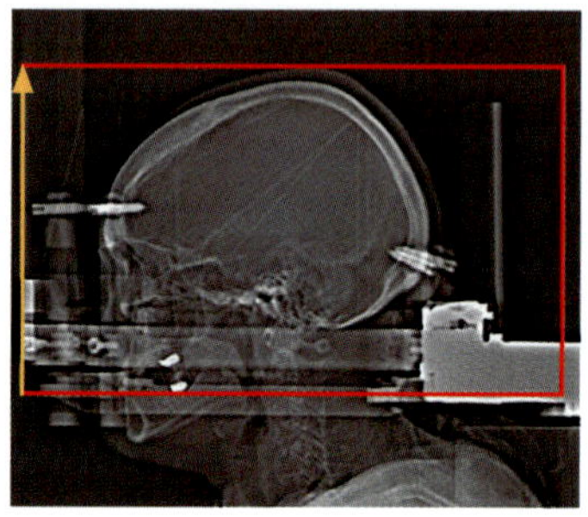
	mA	200~280	
	rotation time(s)	1.0	
	Eff. mAs	160~315	
	Dose modulation	-	
	Scan type	Helical	
	Algorithm	Standard	
	Window W/L	90~130/25~40	
	DFOV(mm)	300	
	Direction	Caudo-cranial	
	Pitch Speed(mm/rot)	0.5~1	
	Slice Thickness / Increment(mm)	1/1	

11) Dental CT

(1) 검사 목적

전반적인 치아 관찰, 치아 매식 수술(Dental Implantation surgery)을 위한 검사로 피질골(겉질뼈, cortical bone)와 치조 신경 뿌리(alveolar nerve root)의 위치 확인, 구강에의 종양, 낭종, 염증질환, 골절 등을 확인하는 것이 목적이다.

(2) 검사 방법

① 검사 테이블에 바로누운 자세(supine position), head first로 위치시키고 머리받침(head holder) 등을 이용하여 머리를 안정되게 유지한다. 이후 MSP와 기준선을 조정 후 frontal과 lateral projection을 통해 scout 영상을 획득한다.

② 아래턱뼈 상부에서부터 턱 끝 아래까지 검사 영역을 설정하여 스캔하며, 일반적으로 뼈 알고리즘(bone algorithm)을 적용하고 나선형(helical scan) 스캔을 시행한다.

(3) Scan parameter

Patient Position (Orientation)	Supine & Head first		
Pre/contrast scan	kVp	120	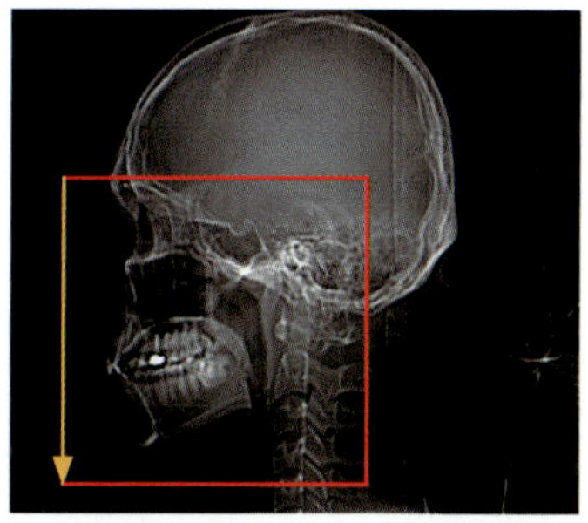 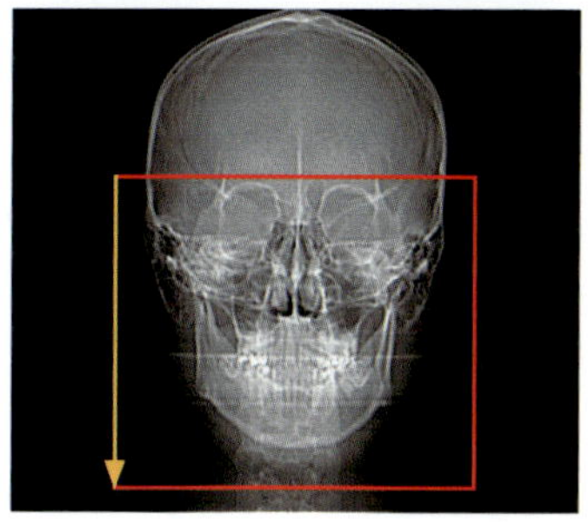
	mA	20	
	Tube position(Scout plan)	AP, Lateral	
	Length(mm)	256	
	kVp	120	
	mA	200~270	
	rotation time(s)	0.5~1.0	
	Eff. mAs	100~270	
	Dose modulation	-	
	Scan type	Helical	
	Algorithm	Bone	
	Window W/L	1,500~2,000/400~450	
	DFOV(mm)	200	
	Direction	Cranial-caudo	
	Pitch Speed(mm/rot)	0.5~1	
	Slice Thickness / Increment(mm)	2/2	

(4) 영상 재구성

스캔 후 얇은 단면두께의 영상 또는 볼륨 데이터를 이용하여 paraxial과 panorama view를 재구성하고 있다.

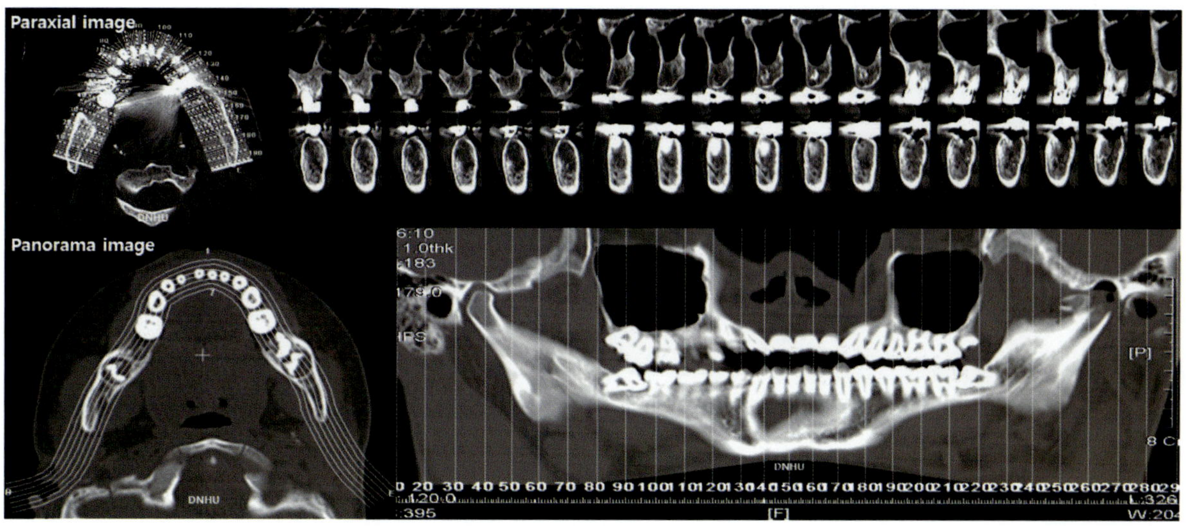

그림 2-36 | Dental CT 재구성 영상

3. Chest CT

1) Chest CT

(1) 검사 목적

폐실질 질환, 기관지 및 종격동(mediastinum) 질환의 진단, 악성 림프종을 비롯한 각 부위의 종양이 폐로 전이 여부, 림프절 크기 파악 등을 위해 주로 시행한다.

(2) 검사방범

① 흉부의 CT검사는 일반적으로 상의를 환자복으로 탈의 후 목걸이 등 흉부 주변의 액세서리를 제거하고, 임신 가능성과 금식 유·무 확인 조영제 부작용 이력 등을 확인한다. 검사 전 GFR 검사 수치확인 후 정상범위에 해당하는 경우에만 검사를 시행해야 한다. 조영제 주입을 위해 18 guage needle을 권장하며 반드시 조영제 사용 동의서(permission consent form) 확인 후 검사를 시행한다.

② 검사 테이블에 바로누운 자세(supine position), feet first 또는 head first로 위치시키고 양팔을 머리 방향의 지지대에 올려놓고 폐 첨부(Apex of lung) 위 약 10 cm 정도를 isocenter에 위치시킨다. scout 촬영 시 최대 들숨 후 폐야(lung field)가 모두 포함되도록 frontal projection으로 스캔하며 필요에 따라 lateral projection도 시행한다.

③ 검사 범위는 폐 첨부(Apex of lung)부터 CPA(costophrenic angle)를 충분히 포함시켜 폐 전체를 검사 영역을 설정하고, 검사 시 호흡은 최대 들숨 후 참은 상태에서 스캔한다. 일반적으로 조영제를 사용하여 검사하며 조영제 주입은 2 ml/sec 정도로 약 70~80 ml의 양을 주입하고, 약 40~50초 delay 후 스캔한다.

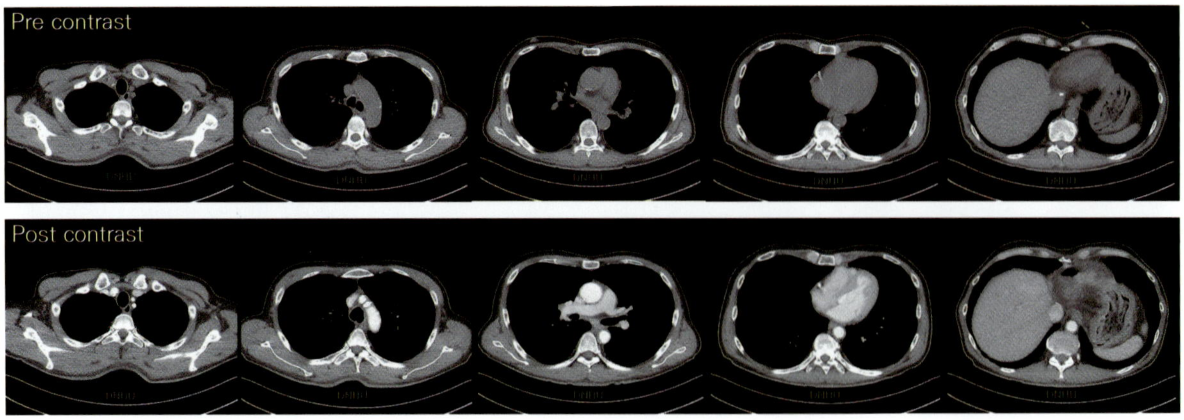

그림 2-37 | Chest CT 스캔 영상

(3) Scan parameter

Patient Position (Orientation)	Supine & feet first or Head first		
Topogram (Scout)	kVp	100~120	
	mA	15~30	
	Tube position(Scout plan)	frontal	
	Length(mm)	약 350	
Pre/contrast scan	kVp	120	
	mA	200~300	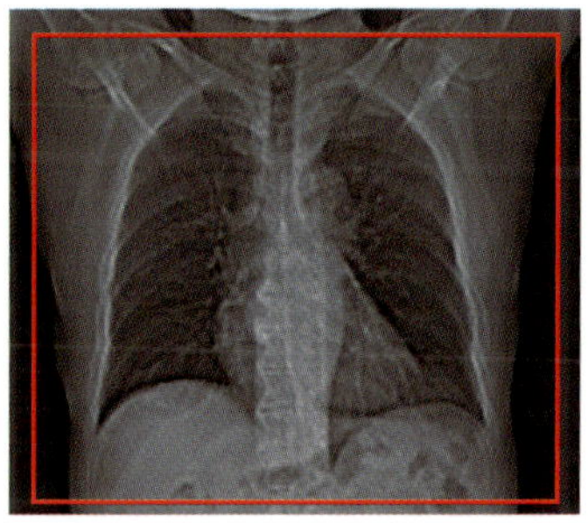
	rotation time(s)	1	
	Eff. mAs	-	
	Dose modulation	-	
	Scan type	Helical	
	Algorithm	Standard / Bone or Lung	
	Window W/L	mediastinal : 450/45 Lung : 1,500/-750	
	DFOV(mm)	300~330	
	Direction	Cranio-Caudal	
	Slice Thickness / Increment(mm)	2.5~5/2.5~5	

(4) 영상 재구성

스캔 후 얇은 단면두께의 영상 또는 볼륨 데이터를 이용하여 coronal, sagittal plane 등의 MPR 영상을 재구성하며 갈비뼈의 골절 의심 시 VRT 재구성 후 전송한다.

(5) 영상창 설정(Window setting)

표 2-8 | Window setting

	Window Width (W.W)	Window Level (W.L)
폐 설정	1,000~1,500	-600 ~ -750
종격동(세로칸) 설정	400~500	10~30
뼈 설정	2,000~3,000	300~400

2) 흉부 고 해상력 CT(High resolution, HR)

(1) 검사 목적

고 해상력 CT 검사는 폐 실질(Lung parenchyma), 폐 간질(Pulmonary interstitial) 구현을 통해 폐포성 질환, 미만성 폐 간질 질환, 미세 기관지질환, 폐 섬유화증, 폐기종(Pulmonary emphysema), 기흉(Pneumothorax), 폐결핵(Pulmonary tuberculosis), 기관지 확장증(Bronchiectasis) 등을 관찰하는 것이 목적이다. 스캔 시 고 해상력 CT 스캔 조건인 고 관전압, 1 mm 이하의 단면두께, Bone algorithm과 같은 High pass filter를 적용해야 한다.

(2) 검사 방법

① 검사 테이블에 바로누운 자세(supine position), feet first 또는 head first로 위치시키고 양팔을 머리 방향의 지지대에 올려놓고 폐 첨부(Apex of lung) 위 약 5 cm 정도를 isocenter에 위치시킨다.

② 검사 범위는 위로는 폐 첨부, 아래는 폐 바닥(Lung base)이 포함되어야 하며 DFOV는 폐가 반드시 포함되는 범위에서 최소의 크기로 설정한다.

③ 호흡은 일반적으로 들숨, 날숨 2회 검사하며 모두 최대 들숨(full inspiration), 최대 날숨(full expiration)을 하고 스캔한다. 들숨의 경우 공기 유입으로 폐의 용적이 커지고 폐의 검은 농도가 대체적으로 균일하게 나타나며, 날숨 시는 공기 유출로 흡기 시보다 용적이 작고 들숨보다 밝은 영상으로 구현되며 틈새(fissure)들이 겹쳐 주변 틈새와 구분되는 구획 부분이 밝게 보인다.

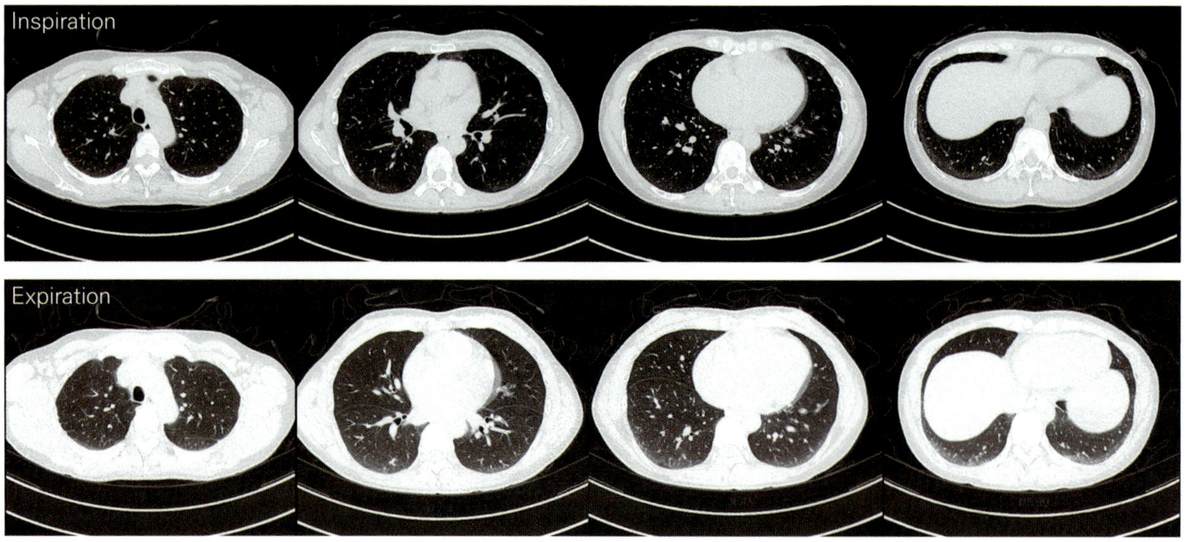

그림 2-38 | HRCT 스캔 영상

(3) Scan parameter

Patient Position (Orientation)	Supine & Feet or Head first		
Topogram (Scout)	kVp	120	
	mA	20	
	Tube position(Scout plan)	AP, Lateral	
	Length(mm)	400~512	
Inspiration	kVp	120	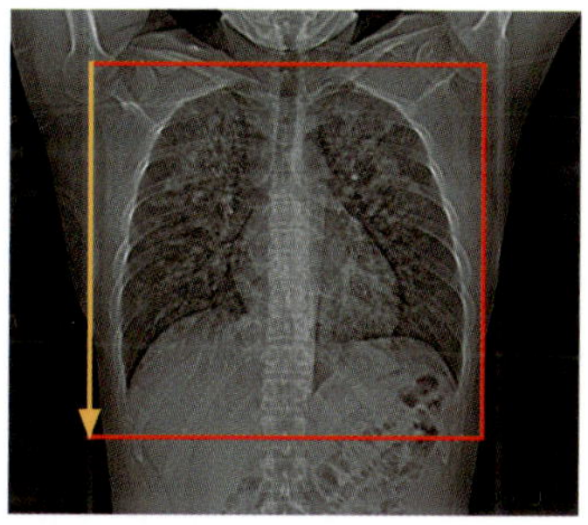
	mA	100~340	
	rotation time(s)	0.5~0.6	
	Eff. mAs	90~110	
	Dose modulation	-	
	Scan type	Helical	
	Algorithm	Bone / Standard	
	Window W/L	1,500 / -700, 350 / 50	
	DFOV(mm)	300~320	
	Direction	Cranial-caudo	
	Slice Thickness / Increment(mm)	1~3 / 3~5	
	Pitch Speed(mm/rot)	0.5~0.6	
Expiration	kVp	120	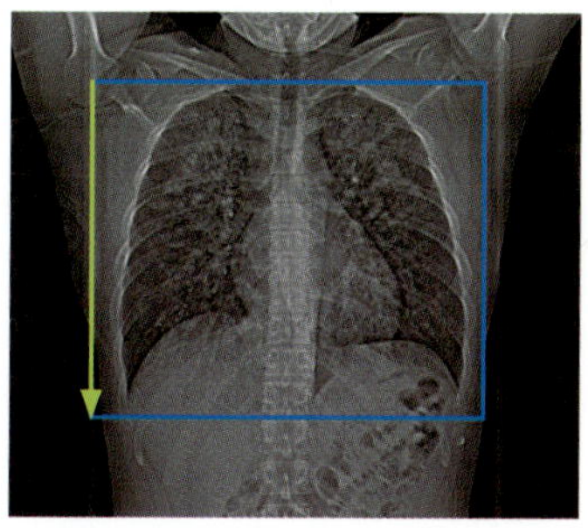
	mA	100~340	
	rotation time(s)	0.5~0.6	
	Eff. mAs	90~110	
	Dose modulation	-	
	Scan type	Helical	
	Algorithm	Bone / Standard	
	Window W/L	1,500 / -700, 350 / 50	
	DFOV(mm)	300~320	
	Direction	Cranial-caudo	
	Pitch Speed(mm/rot)	0.5~0.6	
	Slice Thickness / Increment(mm)	1~3 / 3~5	

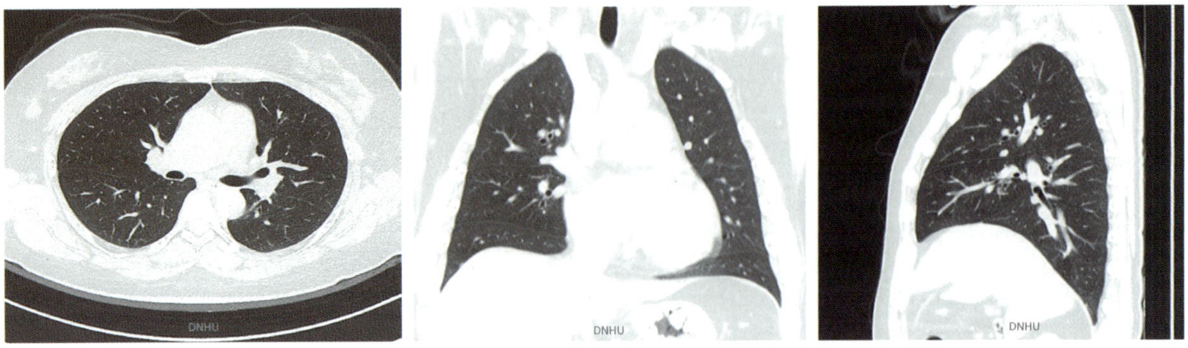

Axial plane　　Coronal plane　　Sagittal plane

그림 2-39 HRCT 재구성 영상

(4) 영상창 설정(Window setting)

표 2-9 Window setting

	Window Width (W.W)	Window Level (W.L)
폐 설정	1,000~1,500	-600~-750

3) Lowdose Chest CT

(1) 검사 목적

저 선량 흉부 CT는 특정 질환의 병기 결정이나 종양 진단의 목적이 아닌 일반적으로 건강검진, 폐 질환의 Screening을 위해 낮은 선량을 적용하고 있다. 주로 흉부 중 세로칸(mediastinum) 주변이나 연부 조직보다는 폐 실질조직 또는 병변 유무 확인이 목적이다. 저선량 흉부 CT의 경우 조영제는 사용하지 않고 검사를 시행한다.

(2) 검사 방법

① 상의를 검사복으로 탈의 후 목걸이 등 액세서리를 제거하고, 임신 가능성을 확인한다. 검사는 feet 또는 head first(갠트리 방향) 바로누운 자세에서 양팔을 머리 방향으로 올려 지지체에 고정한다. 이후 MSP와 기준선을 조정 후 scout 영상을 획득한다.

② scout 영상을 이용하여 검사 범위는 폐 첨부(Apex of lung)부터 CPA(costophrenic angle)까지 폐만 포함되도록 설정한다. 검사 호흡은 최대 들숨(inspiration)에서 멈춘 후 검사를 시행한다.

(3) Scan parameter

Patient Position (Orientation)	Supine & Head first or feet first	
Topogram (Scout)	kVp	100~120
	mA	15~30
	Tube position(Scout plan)	frontal
	Length(mm)	약 350
Prescan	kVp	120
	mA	30~50
	rotation time(s)	1
	Eff. mAs	–
	Dose modulation	–
	Scan type	Helical
	Algorithm	Lung
	Window W/L	Lung : 1,500/-750
	DFOV(mm)	300~330
	Direction	Cranio-Caudal
	Slice Thickness / Increment(mm)	2.5~5/2.5~5

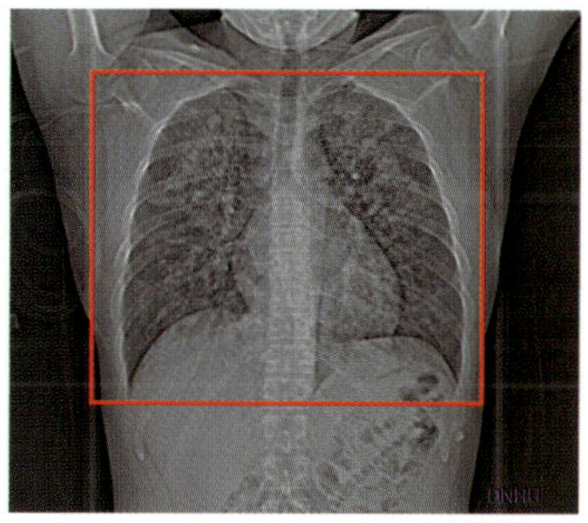

(4) 영상 재구성

스캔 후 얇은 단면두께의 영상 또는 볼륨 데이터를 이용하여 Bone Algorithm의 coronal, sagittal plane 등의 MPR 영상을 재구성하여 전송한다.

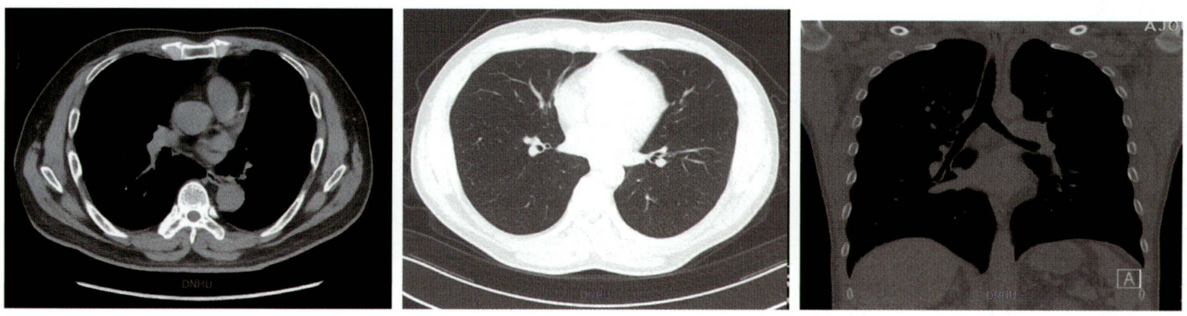

Axial plane HRCT(axial plane) Coronal plane

그림 2-40 Lowdose Chest CT 재구성 영상

(5) 영상창 설정(Window setting)

표 2-10 | Window setting

	Window Width (W.W)	Window Level (W.L)
폐 설정	1,000~1,500	-600~-750
세로칸 설정	400~500	10~30

4) Pulmonary CT

(1) 검사 목적

폐색전증(Pulmonary Embolism), 폐부종(Pulmonary Edema), 심부정맥 색전증(Deep Vein Thrombus) 등의 진단을 위해 시행한다.

(2) 검사 방법

① 흉부의 CT검사는 일반적으로 상의를 환자복으로 탈의 후 목걸이 등 흉부 주변의 액세서리를 제거하고, 임신 가능성과 금식 유·무 확인 조영제 부작용 이력 등을 확인한다. 검사 전 GFR 검사 수치확인 후 정상범위에 해당하는 경우에만 검사를 시행해야 한다. 조영제 주입을 위해 18 guage needle을 권장하며 반드시 조영제 사용 동의서(permission consent form) 확인 후 검사를 시행한다.

② 검사 테이블에 바로누운 자세(supine position), feet first 또는 head first로 위치시키고 양팔을 머리 방향의 지지대에 올리고 폐 첨부(Apex of lung) 위 약 10cm 정도를 isocenter에 위치시킨다. scout 촬영 시 최대 들숨 후 폐야(lung field)가 모두 포함되도록 frontal projection으로 스캔하며 필요에 따라 lateral projection도 시행한다.

③ 검사 범위는 폐 첨부(Apex of lung)부터 CPA(costophrenic angle)를 충분히 포함시켜 폐 전체를 검사 영역을 설정하고, 검사 시 호흡은 최대 들숨 후 참은 상태에서 스캔한다. 스캔은 가능한 발쪽에서 머리 방향으로 스캔한다. 그 이유는 폐문부(hilar region) 화질 향상과 호흡에 의한 화질 저하 방지 때문이다.

④ 스캔은 bolus tracking 기법을 적용하며 조영제를 주입 전 pulmonary trunk에 ROI를 설정하고 조영제 주입 후 CT number가 약 60HU에 도달하면 6초 정도의 지연 시간 후 스캔을 진행한다. 조영제는 4.5cc/sec, 총 60~80cc를 급속 주입한다. Dual Energy 검사가 가능한 장비의 경우 스캔 후 post processing을 통해 폐 실질의 perfusion(관류)을 보여주는 color map(색 지도) 영상을 재구성한다.

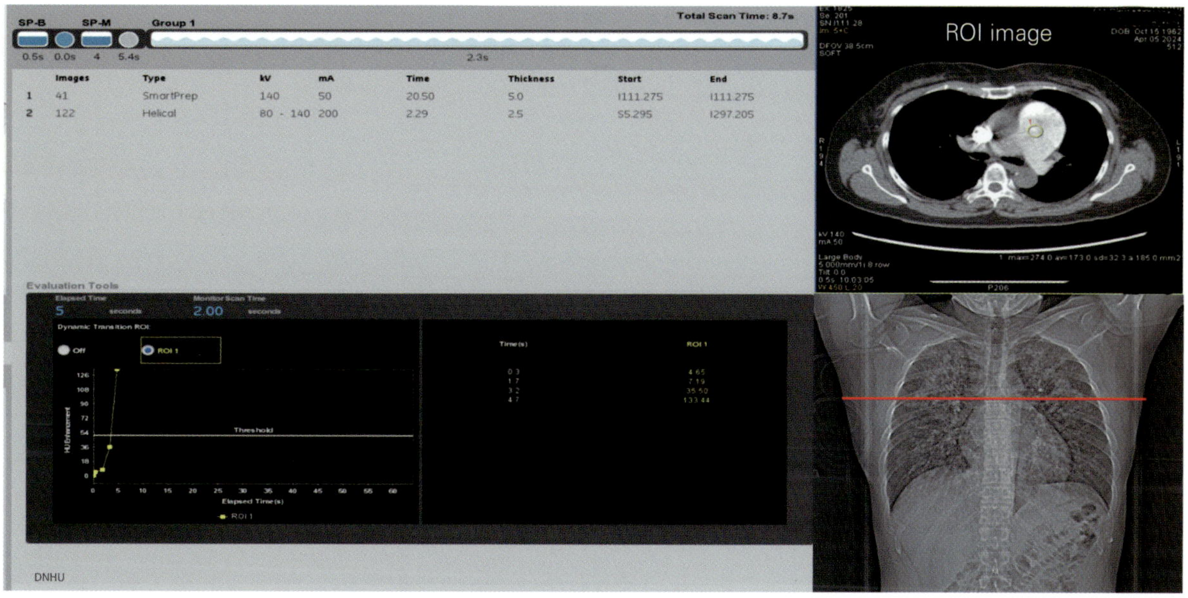

그림 2-41 Pulmonary CT 스캔 영상(덩어리 추적법)

(3) Scan parameter

Patient Position (Orientation)	Supine & Head first		
Prescan	kVp	120	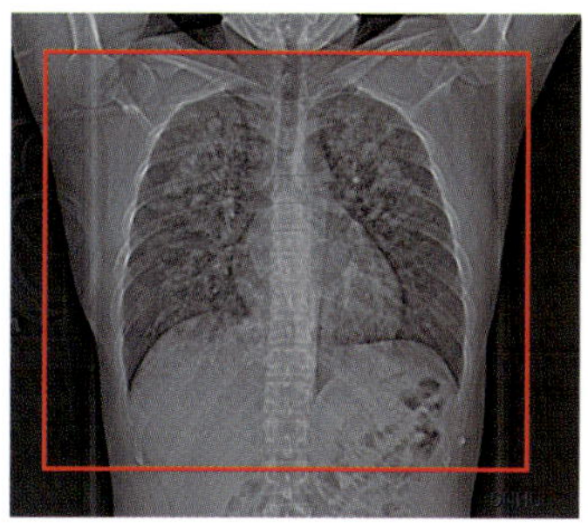
	mA	20	
	Tube position(Scout plan)	AP, Lateral	
	Length(mm)	256	
	kVp	120	
	mA	200~250	
	rotation time(s)	0.5	
	Eff. mAs	100-170	
	Dose modulation	-	
	Scan type	Helical	
	Algorithm	Standard	
	Window W/L	450/20	
	DFOV(mm)	250	
	Direction	Caudo-cranial	
	Slice Thickness / Increment(mm)	3/2.5	
Flow rate : Total		4.5ml/s : 60~80ml	
bolus tracking	ROI	Pulmonary Trunk	
	Threshold H/U	60	

Postscan	kVp	80/sn150	
	mA(ref.)	120	
	rotation time(s)	0.25	
	Eff. mAs(A/B)	120/92	
	Dose modulation	-	
	Scan type	Helical & D/E Energy	
	Algorithm	Standard	
	Window W/L	450/20	
	DFOV(mm)	250	
	Direction	Caudo-cranial	
	Pitch Speed(mm/rot)	0.55	
	Slice Thickness / Increment(mm)	1/1	

(4) 영상 재구성

스캔 후 얇은 단면두께의 영상 또는 볼륨 데이터를 이용하여 coronal, sagittal 등의 MPR 영상을 재구성하여 전송한다.

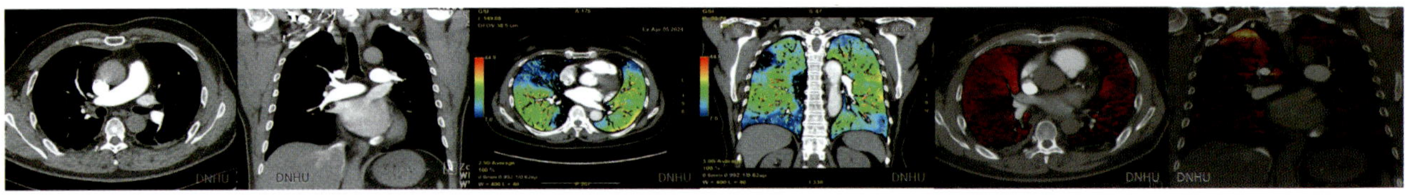

Axial plane　　Reformation image(perfusion data color mapping)

그림 2-42 | Pulmonary CT 재구성 영상

(5) 영상창 설정(Window setting)

표 2-11 | Window setting

	Window Width (W.W)	Window Level (W.L)
폐 설정	1,000~1,500	-600 ~ -750
세로칸 설정	400~500	10~30

5) CT guided biopsy

(1) 검사 목적

원인불명으로 폐 실질에 산재 된 다양한 폐 질환의 원인 분석, 암, 감염, 또는 기생충 침습 등이 의심 시에 시행한다. 또한, 흉부 X선 검사, 컴퓨터 단층촬영, 가래(객담, sputum) 검사와 같이 비침습적 검사 시행 후 결과가 불분명한 경우 조직학적, 세포학적 검사를 위해서 폐 조직을 생검(biopsy) 또는 흡인(aspiration)하는 것이 목적이다.

(2) 검사 방법

① 시술 준비 전 담당의와 함께 병변 위치, 종류, 환자 체위, 시술 부위 등을 사전 확인한다. 환자는 조직검사 부위를 노출하기 위해 트임이 있는 시술복 상의를 입고 목걸이 등의 액세서리를 제거한다.

② 검사 시 조직검사 부위가 검사 시사 전에 확인받은 자세로 검사 테이블에 준비(supine/prone/oblique)하고 갠트리 기준 feet first 또는 head first로 양팔을 머리 방향으로 올리거나 아래쪽으로 내려 시술 부위와 겹치지 않도록 준비한다. 시술 부위 상부 10cm 정도를 isocenter에 위치시킨다.

③ 조직검사 부위에 방사성 비투과성 표지자(metallic marker)를 고정하고 scout 촬영(frontal, lateral projection)을 시행한다. 이때 환자에게 조직검사 종료 시까지 일정한 호흡을 하도록 안내한다.

④ scout 영상을 이용하여 조직검사 부위를 단면영상으로 스캔하고 표지자를 부착한 위치가 조직검사 부위와 일치하는지 확인 후 정확하게 표지자를 제거하고 그 부위를 베타딘 액을 이용하여 소독한 후 멸균된 작은 구멍이 있는 소독포로 덮어준다.

⑤ 시술 부위를 국소 마취 후 biopsy needle을 위치와 각도를 조정하여 삽입하여 biopsy gun과 장착 후 targeting 한다. 이때 환자의 호흡은 시술 전 검사 시와 동일해야 하며 방사선사는 미리 계측한 각도를 기억하고 needle의 삽입 각도를 육안으로 확인해 준다. 만일 정확한 위치에 needle이 위치하지 않을 경우 정확한 위치와 각도를 다시 계측하여 위치잡이를 다시 시행한다.

⑥ needle tip이 정확히 병변에 도달하면 충분한 검체 획득을 위해 2~3회 반복하여 시행한다. 검체의 채취가 완료되면 검사과정에서 발생할 수 있는 합병증(pneumothorax, hemothorax 등) 확인을 위한 post scan을 시행한다.

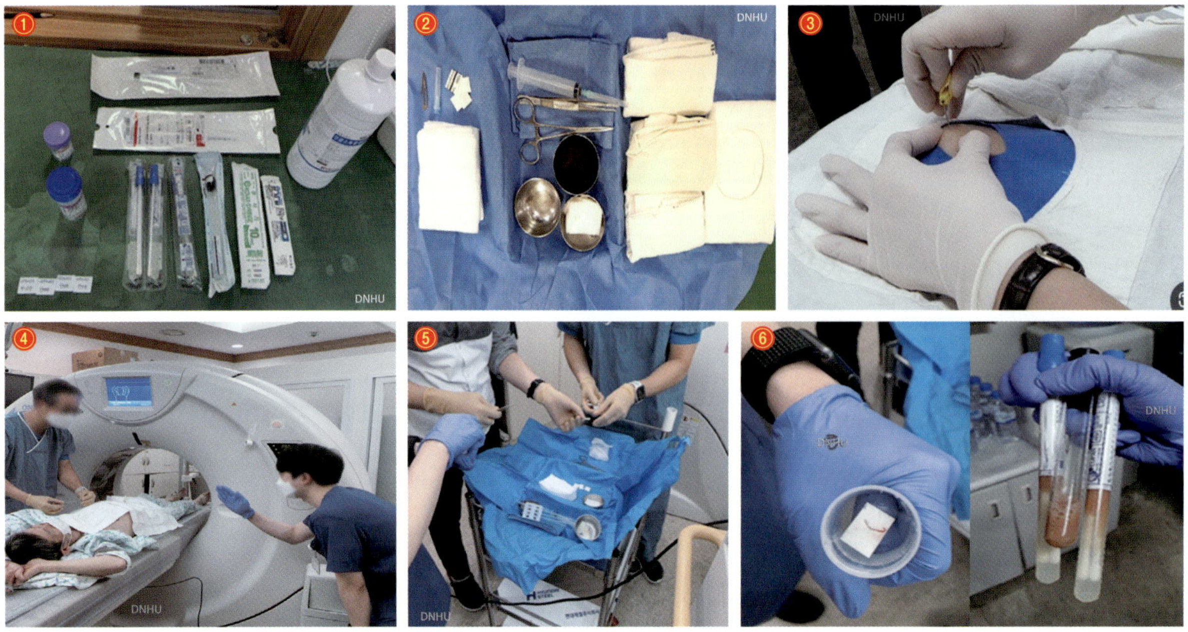

그림 2-43 | CT guided biopsy 진행과정

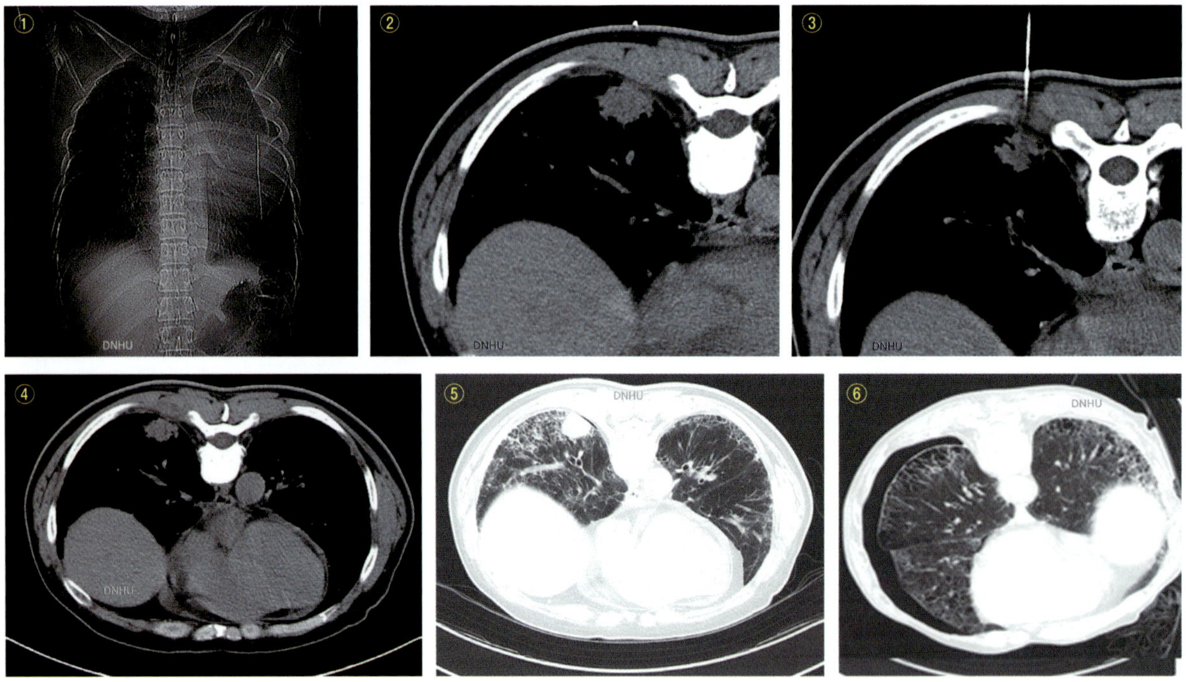

그림 2-44 | CT guided biopsy 스캔 영상

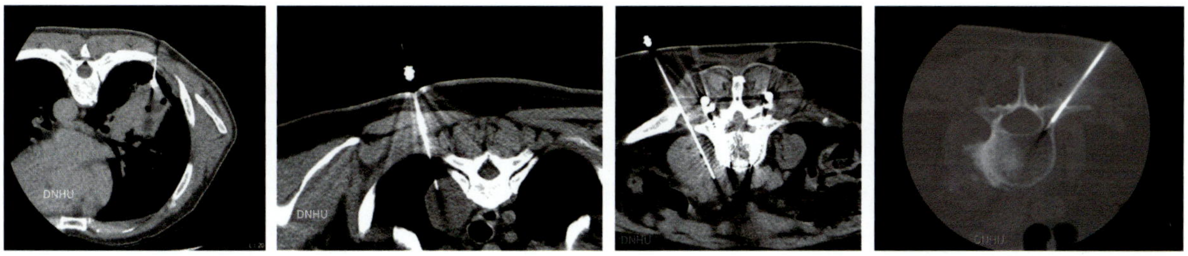

그림 2-45 | 다양한 부위에 적용한 CT guided biopsy

(3) Scan parameter

Patient Position (Orientation)	Supine/Prone/Oblique & Head first or feet first	
Topogram (Scout)	kVp	100~120
	mA	15~30
	Tube position(Scout plan)	frontal
	Length(mm)	약 350
Prescan	kVp	120
	mA	200~300
	rotation time(s)	1
	Eff. mAs	–
	Dose modulation	–
	Scan type	AX
	Algorithm	Standard / Bone or Lung
	Window W/L	mediastinal : 450/45 Lung : 1,500/-750
	DFOV(mm)	300~330
	Direction	Cranio-Caudal
	Slice Thickness / Increment(mm)	1/1

6) Aorta angio CT

(1) 검사 목적

대동맥박리(Aortic Dissection)나 동맥류(Aneurysm)의 응급 진단 또는 대동맥의 염증성 질환인 Takayasu arteritis의 진단이나 동맥경화증과 선천성 기형의 진단을 위해 시행한다.

(2) 검사 방법

① 흉부와 복부의 대동맥 전체를 검사하기 때문에 상 하의를 환자복으로 환복한 후 검사 범위에 포함되는 액세서리를 제거한다. 또한, 임신 가능성과 금식 유·무, 조영제 부작용 이력 등을 확인한다. 검사 전 GFR 검사 수치확인 후 정상범위에 해당하는 경우에만 검사를 시행해야 한다. 조영제 주입을 위해 18 guage needle을 권장하며 반드시 조영제 사용 동의서(permission consent form) 확인 후 검사를 시행한다.

② 검사 테이블에 바로누운 자세(supine position), head first로 위치시키고 머리받침(head holder) 등을 이용하여 머리를 안정되게 유지한다. 이후 MSP와 기준선을 조정 후 frontal과 lateral projection을 통해 scout 영상을 획득한다.

③ scout 영상을 이용하여 폐 첨부(Apex of lung)부터 두덩뼈까지 대동맥 전체를 포함하여 검사 영역을 설정한다. 검사 시 들숨하고 멈춘 후 검사하며 검사는 머리에서 발쪽 방향으로 스캔한다.

④ 스캔은 bolus tracking 기법을 적용하며 조영제를 주입 전 Abdominal aorta에 ROI를 설정하고, 조영제 주입 후 CT number가 약 100 HU에 도달하면 8초 정도의 지연 시간 후 스캔을 진행한다. 조영제는 4.5 cc/sec, 총 120~130 cc를 급속 주입한다. 동맥기 영상 획득 후 약 60초 뒤 지연기 영상도 획득한다.

(3) Scan parameter

Patient Position (Orientation)	Supine & Head first		
Prescan	kVp	120	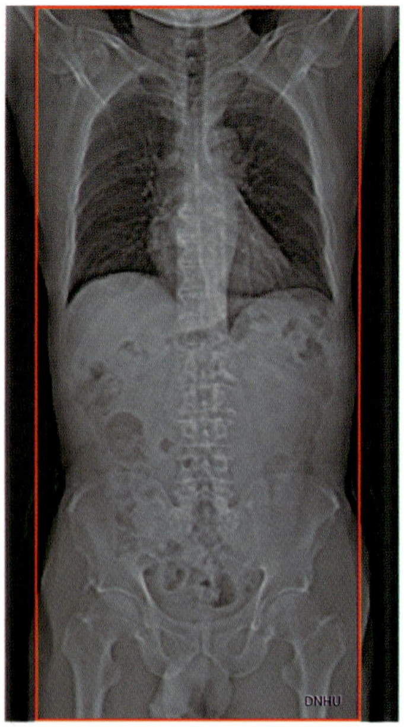
	mA	20	
	Tube position(Scout plan)	AP, Lateral	
	Length(mm)	700~800	
	kVp	80~100	
	mA	200~900	
	rotation time(s)	0.5	
	Eff. mAs	150~300	
	Dose modulation	kV, mA modulation	
	Scan type	Helical	
	Algorithm	Standard	
	Window W/L	450/20	
	DFOV(mm)	300-350	
	Direction	cranial-Caudo	
	Pitch Speed(mm/rot)	0.7~1	
	Slice Thickness / Increment(mm)	5/5	

Flow rate : Total		4.5ml/s : 120~130ml	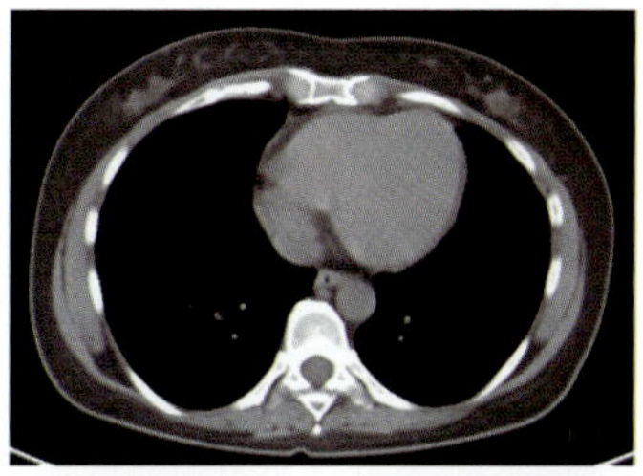
bolus tracking	ROI	ABD Aorta	
	Threshold H/U	100	
Artery	Delay Time	8sec	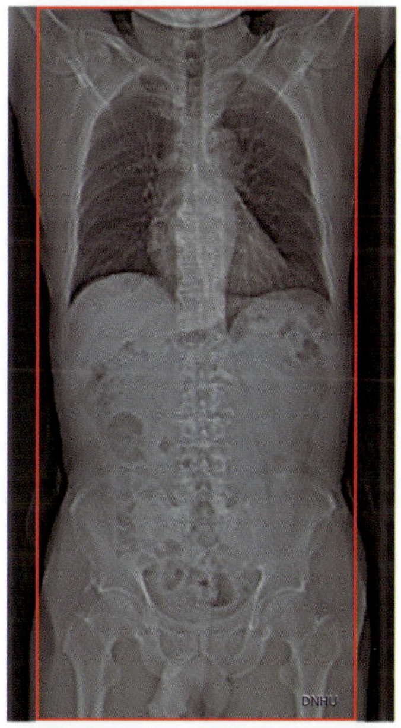
	kVp	80~100	
	mA	200~900	
	rotation time(s)	0.5	
	Eff. mAs	150~300	
	Dose modulation	kV, mA modulation	
	Scan type	Helical	
	Algorithm	Standard	
	Window W/L	450/20	
	DFOV(mm)	300-350	
	Direction	cranial-Caudo	
	Pitch Speed(mm/rot)	0.7~1	
	Slice Thickness / Increment(mm)	5/5	
Delay	Delay Time	60sec	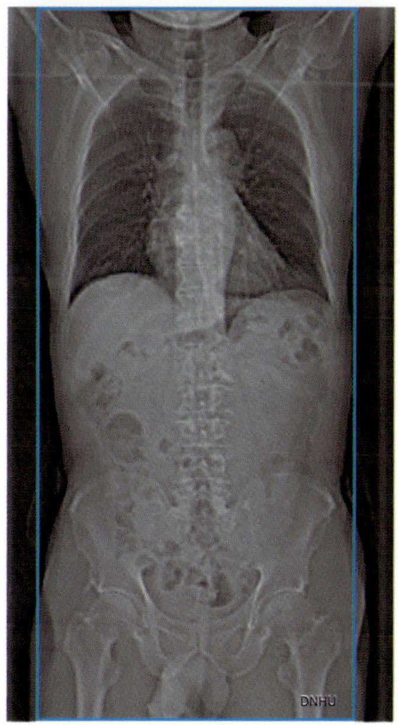
	kVp	80~100	
	mA	200~900	
	rotation time(s)	0.5	
	Eff. mAs(A/B)	150~300	
	Dose modulation	kV, mA modulation	
	Scan type	Helical	
	Algorithm	Standard	
	Window W/L	450/20	
	DFOV(mm)	300-350	
	Direction	cranial-Caudo	
	Pitch Speed(mm/rot)	0.7~1	
	Slice Thickness / Increment(mm)	5/5	

(4) 영상 재구성

검사 후 동맥기(arterial phase) 영상을 이용하여 coronal, sagittal(Ascending/Descending Aorta 함께 보이는 Sagittal) 등의 MPR 영상 영상을 재구성하고 VRT와 MIP를 재구성하고 15°/360° 회전하여 저장한다. 필요에 따라 CPR(curved plannar reformation)을 시행한다.

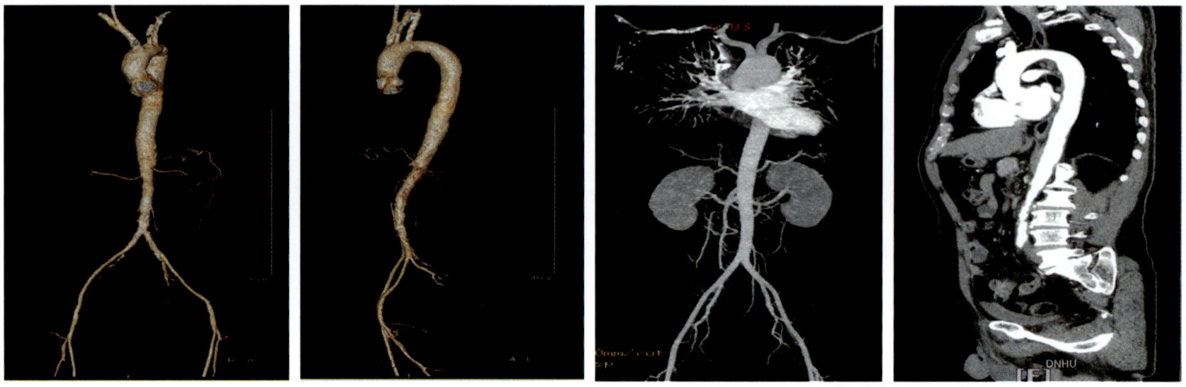

그림 2-46 | Aorta angio CT 재구성 영상

4. Cardiac CT

1) Coronary artery calcium scoring CT

(1) 검사 목적

심장동맥의 석회화(calcification)로 발생하는 가슴조임증(angina)이나 심근경색증(myocardial infarction)의 초기 진단과 심장 혈관의 협착과 폐쇄 가능성 예측이 목적이다. 이를 위해 심장의 주요 혈관(RCA, LAD, Lcx)의 석회화 침작 정도를 조영제를 주입하지 않고 영상화한 후 정량적 평가를 통해 추가 검사 여부를 결정하기도 한다.

(2) 검사 방법

① 상의를 환자복으로 환복한 후 목걸이 등 흉부 주변의 액세서리를 제거하고, 임신 가능성을 확인한다.

② 검사 테이블에 바로누운 자세(supine position), feet first 또는 head first로 위치시키고 양팔을 머리 방향의 지지대에 올리고 그림 2-47과 같이 ECG gating을 위한 전극을 가슴에 부착하고(검사 부위와 겹치지 않도록) 허파꼭대기(Apex) 위 10 cm 정도를 isocenter에 위치시킨다.

③ scout 촬영은 최대 들숨 후 폐야(lung field)가 모두 포함되도록 frontal projection으로 스캔하며 필요에 따라 lateral projection도 시행한다.

④ 스캔범위는 기관 분기부(carina)부터 심장꼭대기(심장끝, Apex of heart)까지 심장 전체가 포함되도록 검사 범위를 설정하고, 검사 중 호흡은 최대 들숨 후 호흡을 멈추어야 한다. 스캔은 호흡을 멈춘 상태에서 머리에서 다리 방향으로 스캔을 한다. 일반적으로 전향적(prospective) 검사 방법으로 시행하며 R-R peak으로부터 최적의 스캔 위치(보통 60~70%)에서 X선을 조사하여 영상을 획득하며 axial scan type으로 스캔한다.

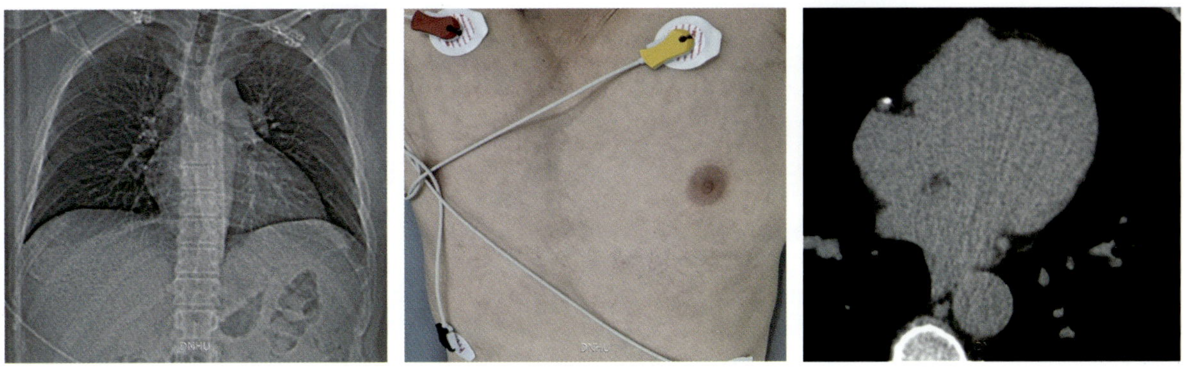

그림 2-47 | 심장 석회화 정량평가 CT

(3) Scan parameters

Patient Position (Orientation)	Supine & Head first		
Coronary Artery Calcium Scoring	kVp	120	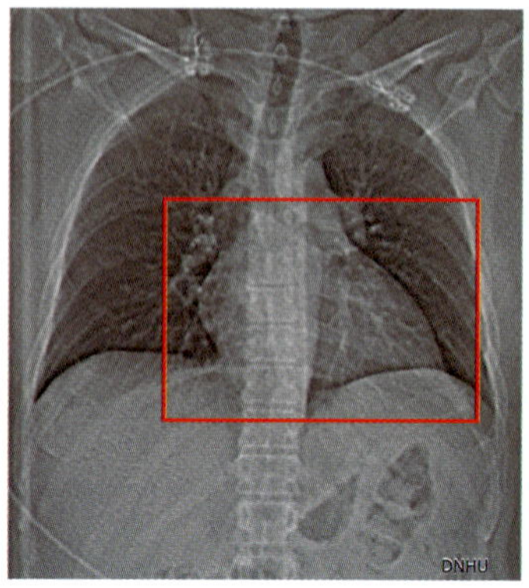
	mA	80	
	rotation time(s)	0.25	
	Eff. mAs	40~80	
	Dose modulation	-	
	Scan type	Axial	
	Algorithm	Standard	
	Window W/L	450/20	
	DFOV(mm)	130-200	
	Direction	cranial-Caudo	
	Pitch Speed(mm/rot)	0.15	
	Slice Thickness / Increment(mm)	3/1.5	

(4) 영상 재구성

스캔 후 획득한 영상 데이터를 이용하여 심장동맥을 기준으로 혈관 내 석회화 침착정도를 정량평가가 가능하며 침착된 혈관 내 석회화는 혈관별 색을 달리입혀 위치 파악이 매우 용이하다. 정량화는 각 혈관의 석회화에 ROI를 그리고 점수화하여 평가한다.

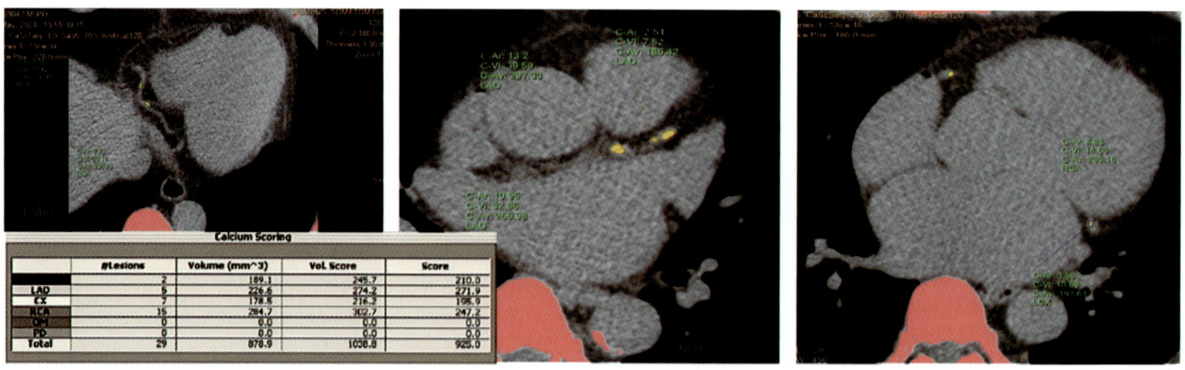
Calcium Scoring

	#Lesions	Volume (mm^3)	Vol. Score	Score
	2	189.1	245.7	210.0
LAD	5	226.6	274.2	271.9
CX	7	178.5	216.2	195.9
RCA	15	284.7	302.7	247.2
OM	0	0.0	0.0	0.0
PD	0	0.0	0.0	0.0
Total	29	878.9	1038.8	925.0

그림 2-48 | Coronary artery calcium scoring CT 석회화 정량 분석

2) Cardiac CT

(1) 검사 목적

협심증(Angina)이나 심근경색증(myocardial infarction)의 발생 원인인 심장동맥의 협착이나 폐쇄 등의 진단이 목적이다. 검사는 심장 근육에 혈액을 공급하는 관상동맥의 이상 유무를 정밀한 진단을 위해 시행하며 심장 동맥성 질환의 원인 파악이 약 80~90% 정도로 정확한 진단율을 보인다.

(2) 검사 방법

① 상의를 환자복으로 환복한 후 목걸이 등 흉부 주변의 액세서리를 제거하고, 임신 가능성을 확인한다. 혈압약이나 심장약은 주치의 확인 후 소량의 물과 함께 반드시 복용해야 한다. 조영제 사용 검사로 조영제 동의서와 금식 여부(금식 시간 약 4~6시간)를 확인 후 검사 한 시간 전 맥박을 측정하고 70회/min 이상일 경우 맥박수를 낮추기 위해 약물[β-blocker(propranolol), 10~80 mg]을 주치의 확인 후 복용한다. 맥박수가 70회/min 이하로 조절이 되면 조영제 주입을 위한 18 guage needle을 오른쪽 또는 왼쪽 팔오금 중간정맥(median cubital vein) 등에 정맥 주사한다.

조영제 주입 전 최대 조영증강 영상을 획득하기 위해 약 10 cc의 조영제와 약 30 cc의 식염수를 혼합 주입하는 시험주입기법(test bolus technique)을 시행한다. 검사 직전 혈관확장제(니트로글리세린, 0.9 mg)를 금기증 확인 후 설하 투약한 후 검사를 시행한다.

② 검사 테이블에 바로누운 자세(supine position), feet first 또는 head first로 위치시키고 양팔을 머리 방향의 지지대에 올리고 그림 2-49와 같이 ECG gating을 위한 전극을 가슴에 부착하고(검사 부위와 겹치지 않도록) 허파꼭대기(Apex) 위 10 cm 정도를 isocenter에 위치시킨다.

③ scout 촬영은 최대 들숨 후 폐야(lung field)가 모두 포함되도록 frontal projection으로 스캔하며 필요에 따라 lateral projection도 시행한다.

④ 스캔범위는 기관 분기부(carina)부터 심장꼭대기(Apex of heart)까지 심장 전체가 포함되도록 검사 범위를 설정하고, 검사 중 호흡은 최대 들숨 후 호흡을 멈추어야 한다. 스캔은 호흡을 멈춘 상태에서 머리에서 다리 방향으로 스캔을 한다.

조영제 주입은 bolus tracking 기법을 적용하며 위 대동맥에 관심 영역(ROI)을 설정하고 CT number가 약 100 HU에 도달하면 지연시간(약 6초) 후 스캔하여 최대 조영증강 된 동맥상(Arterial phase)영상을 획득한다. 일반적으로 조영제는 체질량 지수(BMI)가 25 미만일 경우 4 cc/sec 속도, 몸무게×0.8 cc의 조영제 양을 주입하며, BMI가 25 이상일 경우 4.6 cc/sec 속도에 체중만큼의 양을 급속 주입한다.

⑤ ECG gating

- 전향적 동기화(Prospective gating)

심전도 파형 R-R peak 중 최적의 스캔 위치(보통 60~70%)에서 X선을 조사하여 영상을 획득하며, 후향적 동기화보다 재구성 데이터가 적어 처리가 간단하고 환자의 노출 선량도 낮은 장점이 있다. 하지만 부정맥(arrhythmia) 환자는 심장박동이 불규칙하여 전향적 동기화 적용 시 움직임이 심해 부정확한 영상으로 구현될 수 있다. 전향적 동기화는 건강검진 환자, calcium scoring 검사, 동맥상 검사 후 지연 검사 시 활용한다.

- 후향적 동기화(Retrospective gating)

주로 Helical scan type으로 시행하며 ECG 파형을 지속적으로 모니터링하면서 스캔을 한다. 이루어져 심전도 파형 R-R Peak 중 가장 화질이 우수한 파형의 위치를 선택 적용하여 재구성 후 영상획득이 가능하다. 심장박동이 일정한 경우 환자의 선량을 최소화하기 위하여 원하는 구간에서만 100% 선량을 노출하고 그 외 구간에서는 20% 정도의 적은 선량을 적용하는 scan하는 방법도(Pulsing) 사용되며, 부정맥 환자의 경우 모든 파형의 영상을 획득 후 가장 우수한 화질의 영상을 선택하여 재구성할 수 있다. 하지만 심장 주기 전체의 데이터를 얻기 위해 선량의 증가가 불가피하고, 낮은 pitch 적용으로 지나친 중복 scan이 발생하여 스캔 선량을 증가시키는 단점이 있다.

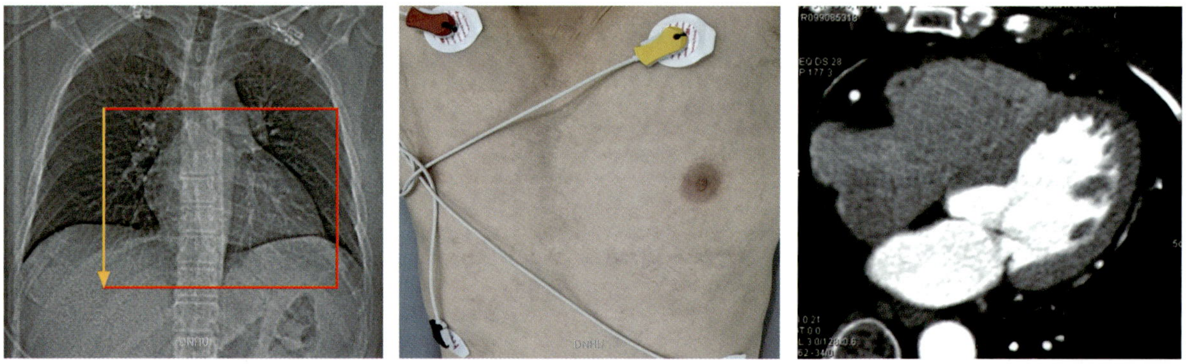

그림 2-49 | Cardiac CT 검사 영상

(3) Scan parameters

<table>
<tr><td>Patient Position (Orientation)</td><td colspan="3">Supine & Head first</td></tr>
<tr><td rowspan="2">Flow rate : Total</td><td>BMI 25 미만</td><td colspan="2">4ml/s : 체중×0.8ml</td></tr>
<tr><td>BMI 25 이상</td><td colspan="2">4.6ml/s : 체중 ml</td></tr>
<tr><td rowspan="2">bolus tracking</td><td>ROI</td><td colspan="2">Ascending Aorta</td></tr>
<tr><td>Threshold H/U</td><td colspan="2">100</td></tr>
<tr><td rowspan="16">Coronary Artery</td><td>Delay Time</td><td colspan="2">6sec</td></tr>
<tr><td rowspan="3">kVp</td><td colspan="2">100</td></tr>
<tr><td>체중 80kg 이상</td><td rowspan="2">120</td></tr>
<tr><td>Stent 삽입</td></tr>
<tr><td>mA</td><td colspan="2">300</td></tr>
<tr><td>rotation time(s)</td><td colspan="2">0.25</td></tr>
<tr><td>Eff. mAs</td><td colspan="2">80~350</td></tr>
<tr><td>Dose modulation</td><td colspan="2">-</td></tr>
<tr><td>Scan type</td><td colspan="2">Helical</td></tr>
<tr><td rowspan="2">Algorithm</td><td>Standard</td><td>Standard</td></tr>
<tr><td>Stent 삽입</td><td>Sharp</td></tr>
<tr><td>Window W/L</td><td colspan="2">1,000/250</td></tr>
<tr><td>DFOV(mm)</td><td colspan="2">130-200</td></tr>
<tr><td>Direction</td><td colspan="2">cranial-Caudo</td></tr>
<tr><td>Pitch Speed(mm/rot)</td><td colspan="2">0.15</td></tr>
<tr><td>Slice Thickness / Increment(mm)</td><td colspan="2">0.75/0.4, 3/3</td></tr>
</table>

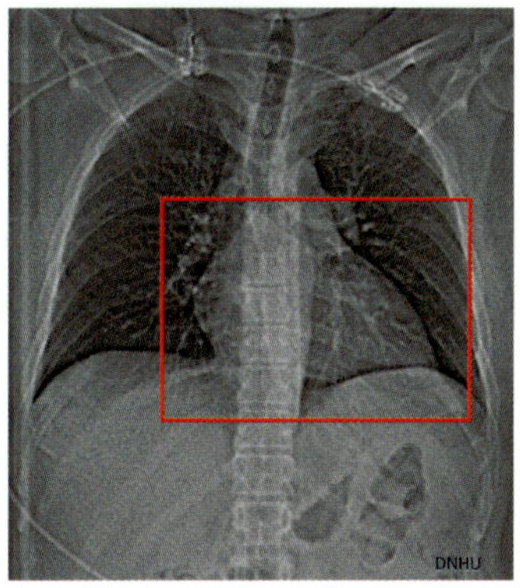

(4) 영상 재구성

검사 후 획득한 영상 데이터를 이용하여 심장 주요 혈관과 심장구조를 재구성한다. 심장혈관의 경우 혈관 내 석회화 유무와 협착이나 폐색 상태를 정량적으로 분석할 수 있으며 스텐트 설치술 시행 후 재협착 유무 확인도 가능하다. 또한 관상동맥 우회술(CABG; coronary artery bypass graft) 시행 후 심장동맥의 상태를 파악할 수 있다. 일반적으로 재구성은 CPR(curved plannar reformation), MPR, chamber view, VRT, MIP, cardiac output, ejection fraction calculation 등을 통해 영상 재구성과 분석을 시행한다.

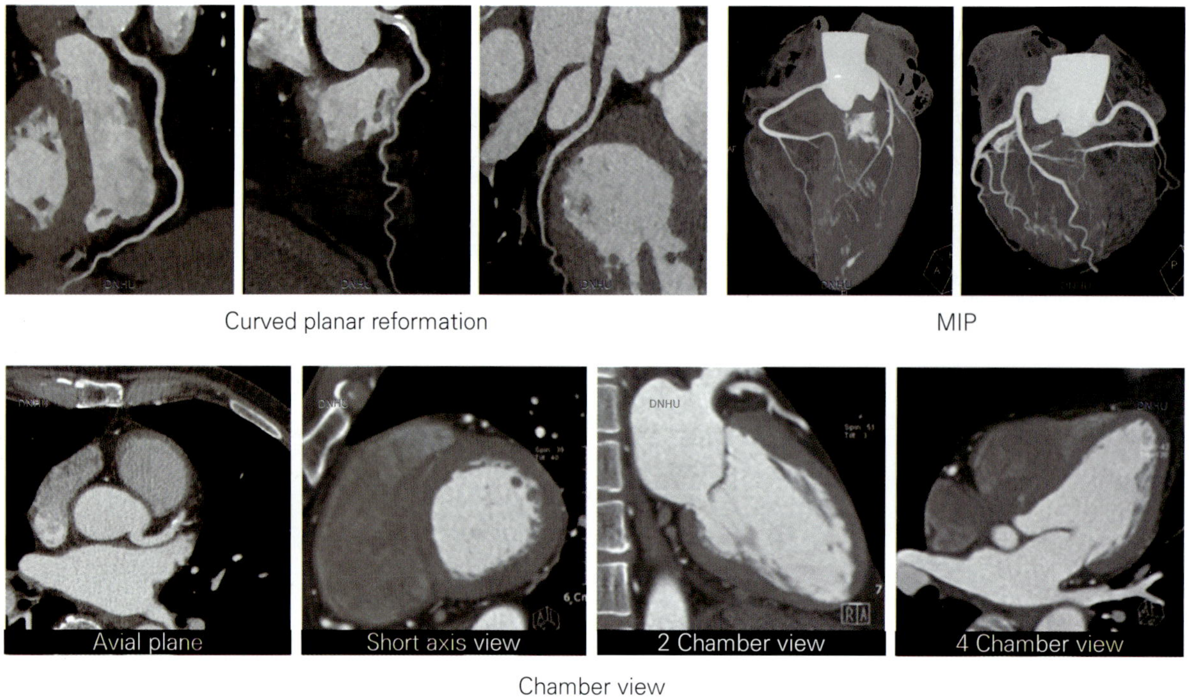

그림 2-50 Cardiac CT 재구성 영상

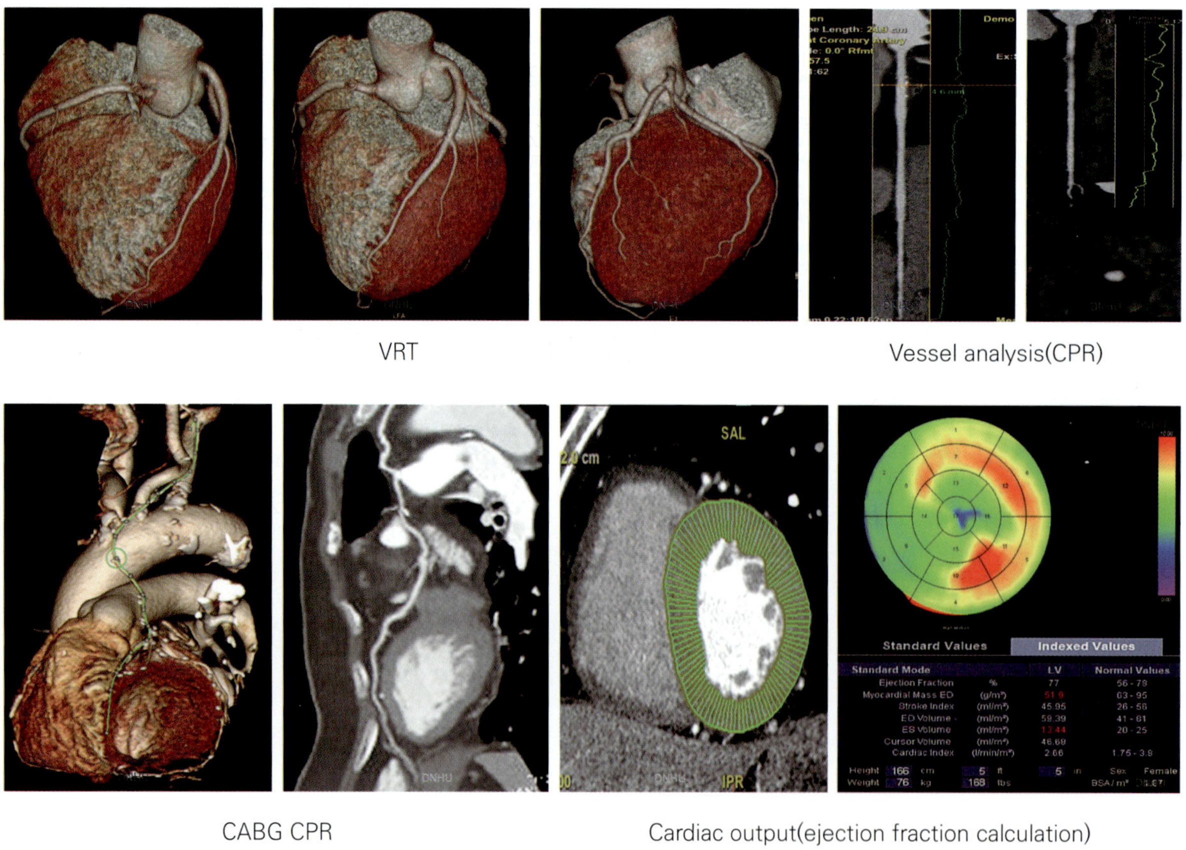

그림 2-51 Cardiac CT 재구성 및 영상 분석

5. Abdomen and Pelvis CT

1) Abdomen and Pelvis CT

(1) 검사 목적

가장 일반적인 복부 CT 검사로 복부 장기의 종양(tumor), 낭종(cyst), 염증(inflammation), 출혈(bleeding) 등을 진단하는 것이 목적이다. 또한, 내부 장기의 형태학적 문제 그리고 목적 장기와 주변 장기와의 관계를 확인하고, 외상에 의한 장기의 손상 감별과 치료 계획 및 추적검사 등을 목적으로 시행된다.

① 복부 소화기 질환, 외상성 출혈, 복수, 종괴의 전이유무와 병기 등의 진단

② 복통, 충수염(appendicitis), 작은창자나 큰창자와 주변 장기와의 관계 및 병변 여부, 림프절(lymph nodes) 확인, 복강내출혈, 복막염, 장폐색, 파열, 외상 등을 진단

(2) 검사 방법

① 상의와 하의를 탈의 후 환자복으로 환복한다. 복부 주변의 액세서리를 제거하고, 임신 가능성을 확인한다. 조영제 사용하는 검사는 금식 여부 확인과 일반적으로 6시간 이상 금식을 시행하며 만일 복용하는 약이 있을 경우는 투약 후 검사를 시행한다(단, 금식은 환자의 상태와 병원 정책에 따라 상이함). 또한, 위암 환자 검사 시 소화장애로 음식물이 위에 정체되어 있는 경우가 있어 사전 금식 전 유동식 섭취와 약 8시간 전후의 금식이 필요하다. 복부 검사는 일반적으로 검사 전 500 cc의 물을 먹고 검사를 시행하고 있으며 그 이유는 물의 저음영이 조영 증강된 위벽과 대조를 이루어 위벽의 두께를 선명히 볼 수 있고 금식으로 수축된 장을 팽창시키는 역할을 하기 때문이다. 하지만 응급수술 등일 경우 섭취하지 않고 시행하는 경우도 있다.

② 검사 전 GFR 검사 수치확인 후 정상범위에 해당하는 경우에만 검사를 시행해야 한다. 조영제 주입을 위해 18 guage needle을 권장하며 반드시 조영제 사용 동의서(permission consent form) 확인 후 검사를 시행한다.

③ 검사 테이블에 바로누운 자세(supine position), feet first 또는 head first로 위치시키고 양팔을 머리 방향의 지지대에 올리고 isocenter를 맞추기 위해 정중 시상면을 기준으로 좌우대칭을 확인하고 관상면 중앙을 기준으로 테이블 높낮이를 맞춘다. Landmark는 가슴의 칼돌기(xiphoid process) 높이에 맞추어 스캔 시작 부위가 되도록 설정한다. 그리고 scout 촬영을 들숨 후 가로막(diaphragm)과 두덩결합(pubic symphysis)이 포함되도록 frontal projection으로 스캔하며 필요에 따라 lateral projection도 시행한다.

④ 스캔은 가로막(diaphragm)과 두덩결합(pubic symphysis)까지 전체 복부가 포함되도록 검사 범위를 설정하고 검사 중 움직이지 않고 호흡은 최대 들숨 후 참을 수 있도록 설명한다. 검사 방향은 일반적으로 가로막에서 두덩결합 방향으로 스캔한다.

조영제 조영제 주입은 3 cc/sec, 약 150 cc의 양을 주입하고, 덩어리 추적법(bolus tracking method) 후 동맥기(arterial phase)와 문맥기(portal phase)를 스캔한다.

검사는 보통 조영제 주입 전과 후를 시행하지만 추적(follow-up) 검사 환자의 경우 선량을 고려하여 post-contrast만 시행하는 경우도 있다. 또한, 출혈이 의심될 때는 동맥기(arterial phase) 검사를 포함하여 시행하는 등 검사 방법은 다양하기 때문에 임상소견과 병원 검사 프로토콜을 고려하여 조영 전 검사, 동맥기(arterial phase), 문맥기(portal phase), 지연기(delay phase) 등을 선택적으로 시행해야 한다. 스캔 시 일반적으로 적용하는 알고리즘은 표준 알고리즘(standard algorithm)이며 목적에 따라 이를 기준으로 최근 세분화된 알고리즘을 선택적으로 적용하면 보다 우수한 영상을 구현할 수 있다.

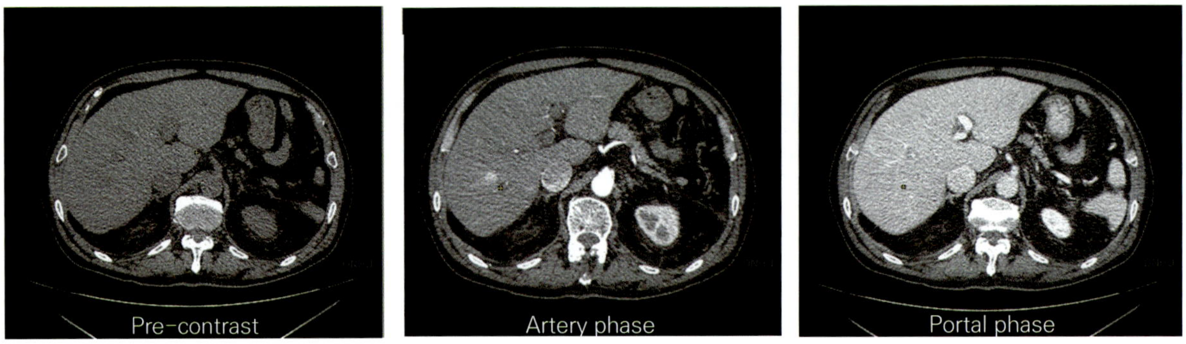

그림 2-52 | Abdomen and Pelvis CT 영상

(3) Scan parameters

Patient Position (Orientation)	Supine & Feet or Head first		
Prescan	kVp	120	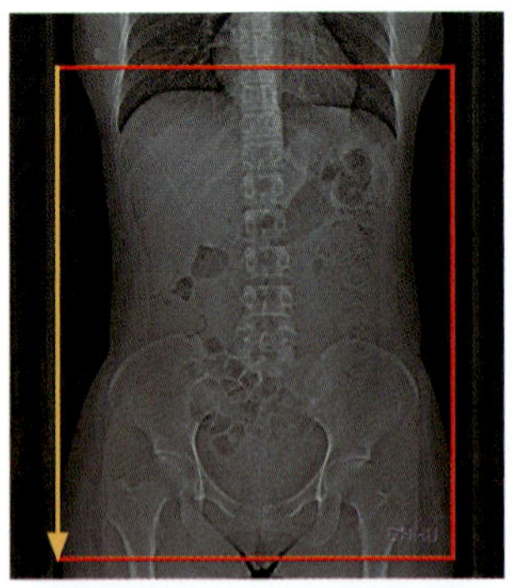 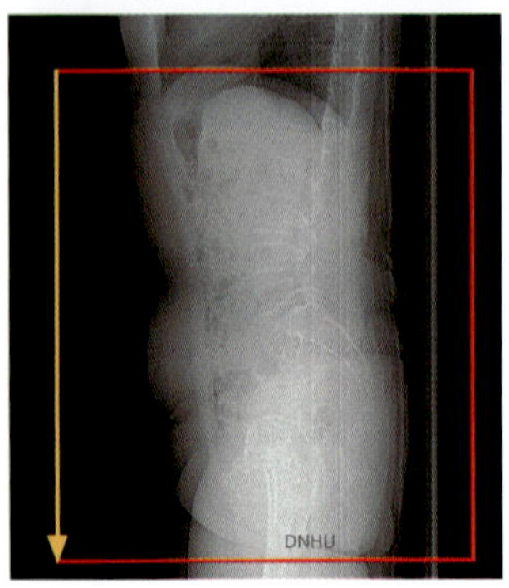
	mA	20	
	Tube position(Scout plan)	AP, Lateral	
	Length(mm)	512~600	
	kVp	100	
	mA	100~450	
	rotation time(s)	0.5~0.6	
	Eff. mAs	150~210	
	Dose modulation	kV, mA modulation	
	Scan type	Helical	
	Algorithm	Standard	
	Window W/L	300~400/30~40	
	DFOV(mm)	300~350	
	Direction	Cranial-caudo	
	Slice Thickness / Increment(mm)	3~5/3~5	
	Pitch Speed(mm/rot)	0.6~1	

Flow rate : Total		3ml/s : 120~150ml	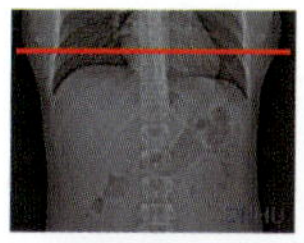 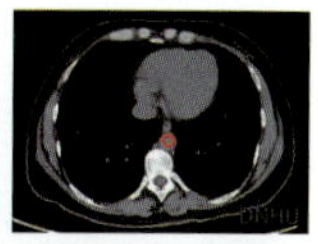
Bolus Tracking	ROI	Desending Aorta	
	Auto trigger level	Diaphragm	
Artery	Delay time	25sec	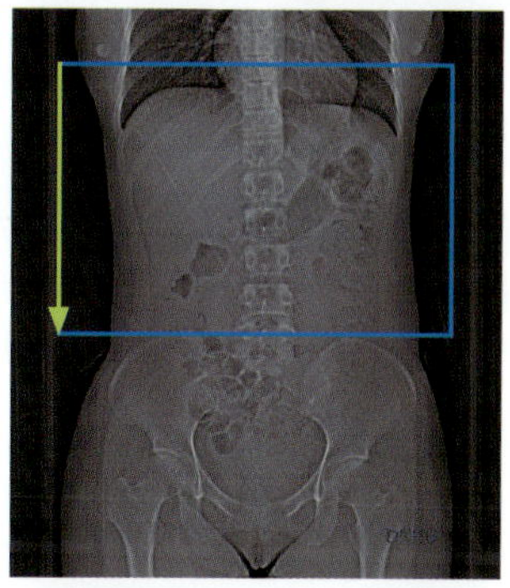 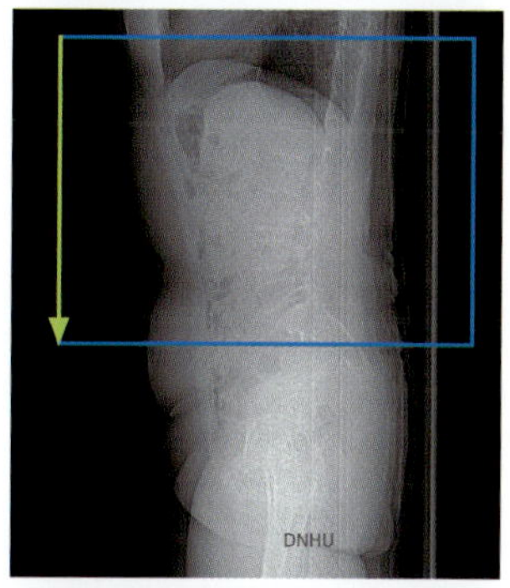
	kVp	120	
	mA	100~350	
	rotation time(s)	0.5~1.0	
	Eff. mAs	160~315	
	Dose modulation	kV, mA modulation	
	Scan type	Helical	
	Algorithm	Standard	
	Window W/L	300~400/30~40	
	DFOV(mm)	300~350	
	Direction	Cranial-caudo	
	Pitch Speed(mm/rot)	0.6~1	
	Slice Thickness / Increment(mm)	3~5/3~5	
Portal	Delay time	55sec	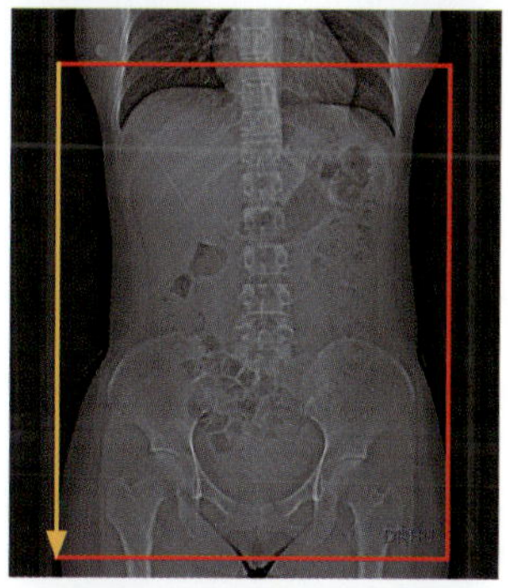 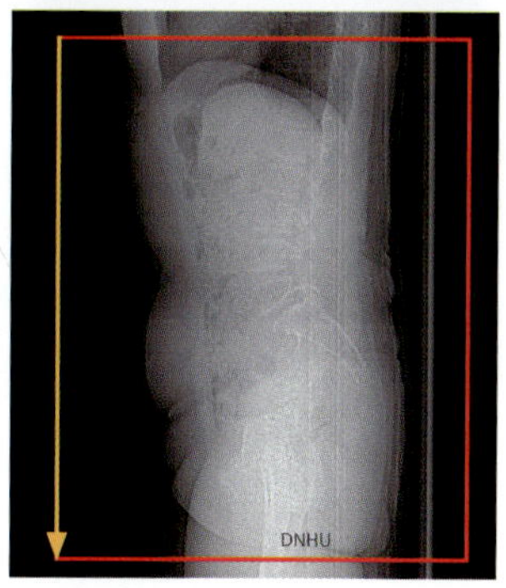
	kVp	120	
	mA	100~350	
	rotation time(s)	0.5~1.0	
	Eff. mAs	160~315	
	Dose modulation	kV, mA modulation	
	Scan type	Helical	
	Algorithm	Standard	
	Window W/L	300~400/30~40	
	DFOV(mm)	300~350	
	Direction	Cranial-caudo	
	Pitch Speed(mm/rot)	0.6~1	
	Slice Thickness / Increment(mm)	3~5/3~5	

(4) 영상 재구성

스캔 후 획득한 얇은 단면두께의 영상 또는 볼륨 데이터를 이용하여 coronal, sagittal plane 등의 MPR 영상으로 재구성하여 전송한다.

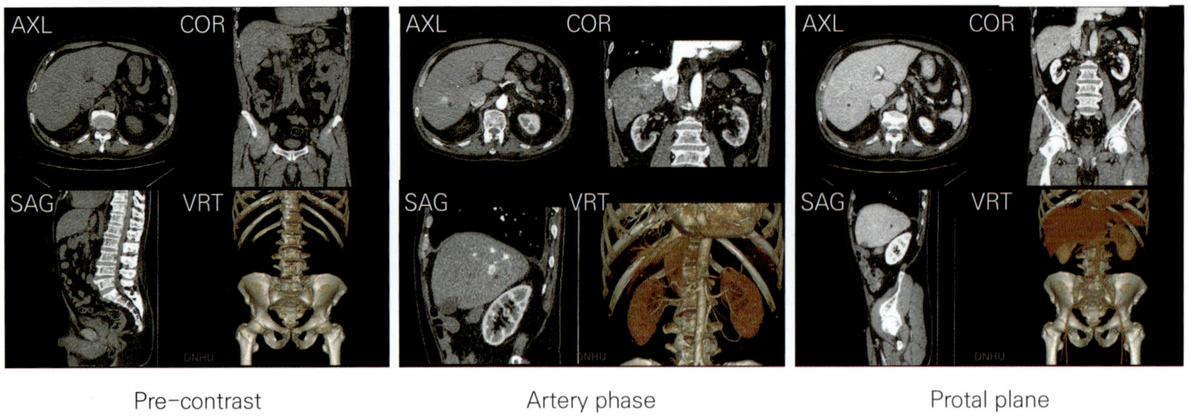

그림 2-53 | Abdomen and Pelvis CT 재구성 영상

(5) 영상창 설정(Window setting)

표 2-12 | Window setting

	Window Width (W.W)	Window Level (W.L)
복부 설정	400	40

2) Liver CT

(1) 검사 목적

간종양의 악성(malignant) 양성(benign) 감별, 간세포암(HCC), 혈관종(hemangioma), 간농양(liver Abscess), 낭종(cyst), 간염(hepatitis), 간경화(liver cirrhosis), 간 이식(liver transplantation), 지방간(fatty liver), 간 내 실질성 및 종괴성 병변, 혈관 병변, 폐색성 황달(obstructive jaundice), 복수(ascites) 등 간 질환 및 구조적 변화 등을 평가하고 외부 손상의 감별 등이 일반적인 검사 목적이다.

(2) 검사 방법

① 일반적인 복부검사와 동일하게 상의와 하의를 탈의 후 환자복으로 환복한다. 후복부 주변의 액세서리를 제거하고, 임신 가능성을 확인한다. 조영제 사용하는 검사는 금식 여부 확인과 일반적으로 6시간 이상 금식을 시행하며 만일 복용하는 약이 있을 경우는 투약 후 검사를 시행한다(단, 금식은 환자의 상태와 병원 정책에 따라 상이함). 또한, 검사 전 500cc의 물을 먹이고 검사를 시행한다.

② 검사 전 GFR 검사 수치확인 후 정상범위에 해당하는 경우에만 검사를 시행해야 한다. 조영제 주입을 위해 18 guage needle을 권장하며 반드시 조영제 사용 동의서(permission consent form) 확인 후 검사를 시행한다.

③ 검사 테이블에 바로누운 자세(supine position), feet first 또는 head first로 위치시키고 양팔을 머리 방향의 지지대에 올리고 isocenter를 맞추기 위해 정중 시상면을 기준으로 좌우대칭을 확인하고 관상면 중앙을 기준으로 테이블 높낮이를 맞춘다. Landmark는 가슴의 칼돌기(xiphoid process) 높이에 맞추어 스캔 시작 부위가 되도록 설정한다. 그리고 scout 촬영을 들숨 후 가로막(diaphragm)과 두덩결합(pubic symphysis)가 포함되도록 frontal projection으로 스캔하며 필요에 따라 lateral projection도 시행한다.

④ 검사는 동맥기, 문맥기, 지연기 3 phase를 일반적으로 시행하며 필요에 따라 조영제 주입 전 검사를 시행한다. 동맥기는 가로막이 포함된 간의 위 가장자리(superior margin)부터 콩팥의 위 가장자리까지 포함되도록 스캔하고, 문맥기는 가로막이 포함된 영역부터 두덩결합까지 스캔하며, 지연기는 간 전체가 충분히 포함되도록 검사 영역을(동맥상과 동일하게) 설정하여 검사한다. 검사 중 움직이지 않고 호흡은 최대 들숨 후 참을 수 있도록 설명한다.

조영제 조영제 주입은 3cc/sec, 약 150cc의 양을 주입하고, 덩어리 추적법(bolus tracking) 후 동맥기와 문맥기 그리고 지연기를 스캔한다. 일반적으로 표준 알고리즘(standard algorithm)을 사용하게 된다.

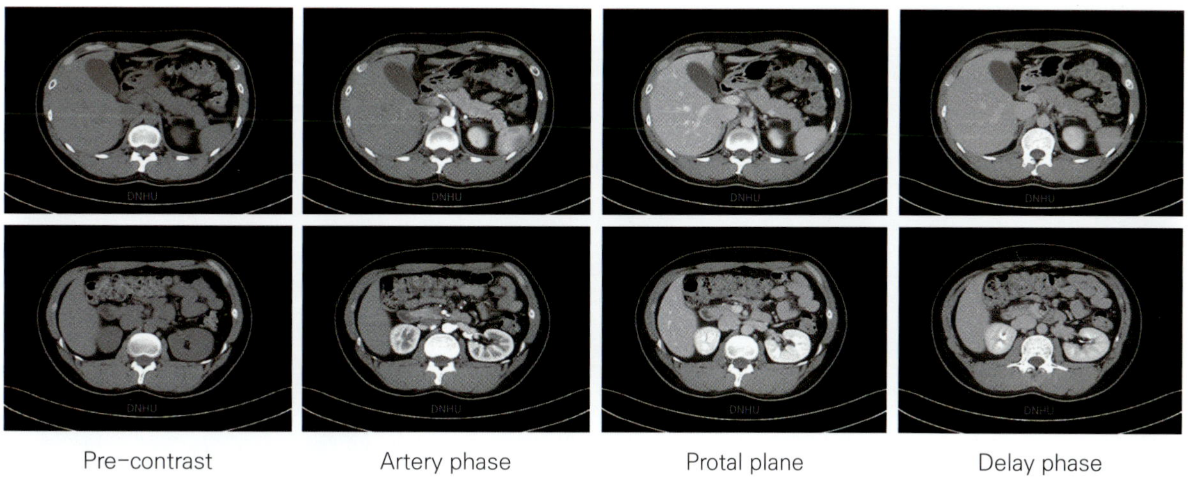

그림 2-54 | Liver CT 스캔 영상

(3) Scan parameters

Patient Position (Orientation)	Supine & Feet or Head first		
Prescan	kVp	120	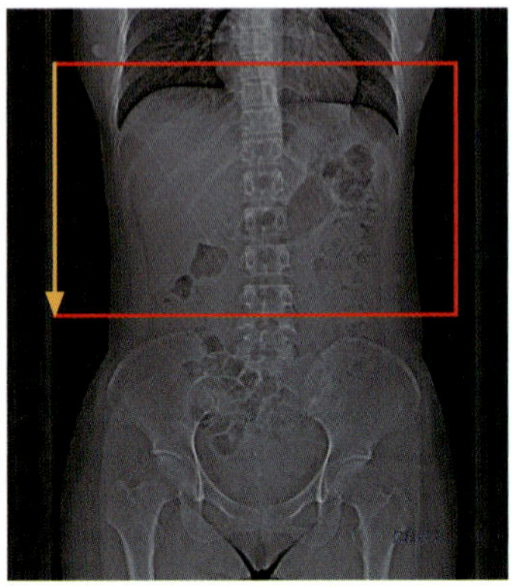
	mA	20	
	Tube position(Scout plan)	AP, Lateral	
	Length(mm)	512~600	
	kVp	100	
	mA	100~450	
	rotation time(s)	0.5~0.6	
	Eff. mAs	150~210	
	Dose modulation	kV, mA modulation	
	Scan type	Helical	
	Algorithm	Standard	
	Window W/L	300~400/30~40	
	DFOV(mm)	300~350	
	Direction	Cranial-caudo	
	Slice Thickness / Increment(mm)	3~5/3~5	
	Pitch Speed(mm/rot)	0.6~1	
Flow rate : Total		3ml/s : 120~150ml	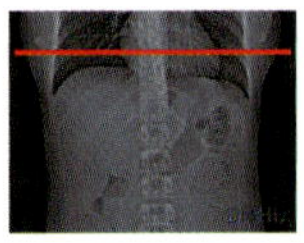 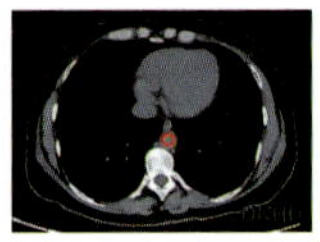
Bolus Tracking	ROI	Desending Aorta	
	Auto trigger level	Diaphragm	
① Artery ③ 3min Delay	Delay time	25sec	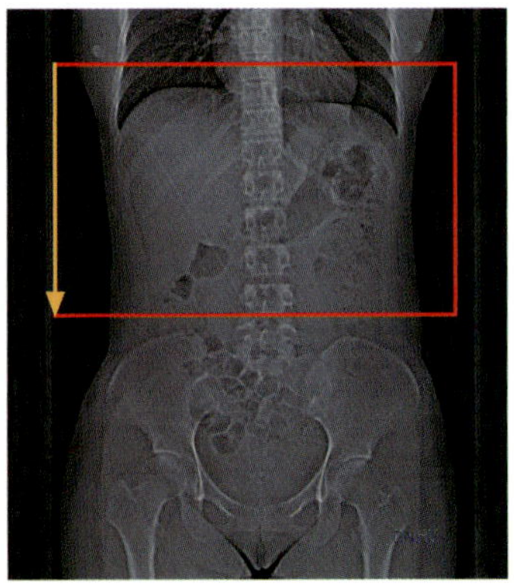
	kVp	120	
	mA	100~350	
	rotation time(s)	0.5~1.0	
	Eff. mAs	160~315	
	Dose modulation	kV, mA modulation	
	Scan type	Helical	
	Algorithm	Standard	
	Window W/L	230/40	
	DFOV(mm)	300~350	
	Direction	Cranial-caudo	
	Pitch Speed(mm/rot)	0.6~1	
	Slice Thickness / Increment(mm)	3~5/3~5	

② Portal	Delay time	55 sec
	kVp	120
	mA	100~350
	rotation time(s)	0.5~1.0
	Eff. mAs	160~315
	Dose modulation	kV, mA modulation
	Scan type	Helical
	Algorithm	Standard
	Window W/L	300~400/30~40
	DFOV(mm)	300~350
	Direction	Cranial-caudo
	Pitch Speed(mm/rot)	0.6~1
	Slice Thickness / Increment(mm)	3~5/3~5

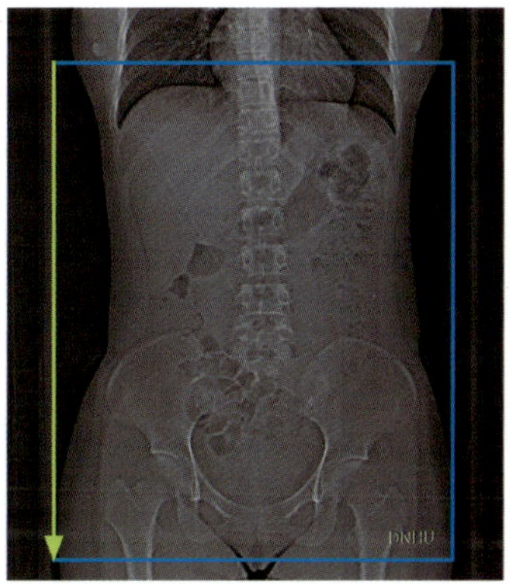

(4) 영상 재구성

스캔 후 획득한 얇은 단면두께의 영상 또는 볼륨 데이터를 이용하여 coronal plane 등의 MPR 영상으로 재구성하여 전송한다.

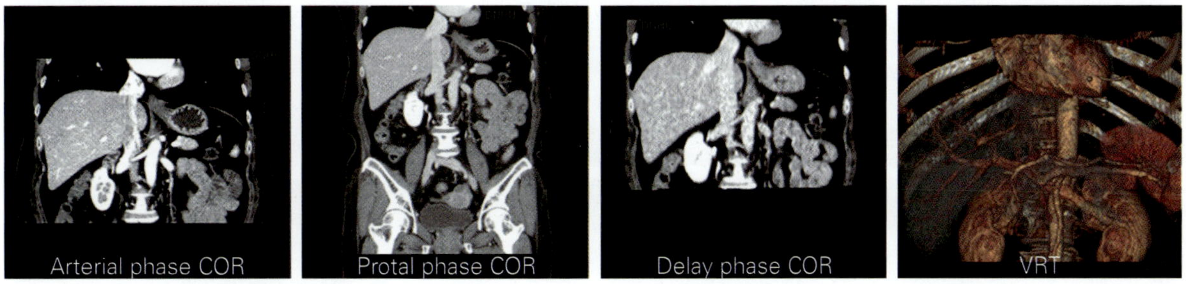

그림 2-55 | Liver CT 재구성 영상

(5) 영상창 설정(Window setting)

표 2-13 | Window setting

	Window Width (W.W)	Window Level (W.L)
간 설정	400~500	40~50

3) Kidney CT

(1) 검사 목적

콩팥의 종양 및 낭종 평가, 결석 진단, 염증 및 감염 진단, 콩팥 기능평가와 구조, 콩팥의 비정상적인 혈관 구조, 낭종, 림프절 등을 확인하는 데 적용된다. 또한, 지방에 둘러싸인 콩팥을 주변 장기와 중복 없이 구현할 수 있어 종양, 콩팥 세포암(RCC, renal cell carcinoma), 전이성 림프종, 염증, 혈관근지방종 등의 콩팥질환 진단 및 추적 검사 등이 목적이다.

(2) 검사 방법

① 일반적인 복부검사와 동일하게 상의와 하의를 탈의 후 환자복으로 환복한다. 복부 주변의 액세서리를 제거하고, 임신 가능성을 확인한다. 조영제 사용하는 검사는 금식 여부 확인과 일반적으로 6시간 이상 금식을 시행하며 만일 복용하는 약이 있을 경우는 투약 후 검사를 시행한다(단, 금식은 환자의 상태와 병원 정책에 따라 상이함). 또한, 검사 전 500 cc의 물을 먹이고 검사를 시행한다.

② 검사 전 GFR 검사 수치확인 후 정상범위에 해당하는 경우에만 검사를 시행해야 한다. 조영제 주입을 위해 18 guage needle을 권장하며 반드시 조영제 사용 동의서(permission consent form) 확인 후 검사를 시행한다.

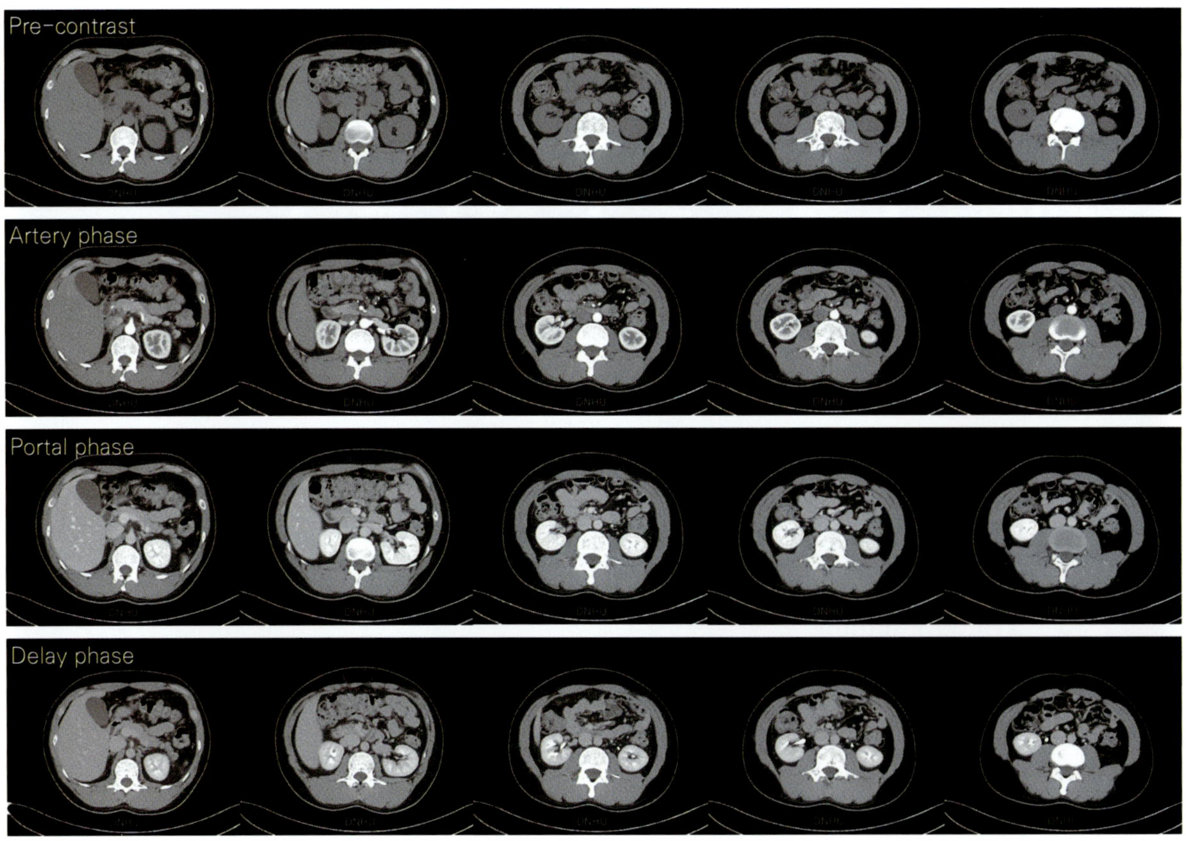

그림 2-56 | Kidney CT 스캔 영상

③ 검사 테이블에 바로누운 자세(supine position), feet first 또는 head first로 위치시키고 양팔을 머리 방향의 지지대에 올리고 isocenter를 맞추기 위해 정중 시상면을 기준으로 좌우대칭을 확인하고 관상면 중앙을 기준으로 테이블 높낮이를 맞춘다. Landmark는 가슴의 칼돌기(xiphoid process) 높이에 맞추어 스캔 시작 부위가 되도록 설정한다. 그리고 scout 촬영은 들숨 후 가로막(diaphragm)과 두덩결합(pubic symphysis)이 포함되도록 frontal projection으로 스캔하며 필요에 따라 lateral projection도 시행한다.

④ 스캔 시 조영제 주입 전과 동맥상의 경우 가로막(diaphragm)부터 콩팥 전체를 포함하고, 정맥상과 지연상은 가로막부터 두덩결합(pubic symphysis)이 포함되도록 검사 영역을 설정하여 검사한다. 검사 중에 움직이지 않도록 안내하고 호흡은 최대 들숨 후 참을 수 있도록 설명하고 머리에서 다리 방향으로 2~3 phase를 스캔한다. 일반적으로 표준 알고리즘(standard algorithm)을 사용하게 된다.

(3) Scan parameters

Patient Position (Orientation)	Supine & Feet or Head first		
Prescan	kVp	120	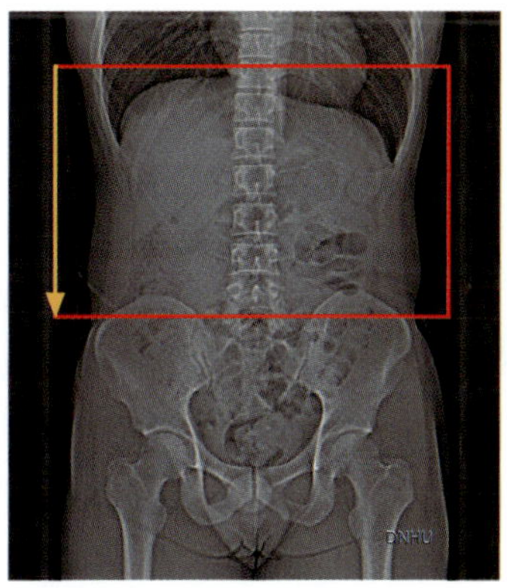
	mA	20	
	Tube position(Scout plan)	AP, Lateral	
	Length(mm)	512~600	
	kVp	120	
	mA	100~450	
	rotation time(s)	0.5~0.6	
	Eff. mAs	150~210	
	Dose modulation	kV, mA modulation	
	Scan type	Helical	
	Algorithm	Standard	
	Window W/L	300~400/30~40	
	DFOV(mm)	300~350	
	Direction	Cranial-caudo	
	Slice Thickness / Increment(mm)	3~5/3~5	
	Pitch Speed(mm/rot)	0.6~1	
Flow rate : Total		3 ml/s : 120~150 ml	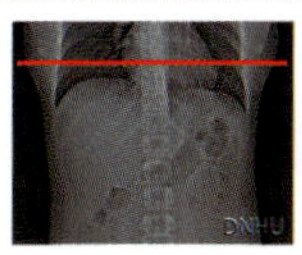 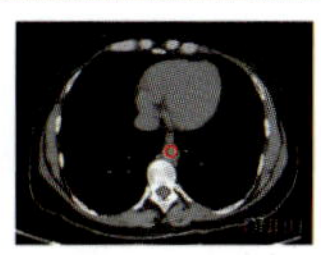
Bolus Tracking	ROI	Desending Aorta	
	Auto trigger level	Diaphragm	

① Artery	Delay time	25 sec	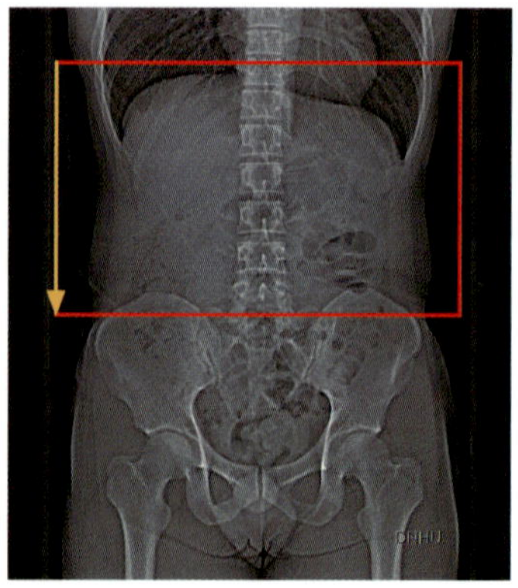
	kVp	120	
	mA	100~450	
	rotation time(s)	0.5~1.0	
	Eff. mAs	150~210	
	Dose modulation	kV, mA modulation	
	Scan type	Helical	
	Algorithm	Standard	
	Window W/L	300~400 / 30~40	
	DFOV(mm)	300~350	
	Direction	Cranial-caudo	
	Pitch Speed(mm/rot)	0.6~1	
	Slice Thickness / Increment(mm)	3~5/3~5	
② Portal ③ 4~5min Delay	Delay time	② 55 / ③ 240 sec	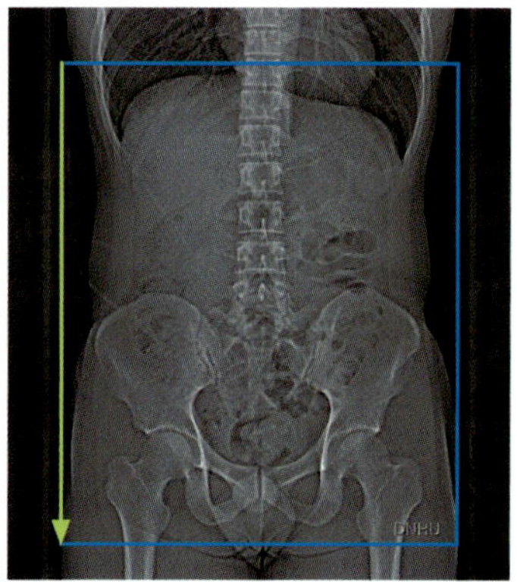
	kVp	120	
	mA	100~450	
	rotation time(s)	0.5~1.0	
	Eff. mAs	150~210	
	Dose modulation	kV, mA modulation	
	Scan type	Helical	
	Algorithm	Standard	
	Window W/L	300~400/30~40	
	DFOV(mm)	300~350	
	Direction	Cranial-caudo	
	Pitch Speed(mm/rot)	0.6~1	
	Slice Thickness / Increment(mm)	3~5/3~5	

(4) 영상 재구성

스캔 후 획득한 얇은 단면두께의 영상 또는 볼륨 데이터를 이용하여 coronal plane 등의 MPR 영상으로 재구성하여 전송한다.

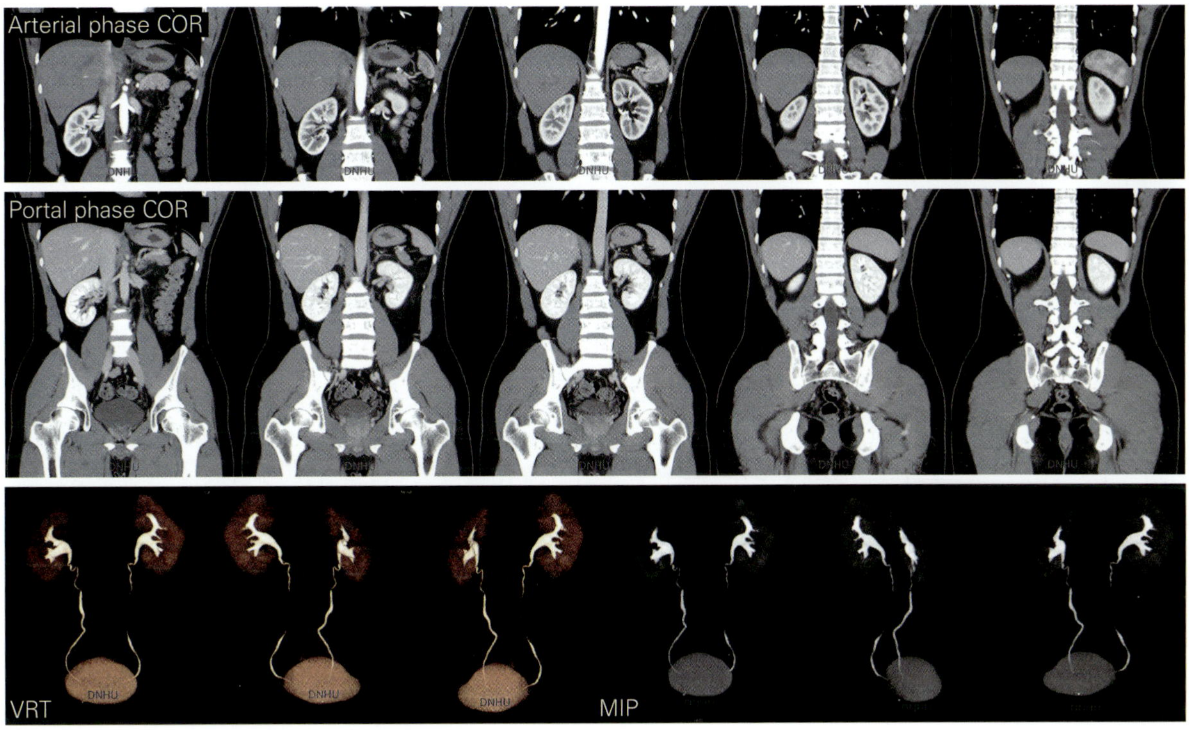

그림 2-57 | Kidney CT 재구성 영상

4) Abdomen angio CT

(1) 검사 목적

복부 내 주요 혈관을 상세하게 시각화여 진단하고, 혈관과 주변 장기와의 관계를 확인하기 위해 시행한다. 관련 복부 동맥 질환으로 대동맥류(복부 대동맥의 비정상적인 확장), 복부 동맥 폐쇄, 복부 동맥과 정맥 혈관의 형태, 혈관 내 혈전으로 인한 협착과 폐쇄를 확인하여 복부 혈관의 흐름을 평가한다. 그 외 장내 출혈, 자궁내출혈, 혈변배설 원인 등을 진단하기 위해 시행한다.

(2) 검사 방법

① 일반적인 복부검사와 동일하게 상의와 하의를 탈의 후 환자복으로 환복한다. 복부 주변의 액세서리를 제거하고, 임신 가능성을 확인한다. 조영제 사용하는 검사는 금식 여부 확인과 일반적으로 6시간 이상 금식을 시행하며 만일 복용하는 약이 있을 경우는 투약 후 검사를 시행한다(단, 금식은 환자의 상태와 병원 정책에 따라 상이함).

② 검사 전 GFR 검사 수치확인 후 정상범위에 해당하는 경우에만 검사를 시행해야 한다. 조영제 주입을 위해 18 guage needle을 권장하며 반드시 조영제 사용 동의서(permission consent form) 확인 후 검사를 시행한다.

③ 검사 테이블에 바로누운 자세(supine position), feet first 또는 head first로 위치시키고 양팔을 머리 방향의 지지대에 올리고 isocenter를 맞추기 위해 정중 시상면을 기준으로 좌우대칭을 확인하고 관상면 중앙을 기준으로 테이블 높낮이를 맞춘다. Landmark는 가슴의 칼돌기(xiphoid process) 높이에 맞추어 스캔 시작 부위가 되도록 설정한다. 그리고 scout 촬영은 들숨 후 가로막(diaphragm)과 두덩결합(pubic symphysis)이 포함되도록 frontal projection으로 스캔하며 필요에 따라 lateral projection도 시행한다.

④ 스캔은 가로막(diaphragm)부터 가로막부터 두덩결합(pubic symphysis)이 포함되도록 검사 영역을 설정하여 검사한다. 검사 중에 움직이지 않도록 안내하고 호흡은 최대 들숨 후 참을 수 있도록 설명하고 머리에서 다리 방향으로 스캔한다. 조영제 사용 검사의 경우 약 4cc/sec, 조영제는 약 120~150cc를 주입하고, 동맥상의 경우 40초 전후에 스캔하고, 문맥상도 스캔하며 임상소견에 따라 지연상 등의 검사도 추가로 시행할 수도 있다. 일반적으로 표준 알고리즘(standard algorithm)을 사용하게 되며 3D 작업을 위해 추가로 soft algorithm을 적용하여 재구성한다.

(3) Scan parameters

Patient Position (Orientation)	Supine & Feet or Head first		
Prescan	kVp	120	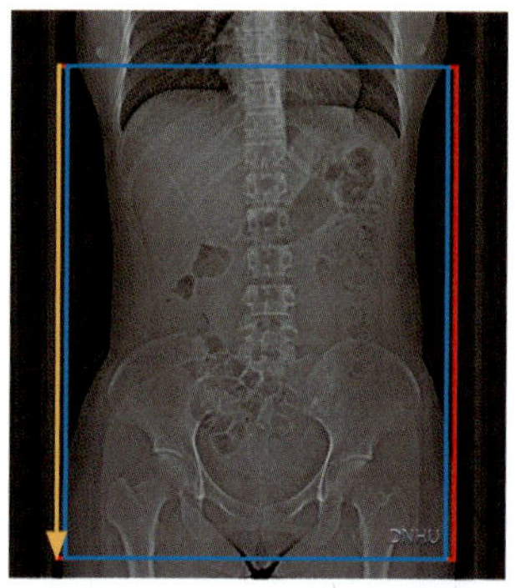 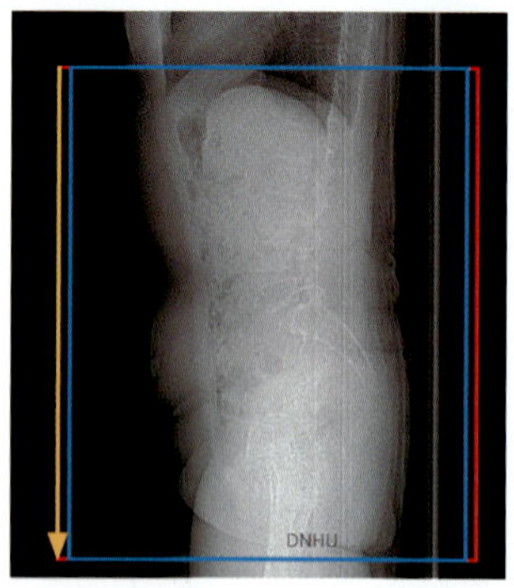
	mA	20	
	Tube position(Scout plan)	AP, Lateral	
	Length(mm)	512~600	
	kVp	100	
	mA	100~400	
	rotation time(s)	0.5	
	Eff. mAs	140~210	
	Dose modulation	kV, mA modulation	
	Scan type	Helical	
	Algorithm	Standard	
	Window W/L	300~400/30~40	
	DFOV(mm)	300~350	
	Direction	Cranial-caudo	
	Slice Thickness / Increment(mm)	3/3	
	Pitch Speed(mm/rot)	1	
Flow rate : Total		4ml/s : 120~150ml	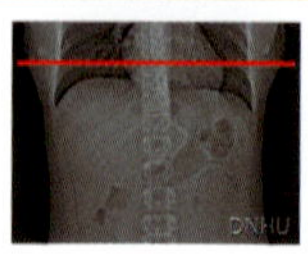 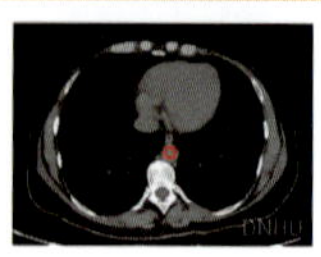
Bolus Tracking	ROI	Desending Aorta	
	Auto trigger level	Diaphragm	

Artery	Delay time	10 sec	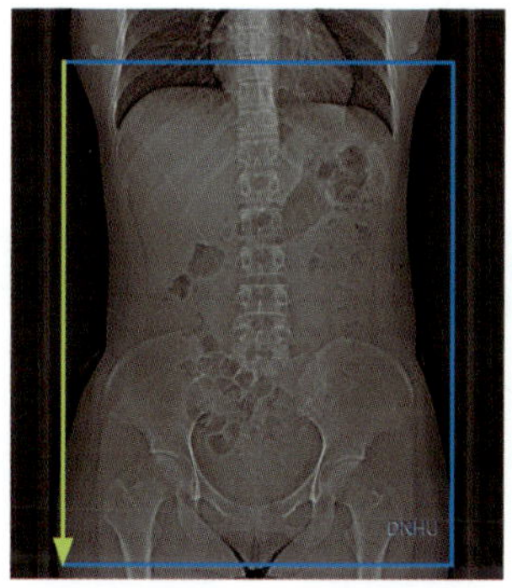
	kVp	120	
	mA	100~400	
	rotation time(s)	0.5	
	Eff. mAs	140~210	
	Dose modulation	kV, mA modulation	
	Scan type	Helical	
	Algorithm	Standard	
	Window W/L	300~400/30~40	
	DFOV(mm)	300~350	
	Direction	Cranial-caudo	
	Pitch Speed(mm/rot)	1	
	Slice Thickness / Increment(mm)	3/3	
Portal	Delay time	95 sec	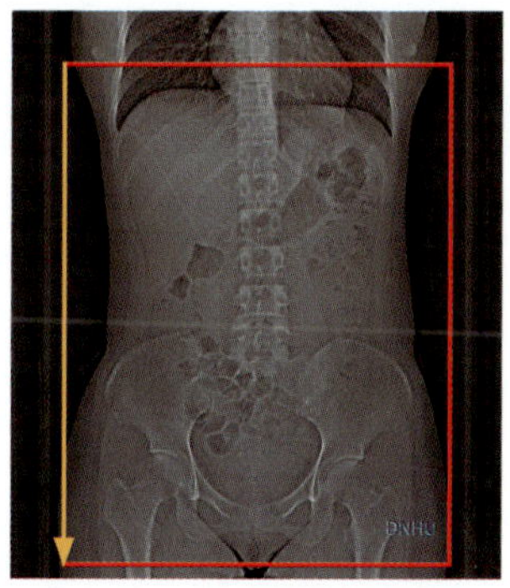
	kVp	120	
	mA	100~400	
	rotation time(s)	0.5	
	Eff. mAs	140~210	
	Dose modulation	kV, mA modulation	
	Scan type	Helical	
	Algorithm	Standard	
	Window W/L	300~400/30~40	
	DFOV(mm)	300~350	
	Direction	Cranial-caudo	
	Pitch Speed(mm/rot)	1	
	Slice Thickness / Increment(mm)	3/3	

(4) 영상 재구성

스캔 후 획득한 얇은 단면두께의 영상 또는 볼륨 데이터를 이용하여 MIP thick axial, coronal, sagittal, MPR, MIP, VRT 영상 등으로 재구성하여 전송한다.

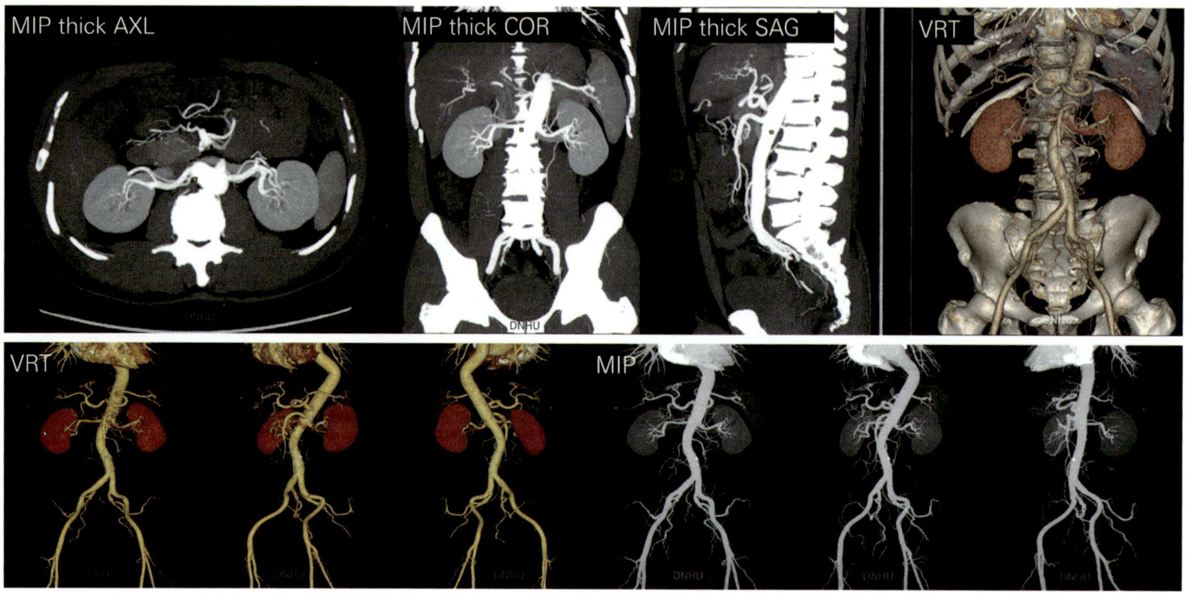

그림 2-58 | Abdomen angio CT 재구성 영상

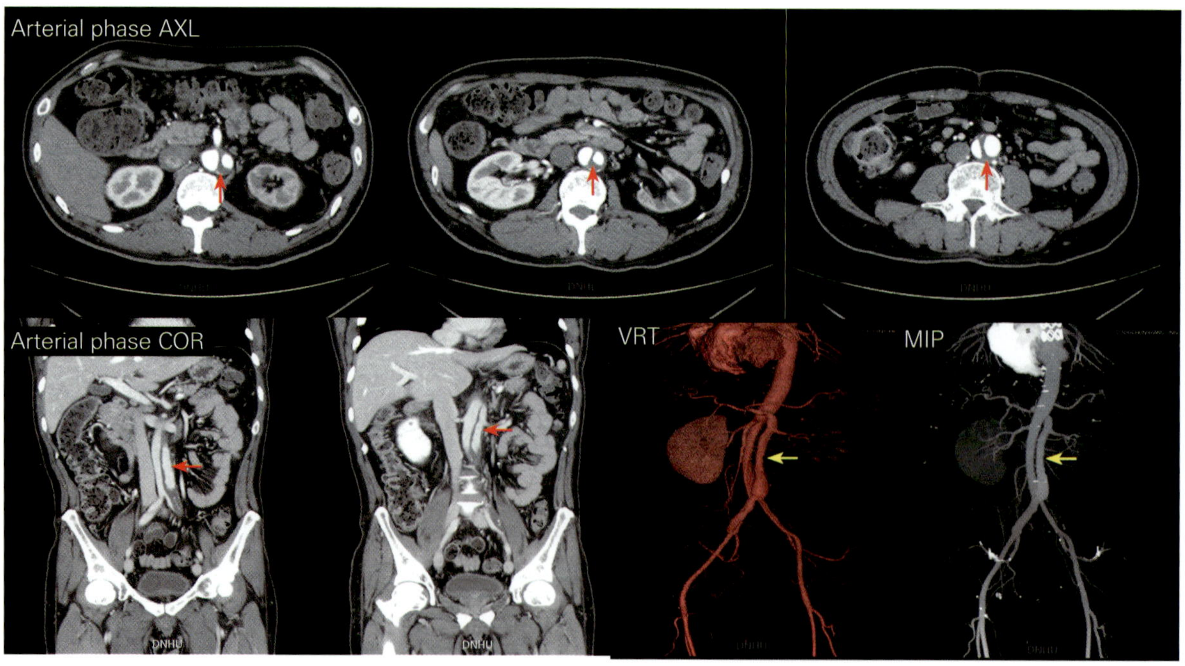

그림 2-59 | 대동맥 박리(aortic dissection) 영상

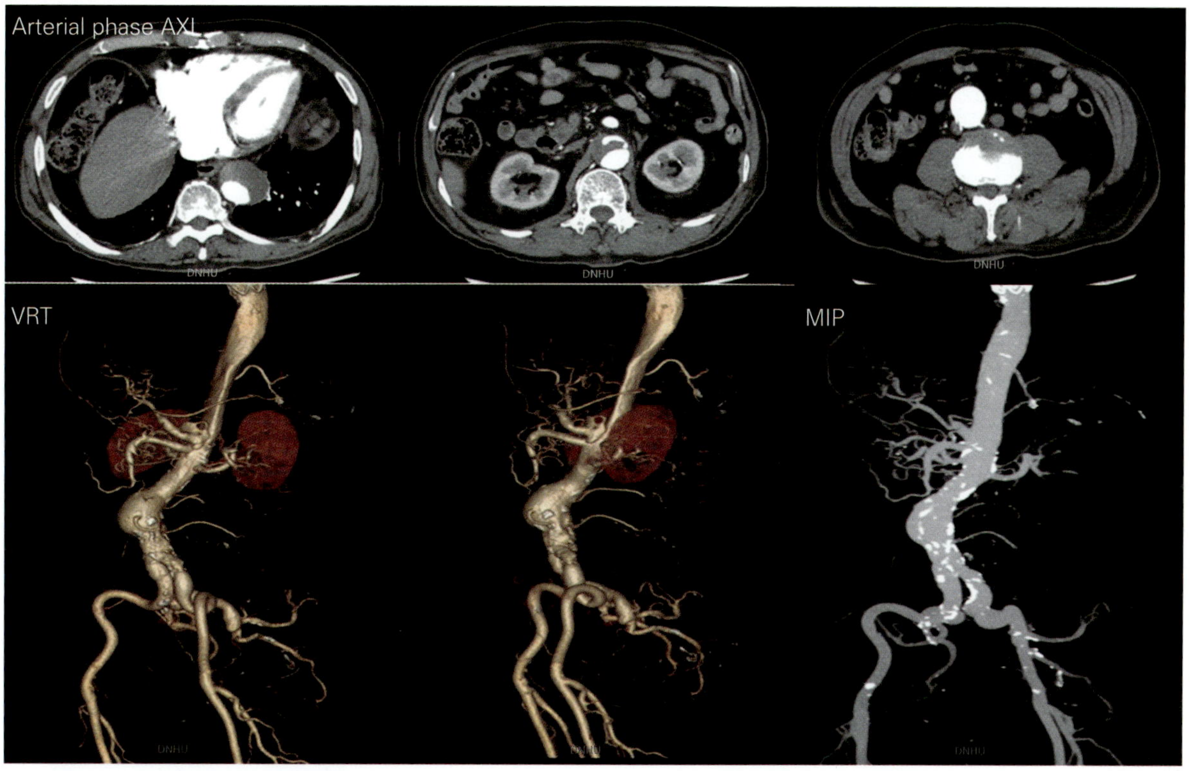

그림 2-60 | 대동맥 박리와 대동맥 자루(aortic dissection and aneurysm) 영상

5) Fat CT

(1) 검사 목적

체지방 측정 CT(fat check CT)는 보통 복부와 넙다리를 대상으로 체지방 분포를 측정한다. 복부의 체지방 측정을 가장 많이 시행하고 있으며 복부의 내장지방(Visceral adipose tissue)과 피하지방(Subcutaneous adipose tissue)을 측정하여 비만 문제를 평가하고 내분비 질환 환자의 복부 지방 분포를 분석하는데 이용한다. 지방의 CT number를 이용하여 정량화를 통해 계수화하여 체지방 분석과 내분비계 호르몬 이상에 의한 비만도 측정하고 면적을 각각 측정하여 비만도 계산한다.

(2) 검사 방법

① 일반적인 복부검사와 동일하게 상의와 하의를 탈의 후 환자복으로 환복한다. 복부 주변의 액세서리를 제거하고, 임신 가능성을 확인한다.

② 검사 테이블에 바로누운 자세(supine position), feet first 또는 head first로 위치시키고 양팔을 머리 방향의 지지대에 올리고 isocenter를 맞추기 위해 정중 시상면을 기준으로 좌우대칭을 확인하고 관상면 중앙을 기준으로 테이블 높낮이를 맞춘다. Landmark는 가슴의 칼돌기(xiphoid process) 높이에 맞추어 스캔 시작 부위가 되도록 설정한다. 그리고 scout 촬영은 들숨 후 가로막(diaphragm)과 두덩결합(pubic symphysis)이 포함되도록 frontal projection으로 스캔하며 필요에 따라 lateral projection도 시행한다.

③ 스캔은 배꼽을 중심으로 위아래 부분을 포함되도록 검사범위를 설정하고, DFOV는 피부 전체가 포함될 수 있도록 설정한다. 검사 중에 움직이지 않도록 안내하고 호흡은 최대 들숨 후 참을 수 있도록 설명하고 머리에서 다리 방향으로 스캔한다. 일반적으로 표준 알고리즘(standard algorithm)을 적용한다.

④ 스캔 데이터를 이용하여 후처리를 시행하며 복부지방 분석의 경우 복부 근육(muscle)의 가상 중심선을 따라 복부 전체 둘레를 그려준 후 히스토그램 그래프 기능에서 CT Number를 약 -150~-50 HU(지방의 CT Number)으로 설정하면, 지방의 CT Number에 해당하는 화소(pixel)가 선택되어 색이 입혀(color mapping)진다. 이와 같은 방법으로 내장지방(Visceral adipose tissue)과 피하지방(Subcutaneous adipose tissue)을 구분하여 영상을 분석한다.

(3) Scan parameters

Patient Position (Orientation)	Supine & Feet or Head first		
Prescan	kVp	120	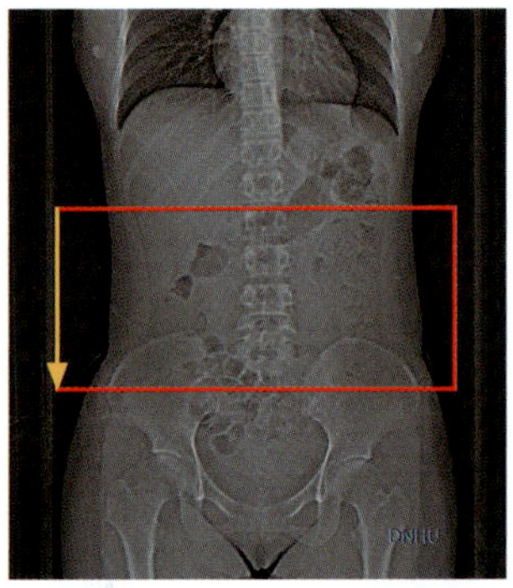 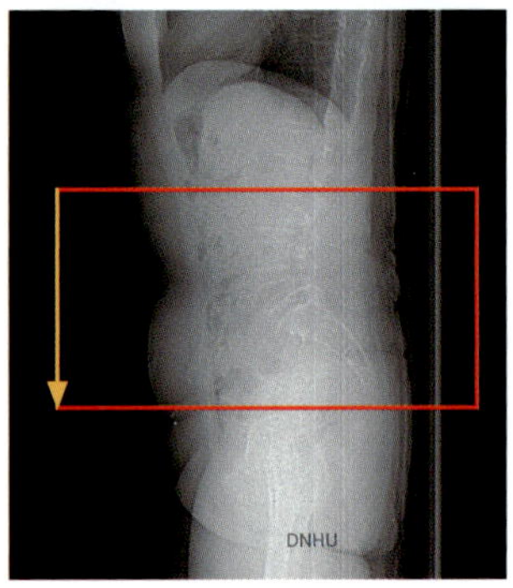
	mA	20	
	Tube position(Scout plan)	AP, Lateral	
	Length(mm)	512~600	
	kVp	100	
	mA	100~450	
	rotation time(s)	0.5~0.6	
	Eff. mAs	150~210	
	Dose modulation	kV, mA modulation	
	Scan type	Helical	
	Algorithm	Standard	
	Window W/L	300~400/30~40	
	DFOV(mm)	350~400	
	Direction	Cranial-caudo	
	Slice Thickness / Increment(mm)	3~5/3~5	
	Pitch Speed(mm/rot)	0.6~1	

(4) 영상 재구성

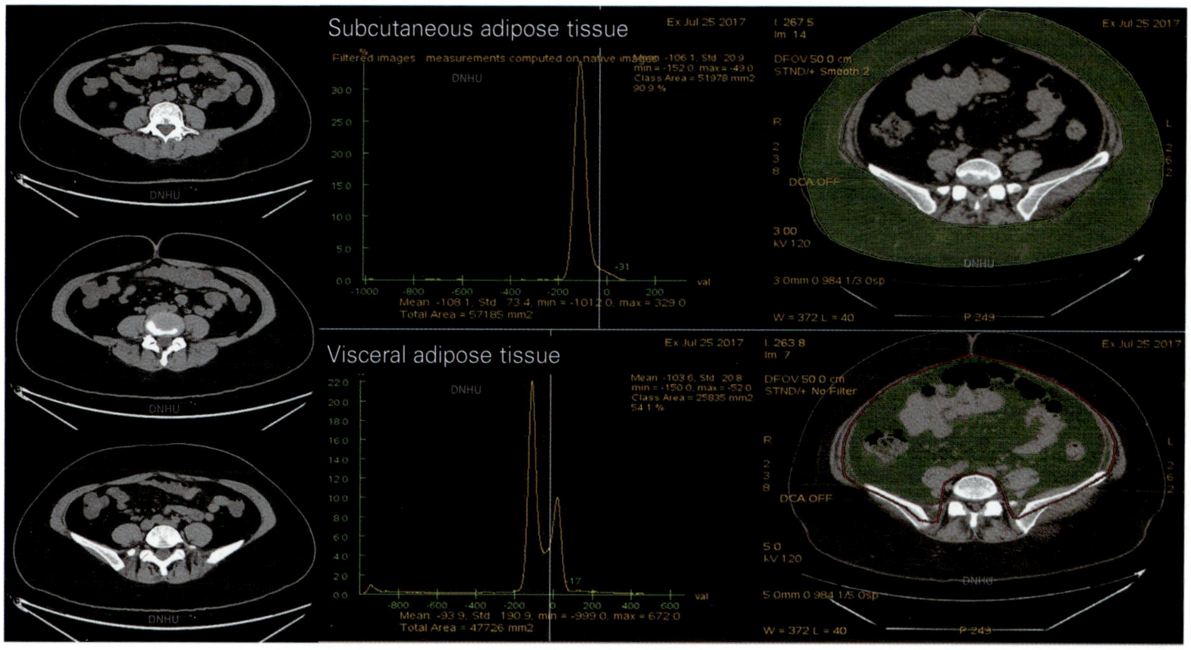

그림 2-61 | Fat CT 영상 분석

6) Virtual endoscopy CT(가상내시경 CT)

(1) 검사 목적

비침습적 검사로 스캔 데이터를 이용하여 영상 재구성을 통해 위·큰창자의 종양 형태와 위치 그리고 크기의 평가를 목적으로 시행한다. CT 가상내시경 검사는 비침습적이고 안정적인 방법으로 위장, 큰창자 등의 복잡한 해부학적 구조를 다양한 각도에서 관찰하여 진단할 수 있다. 또한, 검사 시간이 짧고 한 번의 검사로 추가적인 질환을 발견할 수 있고, fly through, fly around 기능으로 장의 내부구조와 외부윤곽을 관찰할 수 있는 것이 특징이다. 하지만 환자의 협조가 필요하며 병변 발견 시 즉각적인 생체 조직 검사(biopsy)가 어렵다.

(2) 검사 방법

① 상의와 하의를 탈의 후 환자복으로 환복한다. 복부 주변의 액세서리를 제거하고, 임신 가능성을 확인한다. 조영제 사용하는 검사는 금식 여부 확인과 일반적으로 6시간 이상 금식을 시행하며 만일 복용하는 약이 있을 경우는 투약 후 검사를 시행한다(단, 금식은 환자의 상태와 병원 정책에 따라 상이함). 또한, 위장(stomach)의 경우 검사 직전 소량의 물과 발포제를 복용하여 위를 충분히 팽창시켜야 하며, 큰창자의 경우 항문을 통하여 충분한 양의 공기를 주입한 후에 스캔을 시행한다. 혈관 검사를 위해서는 조영제를 주입하여 목적 부위를 최대로 조영증강시켜야 하며 금식을 시행한다.

② 검사 전 GFR 검사 수치확인 후 정상범위에 해당하는 경우에만 검사를 시행해야 한다. 조영제 주입을 위해 18 guage needle을 권장하며 반드시 조영제 사용 동의서(permission consent form) 확인 후 검사를 시행한다.

③ 검사 테이블에 바로누운 자세(supine position), feet first 또는 head first로 위치시키고 양팔을 머리 방향의 지지대에 올리고 isocenter를 맞추기 위해 정중 시상면을 기준으로 좌우대칭을 확인하고 관상면 중앙을 기준으로 테이블 높낮이를 맞춘다. Landmark는 가슴의 칼돌기(xiphoid process) 높이에 맞추어 스캔 시작 부위가 되도록 설정한다. 그리고 scout 촬영을 들숨 후 가로막(diaphragm)과 두덩결합(pubic symphysis)이 포함되도록 frontal projection으로 스캔하며 필요에 따라 lateral projection도 시행한다.

④ 대장내시경의 경우 항문에 기체 주입을 위한 연결 튜브를 삽입 후 enema tip 끝 풍선을 확장하여 빠지지 않도록 유지한다. 그리고 CO_2 Insufflator를 통해 기체를 주입하여 큰창자를 팽창시킨다. 스캔은 가로막(diaphragm)과 두덩결합(pubic symphysis)까지 전체 복부가 포함되도록 검사 범위를 설정하고 검사 중 움직이지 않고 호흡은 최대 들숨 후 참을 수 있도록 설명한다. 검사 방향은 일반적으로 가로막에서 두덩결합 방향으로 스캔한다. 위장의 경우 스캔 시 점막 주름(mucosal fold)을 펴서 관찰하기 위해 발포제를 먹이고 검사를 시행한다. 조영제 주입은 3 cc/sec, 약 120~150 cc의 양을 주입하고 덩어리 추적법(bolus tracking method)을 적용하며 우선, 엎드린 자세(prone position)에서 조영 전 검사를 하고, 바로누운 자세(supine position)에서 문맥기(portal phase)를 스캔한다. 일반적으로 표준 알고리즘(standard algorithm)을 적용하며 3D 작업(virtual endoscopy 3D reformation)을 위해 추가로 soft algorithm을 재구성한다.

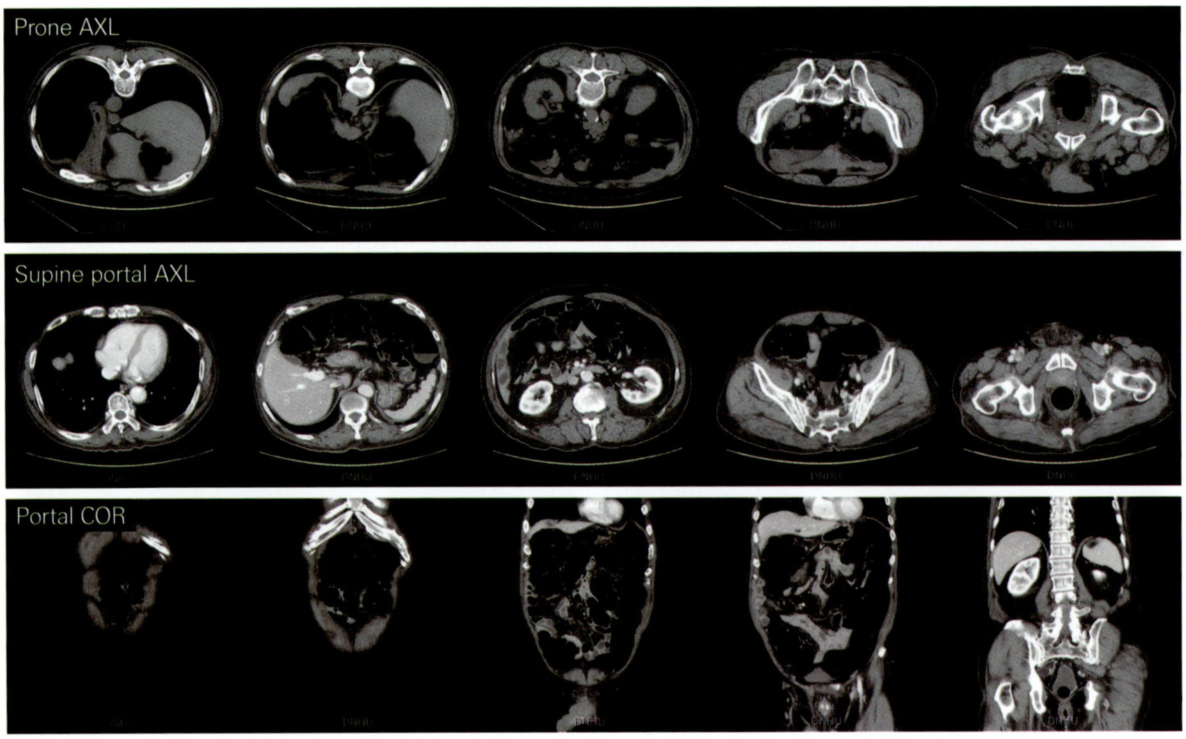

그림 2-62 | Virtual endoscopy CT 스캔 영상

(3) Scan parameters

Patient Position (Orientation)	Prone & Feet or Head first		
Supine : Prescan	kVp	120	
	mA	20	
	Tube position(Scout plan)	AP, Lateral	
	Length(mm)	512~600	
	kVp	100	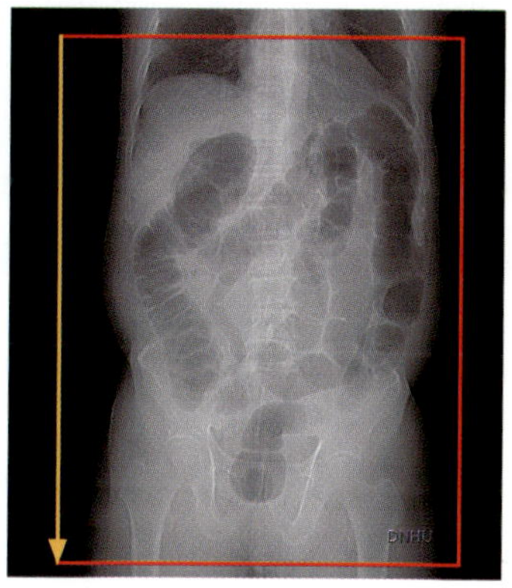
	mA	100~400	
	rotation time(s)	0.5	
	Eff. mAs	140~210	
	Dose modulation	kV, mA modulation	
	Scan type	Helical	
	Algorithm	Standard	
	Window W/L	300~400/30~40	
	DFOV(mm)	300~350	
	Direction	Cranial-caudo	
	Slice Thickness / Increment(mm)	3/3	
	Pitch Speed(mm/rot)	1	
Flow rate : Total		3ml/s : 120~150ml	
Patient Position (Orientation)	Supine & Feet or Head first		
Prone : Portal	Delay time	95sec	
	kVp	120	
	mA	100~400	
	rotation time(s)	0.5	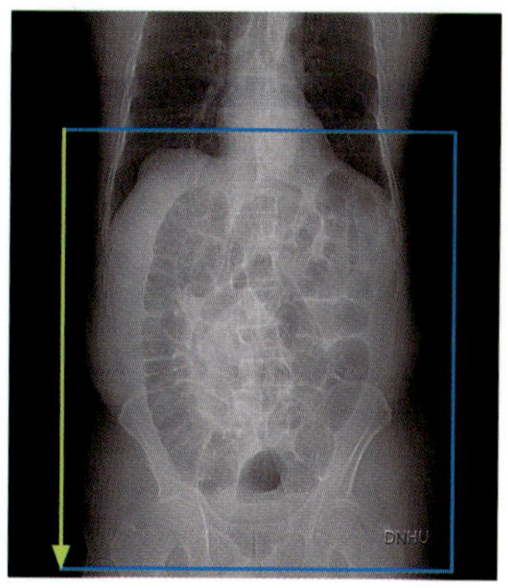
	Eff. mAs	140~210	
	Dose modulation	kV, mA modulation	
	Scan type	Helical	
	Algorithm	Standard	
	Window W/L	300~400/30~40	
	DFOV(mm)	300~350	
	Direction	Cranial-caudo	
	Pitch Speed(mm/rot)	1	
	Slice Thickness / Increment(mm)	3/3	

(4) 영상 재구성

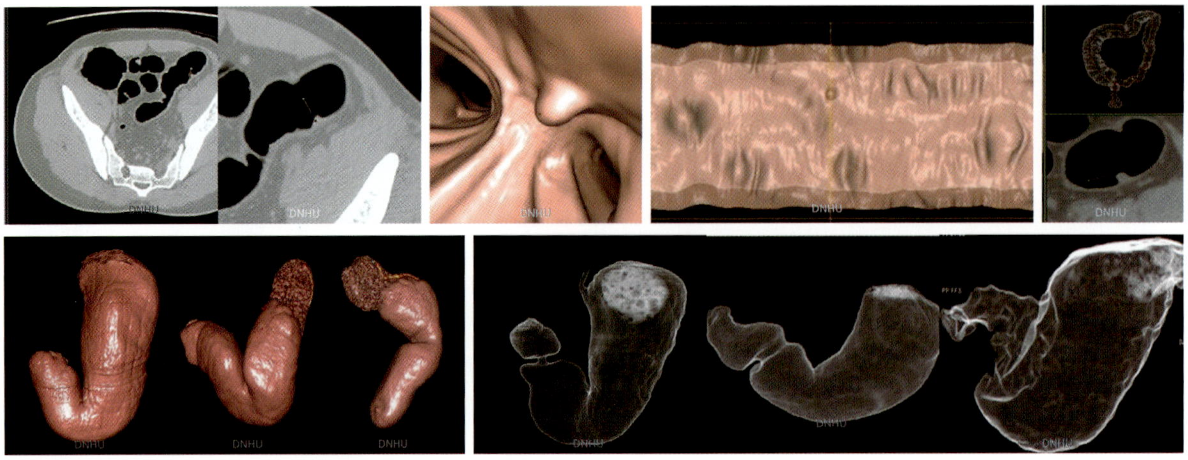

그림 2-63 | Virtual endoscopy CT 재구성 영상

6. Spine CT

1) Cervical spine CT

(1) 검사목적

교통사고(TA;traffic accident) 등 외상(trauma)이나 그 외 원인으로 목의 근육, 뼈, 인대, 신경 구조 등의 손상을 평가하고, 디스크 이상 및 척추 변형 등을 진단하고 치료할 목적으로 검사를 시행한다.

① 목의 척추사이원반(Intervertebral disc)을 확인하여 원반탈출증(herniated intervertebral disc)을 확인

② 외상이나 압박으로 인한 목의 골절(fracture) 등 이상 유무 판별

③ 척추 협착증(stenosis), 척추 종양(tumor), 척추 내 종양(Intraspinal masses), 선천성(지방종, 혈관지방종, 피지낭종, 피지낭외낭종 등)

(2) 검사 방법

① 상의를 탈의 후 환자복으로 환복한다. 목 주변의 액세서리를 제거하고, 임신 가능성을 확인한다. 조영제를 사용하는 경우 금식 여부 확인이 필요하며, 일반적으로 6시간 이상 금식을 시행하고 만일 복용하는 약이 있을 경우는 투약 후 검사를 시행한다(단, 금식은 환자의 상태와 병원 정책에 따라 상이함).

② 조영제 주입 검사 시행 시 검사 전 GFR 검사 수치확인 후 정상범위에 해당하는 경우에만 검사를 시행한다. 조영제 주입을 위해 18 guage needle을 권장하며 반드시 조영제 사용 동의서(permission consent form) 확인 후 검사를 시행한다.

③ 검사 테이블에 바로누운 자세(supine position), head first로 위치시키고 머리와 목을 받침대(head rest)에 고정하고 양팔을 내려 인체 옆면에 가볍게 내려놓도록 한다. 머리와 목의 정중시상면(MSP; median sagittal plane)을 맞추어 좌우대칭을 확인한 후 검사 부위를 isocenter에 위치시킨다.

④ scout 촬영은 목뼈 전체가 충분히 포함되도록 스캔하며 frontal projection과 lateral projection 모두 시행한다.

⑤ 스캔은 목뼈(cervical vertebra) 1번 상부에서부터 7번까지 목뼈 전체가 포함되도록 검사 영역을 설정하여 스캔한다. 스캔 시 일반적으로 뼈 알고리즘(bone algorithm)을 적용하고, 척추사이원반(intervertebral disc)을 관찰할 목적이면 표준 알고리즘(standard algorithm)을 적용한다. 스캔 방식은 나선형(helical) 스캔모드를 적용한다.

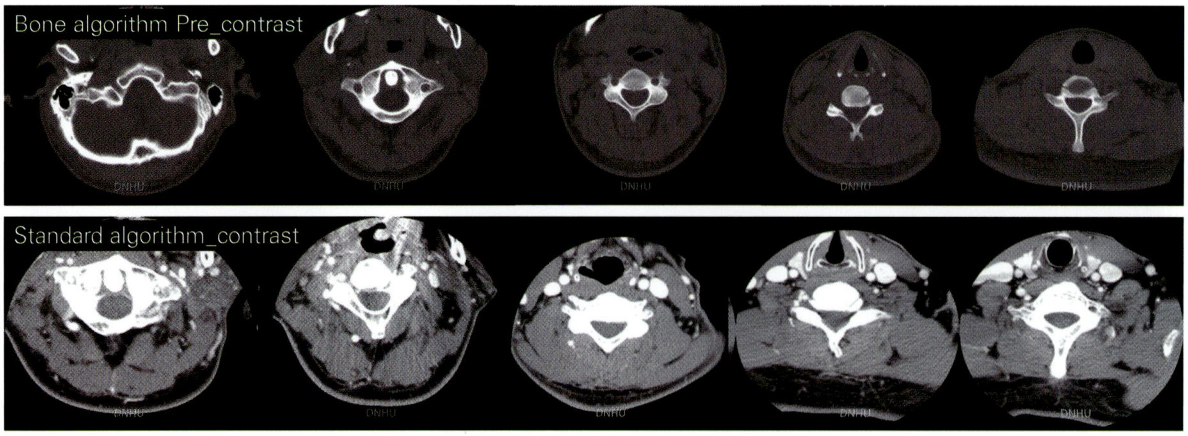

그림 2-64 | Cervical Spine CT 스캔 영상

(3) Scan parameters

Patient Position (Orientation)	Supine & Head first		
Topogram (Scout)	kVp	120	
	mA	20	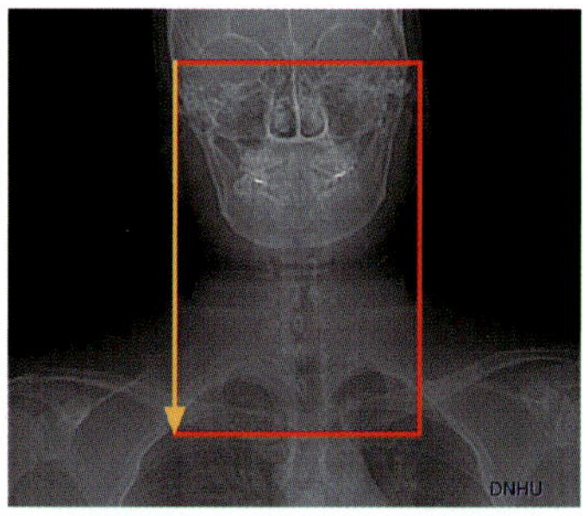
	Tube position(Scout plan)	AP, Lateral	
	Length(mm)	256~300	
Prescan	kVp	120	
	mA	100~450	
	rotation time(s)	1.0	
	Eff. mAs	250	
	Dose modulation	-	
	Scan type	Helical	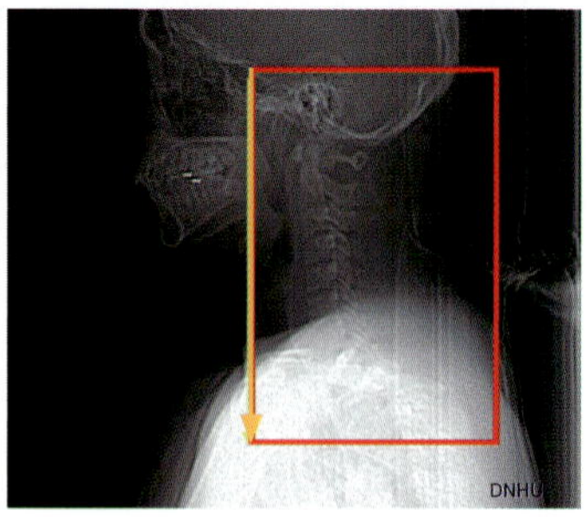
	Algorithm	Bone	
	Window W/L	1,000~1,500/200~300 (Disc 350/70~100)	
	DFOV(mm)	120~150	
	Direction	Cranial-caudo	
	Slice Thickness / Increment(mm)	2~3/2~3	
Flow rate : Total	Delay time 70sec	2~3ml/s : 80~100ml	

Contrst	kVp	120	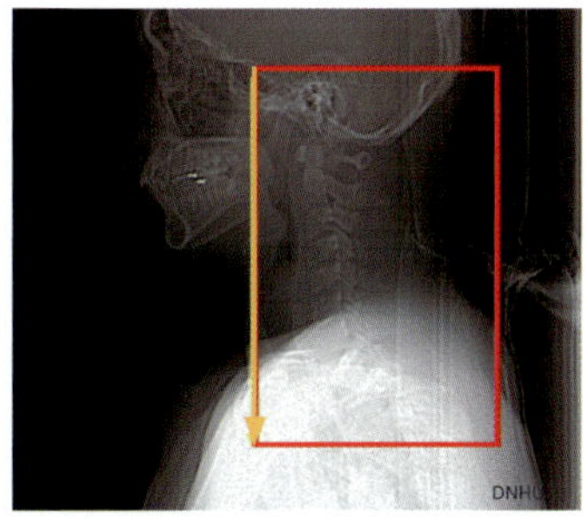
	mA	120~300	
	rotation time(s)	1.0	
	Eff. mAs	120-150	
	Dose modulation	-	
	Scan type	Helical	
	Algorithm	Standard	
	Window W/L	350/40	
	DFOV(mm)	120~150	
	Direction	Cranial-caudo	
	Pitch Speed(mm/rot)	1	
	Slice Thickness / Increment(mm)	2~3/2~3	

(4) 영상 재구성

스캔 후 획득한 얇은 단면두께의 영상 또는 볼륨 데이터를 이용하여 coronal, sagittal, oblique plane 등의 MPR 영상, VRT 영상 등으로 재구성하여 전송한다.

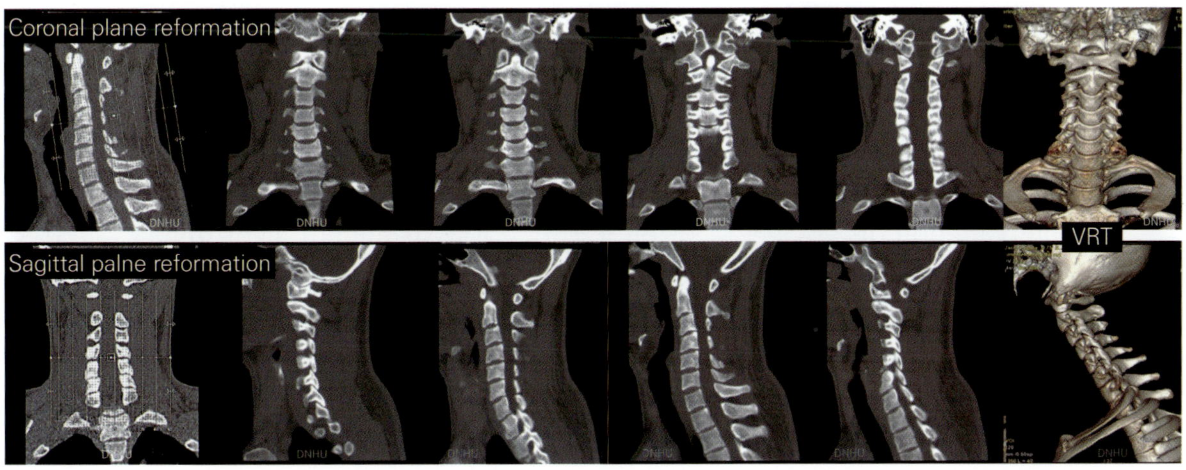

그림 2-65 | Cervical Spine CT 재구성 영상

(5) 영상창 설정(Window setting)

표 2-14 | Window setting

	Window Width (W.W)	Window Level (W.L)
뼈 설정	1,000~1,500	200~300

2) Thoracic spine CT

(1) 검사목적

등뼈 CT 검사는 뼈, 인대, 신경 구조, 혈관 등의 손상 여부를 확인하고, 척추 협착증, 골절, 관절염, 측만증과 같은 질환의 진단, 치료 목적으로 시행한다.

(2) 검사 방법

① 상의를 탈의 후 환자복으로 환복한다. 등뼈 주변의 액세서리를 제거하고, 임신 가능성을 확인한다. 조영제를 사용하는 경우 금식 여부 확인이 필요하며, 일반적으로 6시간 이상 금식을 시행하고 만일 복용하는 약이 있을 경우는 투약 후 검사를 시행한다(단, 금식은 환자의 상태와 병원 정책에 따라 상이함).

② 조영제 주입 검사 시행 시 검사 전 GFR 검사 수치확인 후 정상범위에 해당하는 경우에만 검사를 시행한다. 조영제 주입을 위해 18 guage needle을 권장하며 반드시 조영제 사용 동의서(permission consent form) 확인 후 검사를 시행한다.

③ 검사 테이블에 바로누운 자세(supine position), head first로 위치시키고 양팔을 머리 위로 올리고 고정한다. 머리와 목의 정중시상면(MSP; median sagittal plane)을 맞추어 좌우대칭을 확인한 후 검사 부위를 isocenter에 위치시킨다.

④ scout 촬영은 등뼈 전체가 충분히 포함되도록 스캔하며 frontal projection과 lateral projection 모두 시행한다.

⑤ 스캔은 등뼈(thoracic vertebra) 1번 상부에서부터 12번까지 등뼈 전체가 포함되도록 검사 영역을 설정하여 스캔한다. 스캔 시 일반적으로 뼈 알고리즘(bone algorithm)을 적용하고, 척추사이원반(intervertebral disc)을 관찰할 목적이면 표준 알고리즘(standard algorithm)을 적용한다. 스캔방식은 나선형(helical) 스캔모드를 적용한다.

(3) Scan parameters

Patient Position (Orientation)	Supine & Head first or Feet first		
Prescan	kVp	120	
	mA	20	
	Tube position(Scout plan)	AP, Lateral	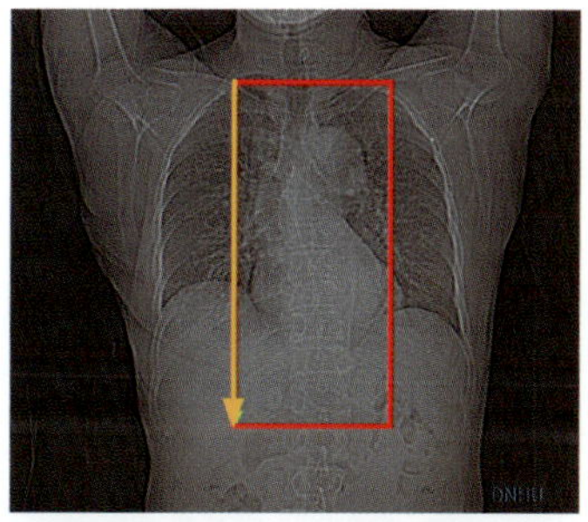
	Length(mm)	512	
	kVp	120	
	mA	100~450	
	rotation time(s)	1.0	
	Eff. mAs	280~330	
	Dose modulation	-	
	Scan type	Helical	
	Algorithm	Bone	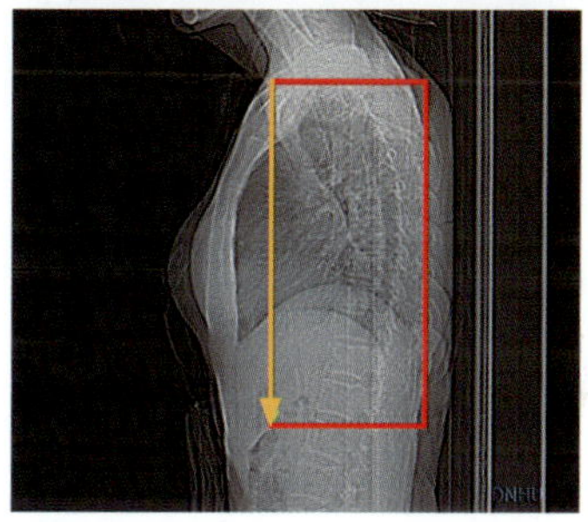
	Window W/L	1,000~1,500/200~300 (Disc 350/70~100)	
	DFOV(mm)	120~150	
	Direction	Cranial-caudo	
	Slice Thickness / Increment(mm)	2~3/2~3	
Flow rate : Total	Delay time 70sec	2~3ml/s : 80~100ml	
Contrst	kVp	120	
	mA	100~450	
	rotation time(s)	1.0	
	Eff. mAs	280~330	
	Dose modulation	-	
	Scan type	Helical	
	Algorithm	Standard	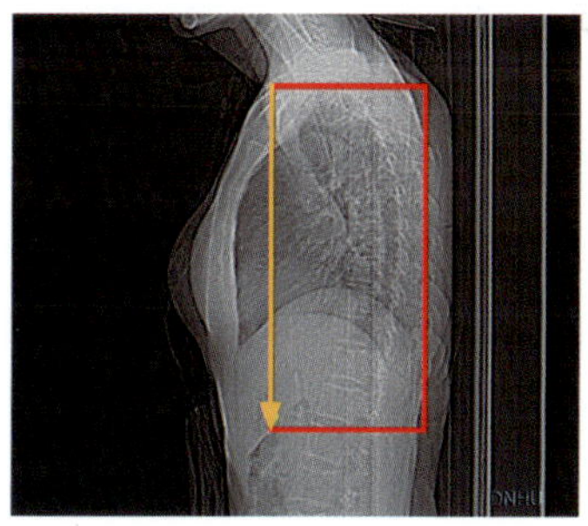
	Window W/L	350/40	
	DFOV(mm)	120~150	
	Direction	Cranial-caudo	
	Pitch Speed(mm/rot)	1	
	Slice Thickness / Increment(mm)	2~3/2~3	

(4) 영상 재구성

스캔 후 획득한 얇은 단면두께의 영상 또는 볼륨 데이터를 이용하여 coronal, sagittal, oblique plane 등의 MPR 영상, VRT 영상 등으로 재구성하여 전송한다.

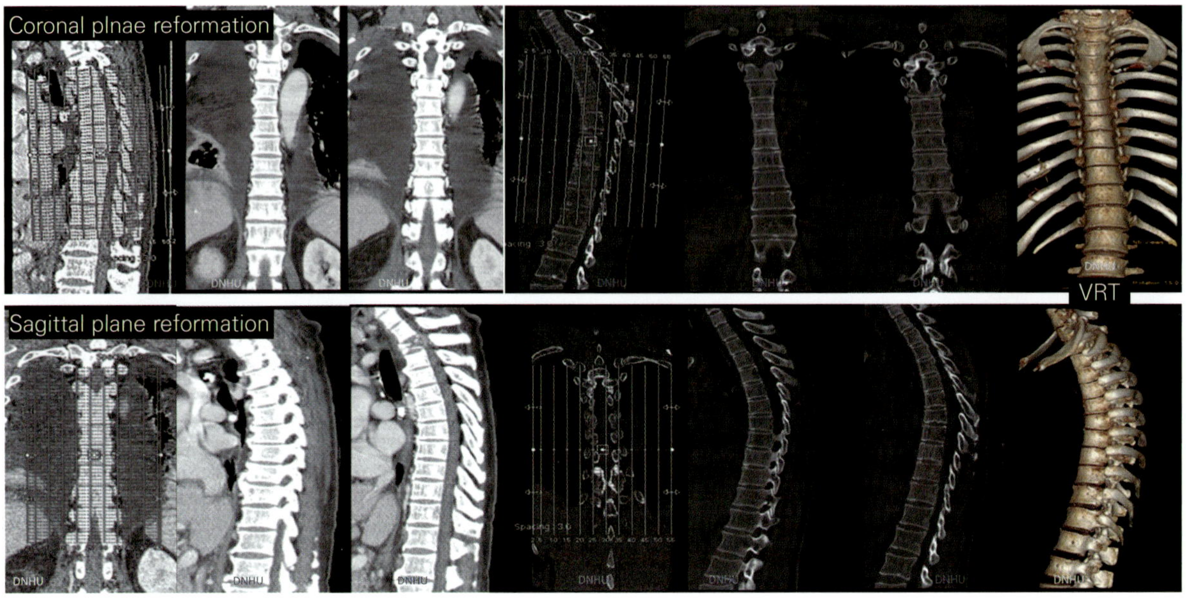

그림 2-66 | Thoracic spine CT 재구성 영상

(5) 영상창 설정(Window setting)

표 2-15 | Window setting

	Window Width (W.W)	Window Level (W.L)
뼈 설정	1,000~1,500	200~300

3) Lumbar spine CT

(1) 검사목적

허리뼈의 CT 검사는 뼈, 인대, 신경 구조, 혈관 등의 이상이나 손상 여부를 확인하고, 척추 협착증, 압박골절, 탈구, 측만증 등의 진단하고 디스크 이상 및 척추 변형 등을 진단하고 치료할 목적으로 검사를 시행한다.

(2) 검사 방법

① 상의와 하의를 탈의 후 환자복으로 환복한다. 허리와 복부 주변의 액세서리를 제거하고, 임신 가능성을 확인한다. 조영제를 사용하는 경우 금식 여부 확인이 필요하며, 일반적으로 6시간 이상 금식을 시행하고 만일 복용하는 약이 있을 경우는 투약 후 검사를 시행한다(단, 금식은 환자의 상태와 병원 정책에 따라 상이함).

② 조영제 주입 검사 시행 시 검사 전 GFR 검사 수치확인 후 정상범위에 해당하는 경우에만 검사를 시행한다. 조영제 주입을 위해 18 guage needle을 권장하며 반드시 조영제 사용 동의서(permission consent form) 확인 후 검사를 시행한다.

③ 검사 테이블에 바로누운 자세(supine position), feet first로 위치시키고 양팔을 머리 위로 올리고 고정한다. 머리와 목의 정중시상면(MSP; median sagittal plane)을 맞추어 좌우대칭을 확인한 후 검사 부위를 isocenter에 위치시킨다.

④ scout 촬영은 허리뼈 전체가 충분히 포함되도록 스캔하며 frontal projection과 lateral projection 모두 시행한다.

⑤ 스캔은 허리뼈(lumbar vertebra) 1번 상부에서부터 5번까지 허리뼈 전체가 포함되도록 검사 영역을 설정하여 스캔한다. 스캔 시 일반적으로 뼈 알고리즘(bone algorithm)을 적용하고, 척추사이원반(intervertebral disc)을 관찰할 목적이면 표준 알고리즘(standard algorithm)을 적용한다. 스캔방식은 나선형(helical) 스캔모드를 적용한다.

(3) Scan parameters

Patient Position (Orientation)	Supine & Feet first		
Prescan	kVp	120	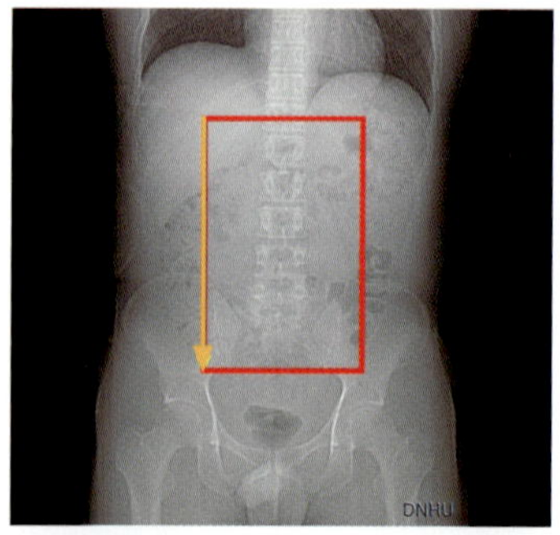
	mA	20	
	Tube position(Scout plan)	AP, Lateral	
	Length(mm)	512	
	kVp	120	
	mA	100~450	
	rotation time(s)	1.0	
	Eff. mAs	250	
	Dose modulation	-	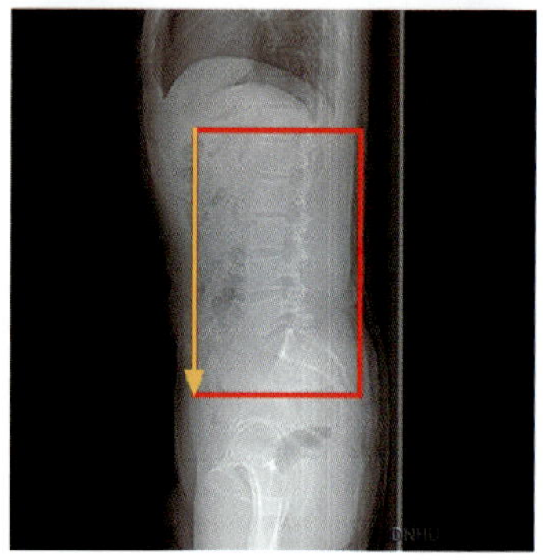
	Scan type	Helical	
	Algorithm	Bone	
	Window W/L	1,000~1,500/200~300 (Disc 350/70~100)	
	DFOV(mm)	120~150	
	Direction	Cranial-caudo	
	Slice Thickness / Increment(mm)	2~3/2~3	
Flow rate : Total	Delay time 70 sec	2~3 ml/s : 80~100 ml	
Contrst	kVp	120	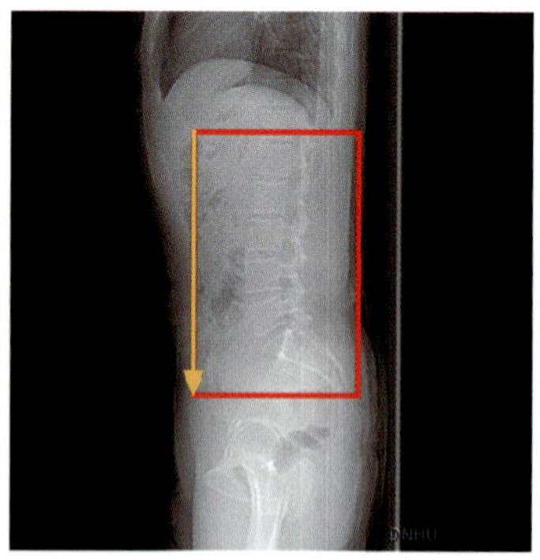
	mA	100~450	
	rotation time(s)	1.0	
	Eff. mAs	200	
	Dose modulation	-	
	Scan type	Helical	
	Algorithm	Standard	
	Window W/L	350/40	
	DFOV(mm)	120~150	
	Direction	Cranial-caudo	
	Pitch Speed(mm/rot)	1	
	Slice Thickness / Increment(mm)	2~3/2~3	

(4) 영상 재구성

스캔 후 획득한 얇은 단면두께의 영상 또는 볼륨 데이터를 이용하여 coronal, sagittal, oblique plane 등의 MPR 영상, VRT 영상 등으로 재구성하여 전송한다.

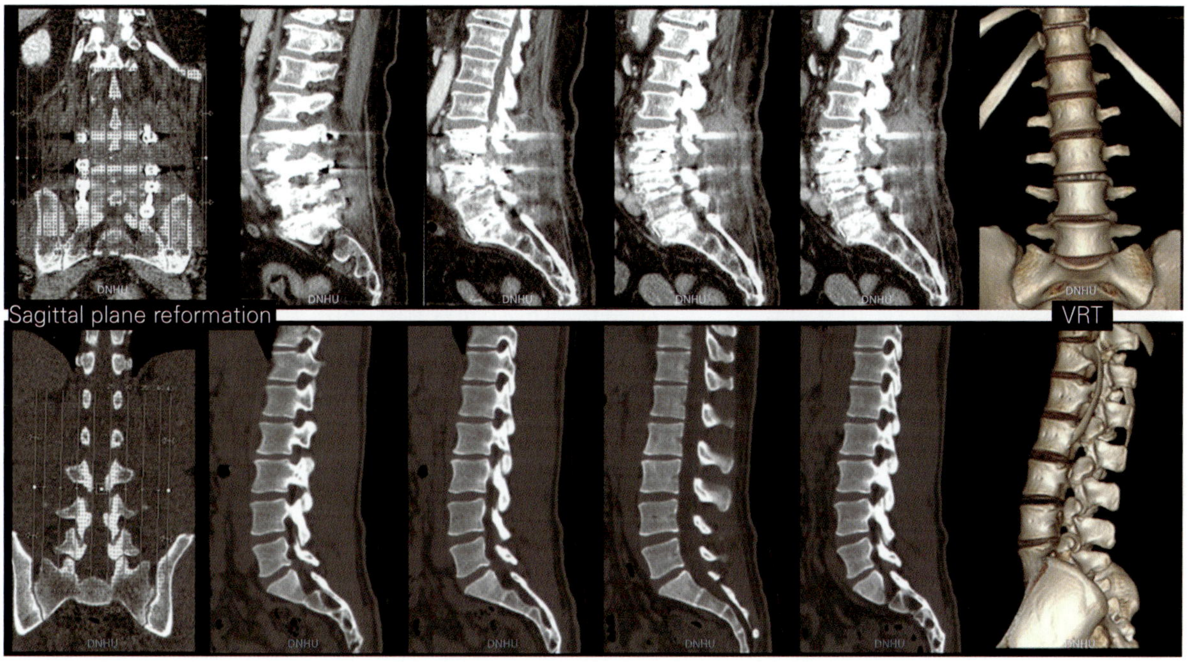

그림 2-67 | Lumbar spine CT 재구성 영상

(5) 영상창 설정(Window setting)

표 2-16 | Window setting

	Window Width (W.W)	Window Level (W.L)
뼈 설정	1,000~1,500	200~300

7. Extremity CT

1) Wrist CT

(1) 검사목적

손목관절을 구성하는 뼈의 골절, 탈구, 인대 및 근육 손상 등의 진단을 목적으로 시행된다. 그 외 종양이나 염증성 질환인 관절염, 힘줄염(건염, tendinitis), 삠(염좌, sprain), 손목터널증후군(carpal tunnel syndrome)이나 낭종 종괴의 진단이 목적이다.

(2) 검사 방법

① 상의 소매가 손목관절과 겹치지 않게 소매를 걷고 손목관절 주변 액세서리를 제거하며 임신가능성도 확인한다. 조영제를 사용하는 경우 금식 여부 확인이 필요하며, 일반적으로 6시간 이상 금식을 시행하고 만일 복용하는 약이 있을 경우는 투약 후 검사를 시행한다(단, 금식은 환자의 상태와 병원 정책에 따라 상이함).

② 조영제 주입 검사 시행 시 검사 전 GFR 검사 수치확인 후 정상범위에 해당하는 경우에만 검사를 시행한다. 조영제 주입을 위해 18 guage needle을 권장하며 반드시 조영제 사용 동의서(permission consent form) 확인 후 검사를 시행한다.

③ 검사 테이블에 바로누운 자세(supine position), feet first로 위치시키고 검사 부위 어깨의 중심을 isocenter에 위치시키고 고정한다.

④ scout 촬영은 검사 부위 손목관절 전체가 충분히 포함되도록 스캔하며 frontal projection과 lateral projection 모두 스캔한다.

⑤ 스캔은 손목관절 전체가 포함되도록 검사 영역을 설정하여 스캔한다. 스캔 시 일반적으로 뼈 알고리즘(bone algorithm)을 적용하며 스캔방식은 나선형(helical) 스캔모드를 적용한다.

(3) Scan parameters

Patient Position (Orientation)	Supine or Prone & Head first		
Prescan	kVp	120	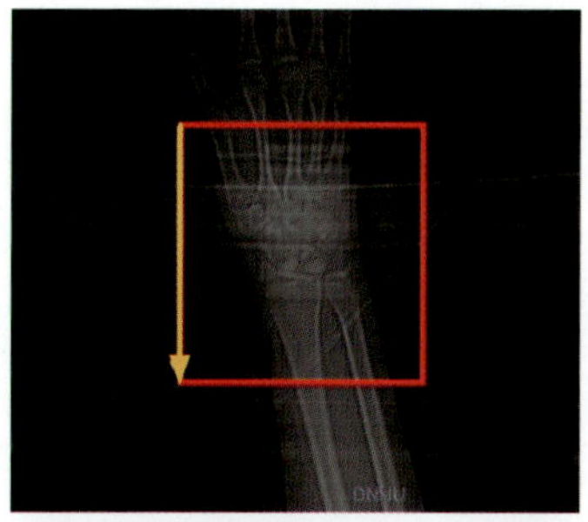 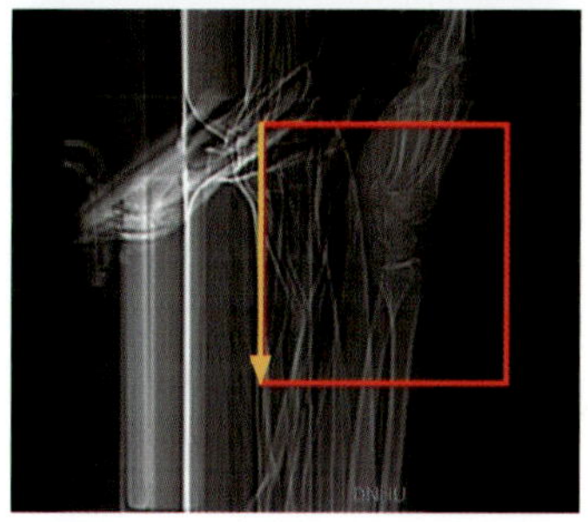
	mA	20	
	Tube position(Scout plan)	AP, Lateral	
	Length(mm)	250~300	
	kVp	120	
	mA	100~300	
	rotation time(s)	1.0	
	Eff. mAs	100	
	Dose modulation	-	
	Scan type	Helical	
	Algorithm	Bone	
	Window W/L	1,000~1,500/200~300	
	DFOV(mm)	100~150	
	Direction	Cranial-caudo	
	Slice Thickness / Increment(mm)	2~3/2~3	
Flow rate : Total	Delay time 70 sec	2~3 ml/s : 80~100 ml	
Contrst	kVp	120	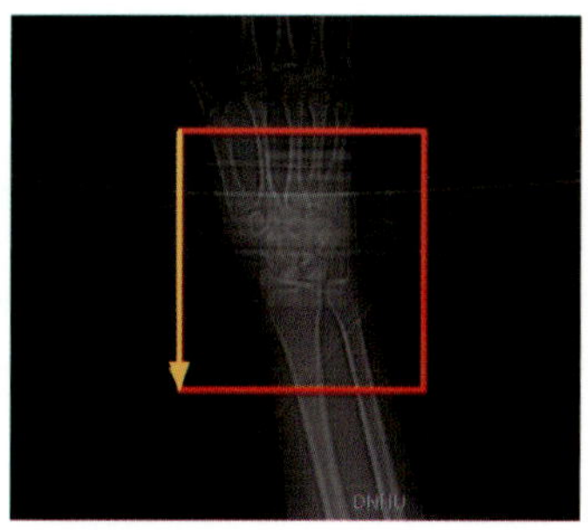
	mA	100~300	
	rotation time(s)	1.0	
	Eff. mAs	100	
	Dose modulation	-	
	Scan type	Helical	
	Algorithm	Standard	
	Window W/L	350/40	
	DFOV(mm)	100~150	
	Direction	Cranial-caudo	
	Pitch Speed(mm/rot)	1	
	Slice Thickness / Increment(mm)	2~3/2~3	

(4) 영상 재구성

스캔 후 획득한 얇은 단면두께의 영상 또는 볼륨 데이터를 이용하여 coronal, sagittal, oblique plane 등의 MPR 영상, 그리고 VRT 영상 등을 재구성하여 전송한다.

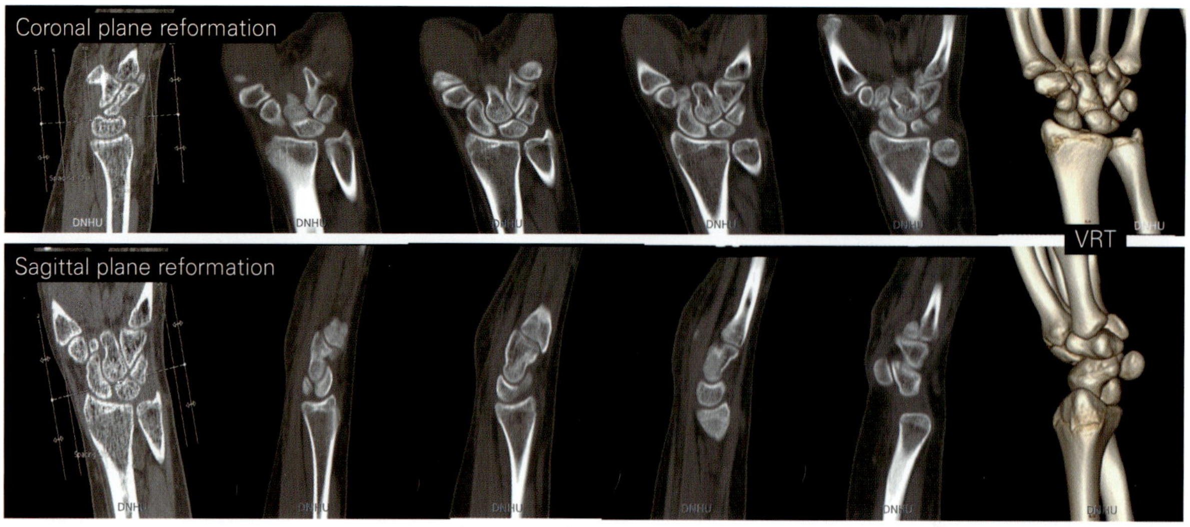

그림 2-68 | Wrist CT 재구성 영상

(5) 영상창 설정(Window setting)

표 2-17 | Window setting

	Window Width (W.W)	Window Level (W.L)
뼈 설정	1,000~1,500	200~300

2) Elbow CT

(1) 검사목적

팔굽관절을 구성하는 뼈의 골절, 탈구, 인대 및 근육 손상 등의 진단을 목적으로 시행된다. 또한, 관절염, 삠(염좌, sprain) 등이 진단, 그 외 종양이나 팔목관절 내부 손상 확인이 목적이다.

(2) 검사 방법

① 상의 탈의 후 환자복으로 환복한다. 팔목관절 주변의 액세서리를 제거하고, 임신 가능성을 확인한다. 조영제를 사용하는 경우 금식 여부 확인이 필요하며, 일반적으로 6시간 이상 금식을 시행하고 만일 복용하는 약이 있을 경우는 투약 후 검사를 시행한다(단, 금식은 환자의 상태와 병원 정책에 따라 상이함).

② 조영제 주입 검사 시행 시 검사 전 GFR 검사 수치확인 후 정상범위에 해당하는 경우에만 검사를 시행한다. 조영제 주입을 위해 18 guage needle을 권장하며 반드시 조영제 사용 동의서(permission consent form) 확인 후 검사를 시행한다.

③ 검사 테이블에 바로누운 자세(supine position) 또는 엎드린 자세(prone position)에서 feet first로 위치시키고 검사 부위 어깨의 중심을 isocenter에 위치시켜 고정한다.

④ scout 촬영은 검사 부위 팔목관절 전체가 충분히 포함되도록 스캔하며 frontal projection과 lateral projection 모두 스캔한다.

⑤ 스캔은 팔목관절 전체가 포함되도록 검사 영역을 설정하여 스캔한다. 스캔 시 일반적으로 뼈 알고리즘(bone algorithm)을 적용하며 스캔방식은 나선형(helical) 스캔모드를 적용한다.

(3) Scan parameters

Patient Position (Orientation)	Supine or Prone & Head first		
Prescan	kVp	120	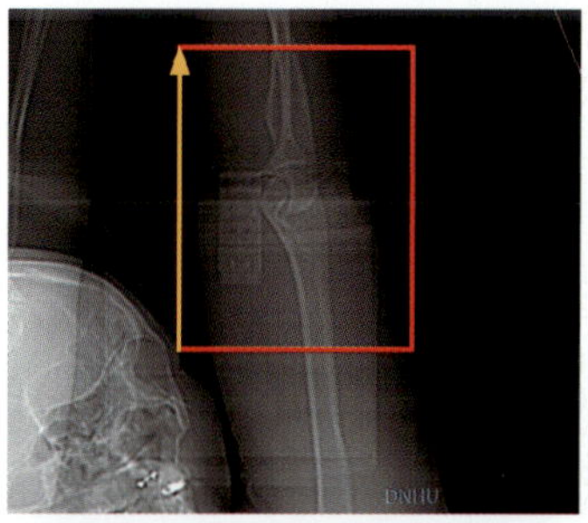
	mA	20	
	Tube position(Scout plan)	AP, Lateral	
	Length(mm)	250~300	
	kVp	120	
	mA	100~300	
	rotation time(s)	1.0	
	Eff. mAs	100	
	Dose modulation	–	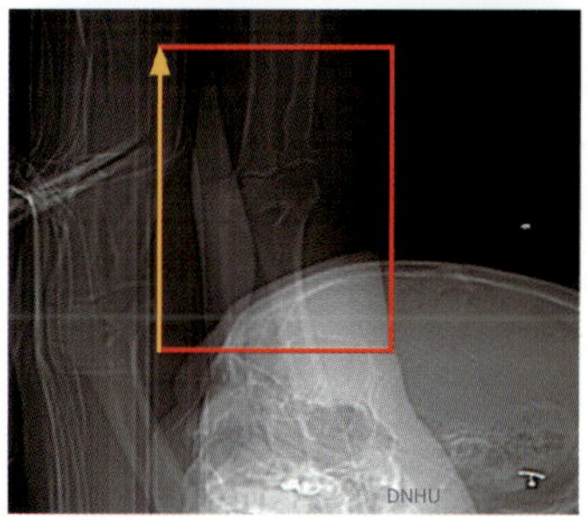
	Scan type	Helical	
	Algorithm	Bone	
	Window W/L	1,000~1,500/200~300	
	DFOV(mm)	100~150	
	Direction	Cranial-caudo	
	Slice Thickness / Increment(mm)	2~3/2~3	
Flow rate : Total	Delay time 70sec	2~3ml/s : 80~100ml	
Contrst	kVp	120	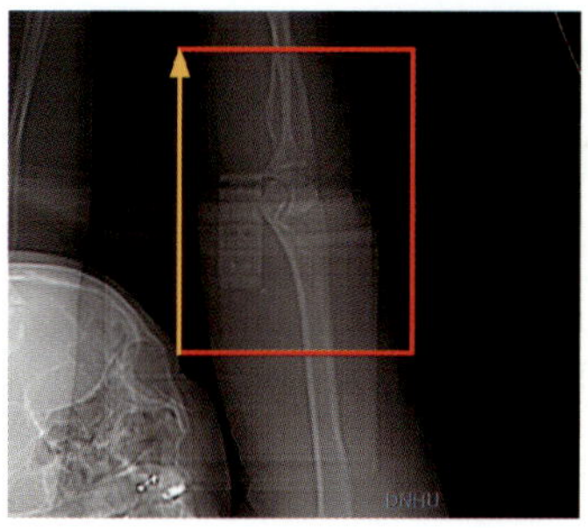
	mA	100~300	
	rotation time(s)	1.0	
	Eff. mAs	100	
	Dose modulation	–	
	Scan type	Helical	
	Algorithm	Standard	
	Window W/L	350/40	
	DFOV(mm)	100~150	
	Direction	Cranial-caudo	
	Pitch Speed(mm/rot)	1	
	Slice Thickness / Increment(mm)	2~3/2~3	

(4) 영상 재구성

스캔 후 획득한 얇은 단면두께의 영상 또는 볼륨 데이터를 이용하여 coronal, sagittal, oblique plane 등의 MPR 영상, 그리고 VRT 영상 등을 재구성하여 전송한다.

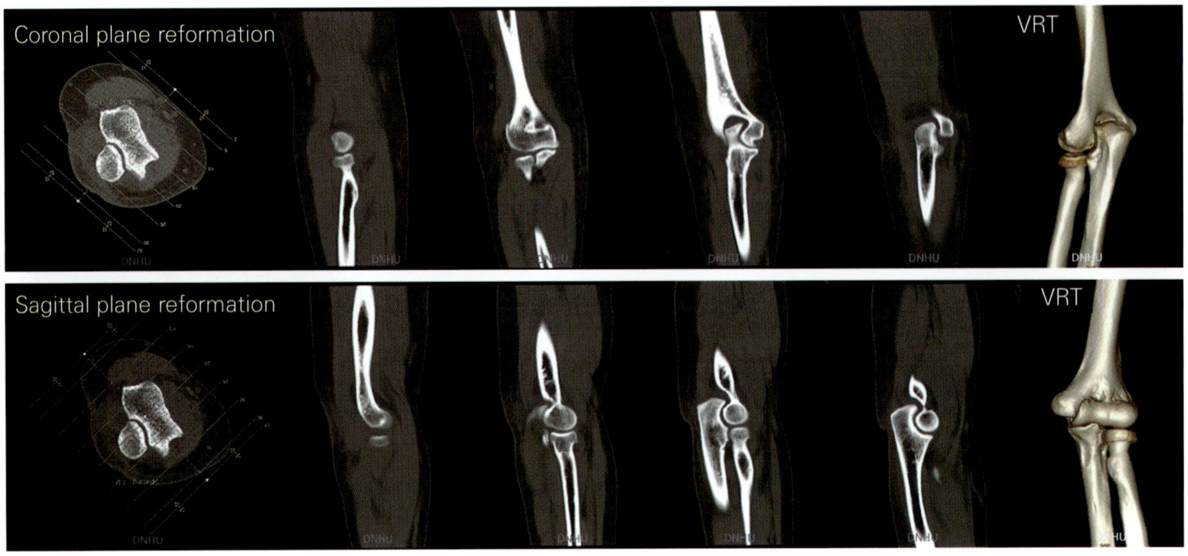

그림 2-69 | Elbow CT 재구성 영상

(5) 영상창 설정(Window setting)

표 2-18 | Window setting

	Window Width (W.W)	Window Level (W.L)
뼈 설정	1,000~1,500	200~300

3) Shoulder CT

(1) 검사목적

어깨관절을 구성하는 뼈의 골절, 탈구, 인대 및 근육 손상 등의 진단을 목적으로 시행된다. 또한, 관절염, 삠(염좌, sprain) 등이 진단, 그 외 종양이나 어깨관절 내부의 손상을 확인하거나 돌림근 띠(회전근개, rotator cuff) 등의 이상 관찰이 목적이다.

(2) 검사 방법

① 상의 탈의 후 환자복으로 환복한다. 목과 어깨관절 주변의 액세서리를 제거하고, 임신 가능성을 확인한다. 조영제를 사용하는 경우 금식 여부 확인이 필요하며, 일반적으로 6시간 이상 금식을 시행하고 만일 복용하는 약이 있을 경우는 투약 후 검사를 시행한다(단, 금식은 환자의 상태와 병원 정책에 따라 상이함).

② 조영제 주입 검사 시행 시 검사 전 GFR 검사 수치확인 후 정상범위에 해당하는 경우에만 검사를 시행한다. 조영제 주입을 위해 18 guage needle을 권장하며 반드시 조영제 사용 동의서(permission consent form) 확인 후 검사를 시행한다.

③ 검사 테이블에 바로누운 자세(supine position), feet first로 위치시키고 검사 부위 어깨의 중심을 isocenter에 위치시키고 고정한다.

④ scout 촬영은 검사 부위 어깨관절 전체가 충분히 포함되도록 스캔하며 frontal projection과 lateral projection 모두 스캔한다.

⑤ 스캔은 어깨관절 위부터 아래방향으로 스캔하되 어깨관절 전체가 포함되도록 검사 영역을 설정하여 스캔한다. 스캔 시 일반적으로 뼈 알고리즘(bone algorithm)을 적용하며 스캔방식은 나선형(helical) 스캔모드를 적용한다.

(3) Scan parameters

Patient Position (Orientation)	Supine & Head first		
Prescan	kVp	120	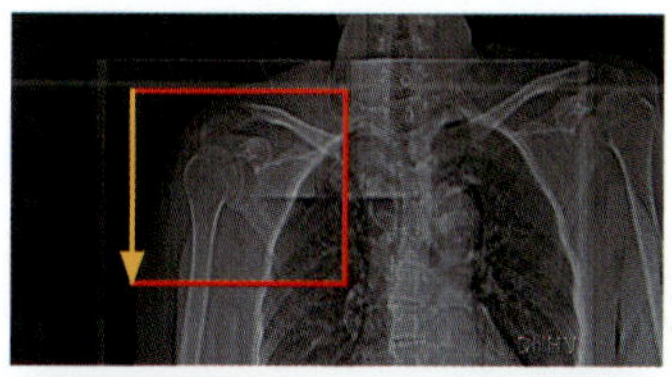 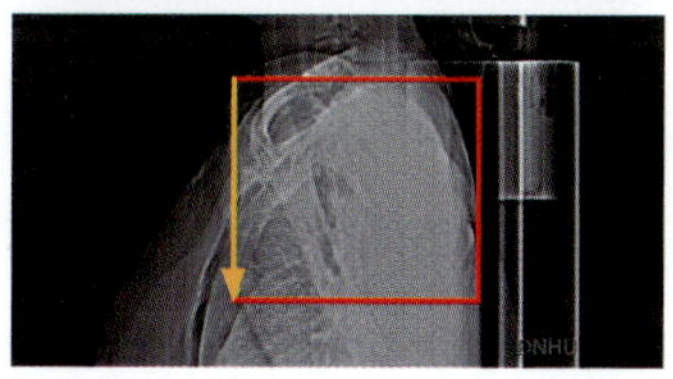
	mA	20	
	Tube position(Scout plan)	AP, Lateral	
	Length(mm)	256~300	
	kVp	120	
	mA	150~350	
	rotation time(s)	1.0	
	Eff. mAs	120~175	
	Dose modulation	-	
	Scan type	Helical	
	Algorithm	Bone	
	Window W/L	1,000~1,500/200~300	
	DFOV(mm)	150~300	
	Direction	Cranial-caudo	
	Slice Thickness / Increment(mm)	2~3/2~3	
Flow rate : Total	Delay time 70 sec	2~3 ml/s : 80~100 ml	

Contrst	kVp	120
	mA	150~350
	rotation time(s)	1.0
	Eff. mAs	120~175
	Dose modulation	-
	Scan type	Helical
	Algorithm	Standard
	Window W/L	350/40
	DFOV(mm)	150~300
	Direction	Cranial-caudo
	Pitch Speed(mm/rot)	1
	Slice Thickness / Increment(mm)	2~3/2~3

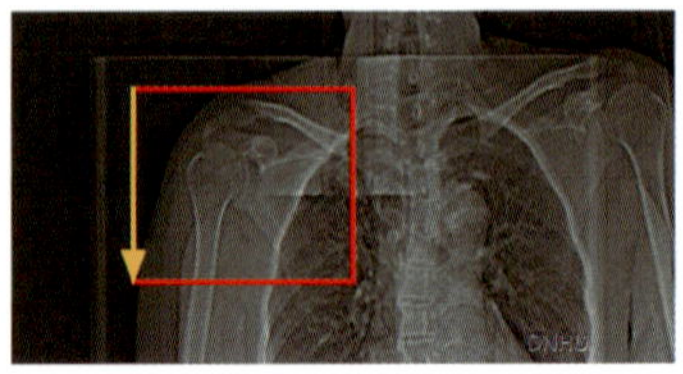

(4) 영상 재구성

스캔 후 획득한 얇은 단면두께의 영상 또는 볼륨 데이터를 이용하여 coronal, sagittal, oblique plane 등의 MPR 영상, VRT 영상 등으로 재구성하여 전송한다.

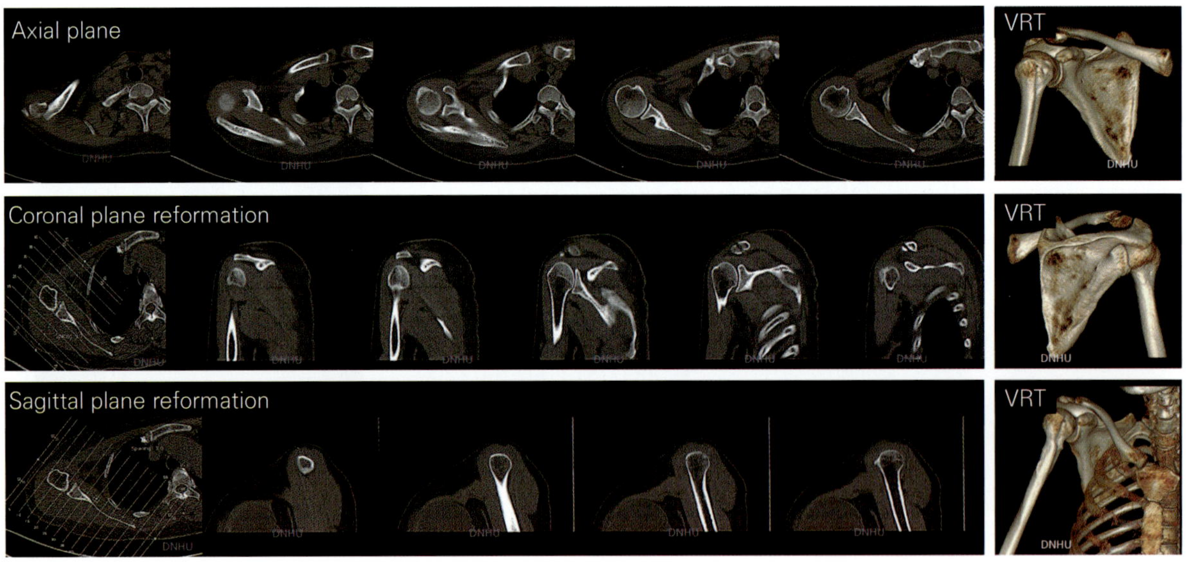

그림 2-70 | Shoulder CT 재구성 영상

(5) 영상창 설정(Window setting)

표 2-19 | Window setting

	Window Width (W.W)	Window Level (W.L)
뼈 설정	1,000~1,500	200~300

4) Foot CT

(1) 검사목적

발은 7개의 발목뼈(tarsal bone)와 5개의 발허리뼈(metatarsal bone), 14개의 발가락뼈(phalanges)로 구성되어 있으며 발을 구성하는 뼈의 골절, 탈구, 인대 및 근육 손상 등을 진단 목적으로 시행된다. 그 외 골절 후의 골육종, 관절염, 세로 발바닥활(longitudinal arch)의 이상 등을 관찰하는 것이 목적이다.

(2) 검사 방법

① 검사 시 가능한 양말을 벗고 발 주변의 액세서리를 제거하며 임신 가능성을 확인한다. 조영제를 사용하는 경우 금식 여부 확인이 필요하며, 일반적으로 6시간 이상 금식을 시행하고 만일 복용하는 약이 있을 경우는 투약 후 검사를 시행한다(단, 금식은 환자의 상태와 병원 정책에 따라 상이함).

② 조영제 주입 검사 시행 시 검사 전 GFR 검사 수치확인 후 정상범위에 해당하는 경우에만 검사를 시행한다. 조영제 주입을 위해 18 guage needle을 권장하며 반드시 조영제 사용 동의서(permission consent form) 확인 후 검사를 시행한다.

③ 검사 테이블에 바로누운 자세(supine position), feet first로 위치시키고 검사 부위 발의 중심을 isocenter에 위치시키고 고정한다.

④ scout 촬영은 검사 부위 발 전체가 충분히 포함되도록 설정하여 스캔하며 frontal projection과 lateral projection 모두 스캔한다.

⑤ 무릎을 약간 구부린 채 발바닥 면을 테이블에 올려놓는다. 이 자세에서는 가로면(axial plane) 영상을 획득할 수 있으며, 무릎을 편 상태에서 발바닥 면이 테이블에 수직이 되도록 자세를 잡으면 관상면(coronal plane) 영상을 얻을 수 있다. 스캔 범위는 발 전체가 포함되도록 설정하고 스캔한다. 스캔 시 일반적으로 뼈 알고리즘(bone algorithm)을 적용하며 스캔방식은 나선형(helical) 스캔모드를 적용한다.

(3) Scan parameters

Patient Position (Orientation)	Supine & Feet first		
Prescan	kVp	120	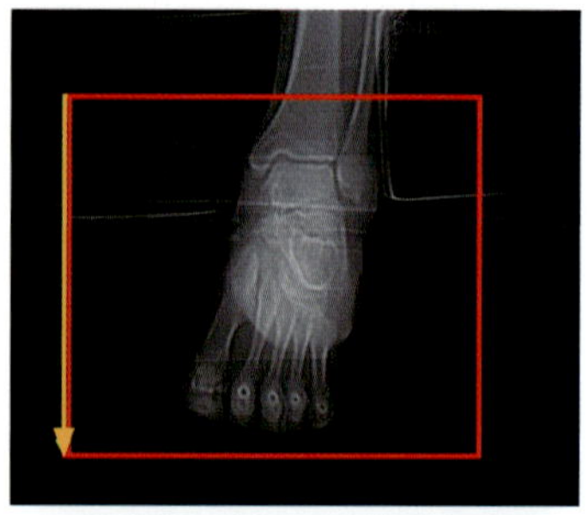 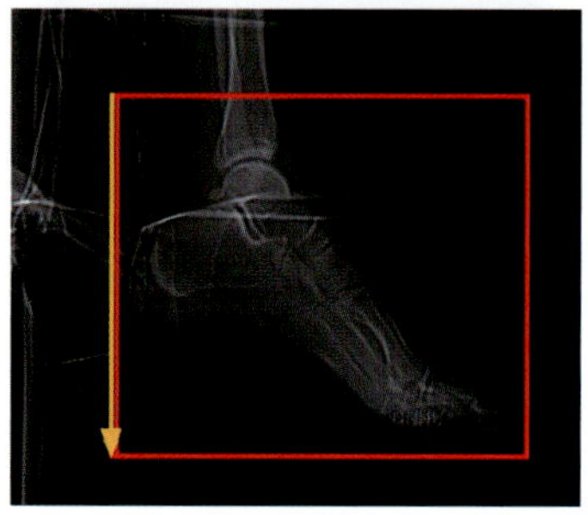
	mA	20	
	Tube position(Scout plan)	AP, Lateral	
	Length(mm)	256~400	
	kVp	120	
	mA	100~350	
	rotation time(s)	1.0	
	Eff. mAs	100~130	
	Dose modulation	-	
	Scan type	Helical	
	Algorithm	Bone	
	Window W/L	1,000~1,500/200~300	
	DFOV(mm)	250~275	
	Direction	Cranial-caudo	
	Slice Thickness / Increment(mm)	2~3/2~3	
Flow rate : Total	Delay time 70sec	2~3ml/s : 80~100ml	
Contrst	kVp	120	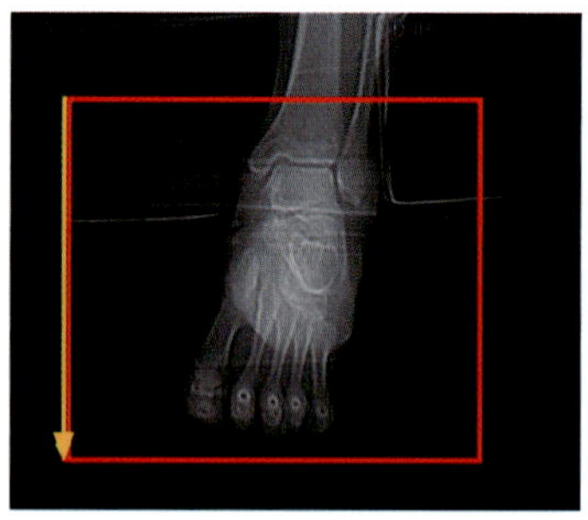
	mA	100~350	
	rotation time(s)	1.0	
	Eff. mAs	100~130	
	Dose modulation	-	
	Scan type	Helical	
	Algorithm	Standard	
	Window W/L	350/40	
	DFOV(mm)	250~275	
	Direction	Cranial-caudo	
	Pitch Speed(mm/rot)	0.516~0.8	
	Slice Thickness / Increment(mm)	2~3/2~3	

(4) 영상 재구성

스캔 후 획득한 얇은 단면두께의 영상 또는 볼륨 데이터를 이용하여 coronal, sagittal, oblique plane 등의 MPR 영상, VRT 영상 등으로 재구성하여 전송한다.

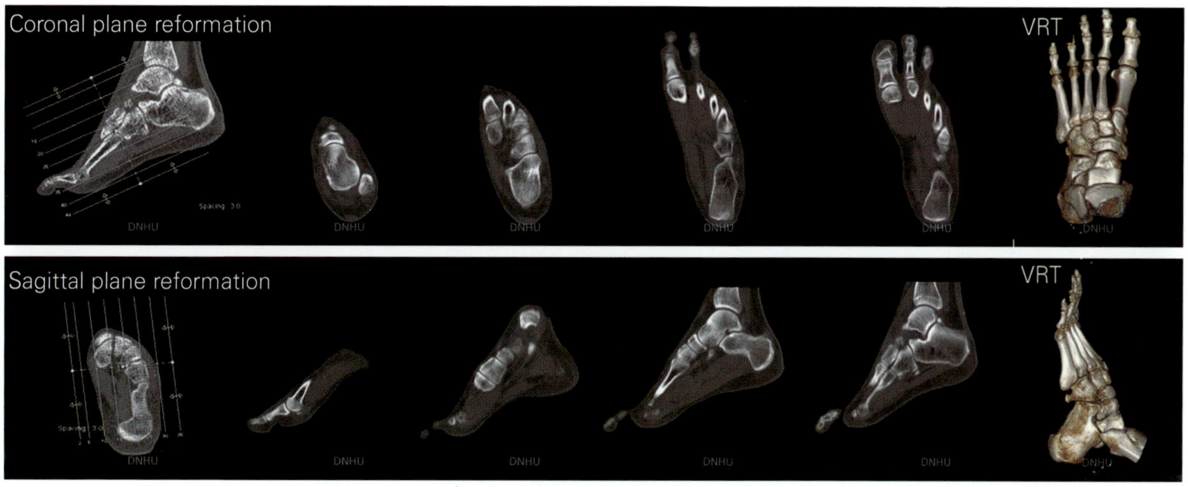

그림 2-71 | Foot CT 재구성 영상

(5) 영상창 설정(Window setting)

표 2-20 | Window setting

	Window Width (W.W)	Window Level (W.L)
뼈 설정	1,000~1,500	200~300

5) Ankle CT

(1) 검사목적

발목 관절은 정강이뼈(tibia), 종아리뼈(fibula), 목말뼈(talus)로 구성되어 있으며 발목관절을 구성하는 뼈들의 골절과 탈구 그리고 인대 및 근육 손상 등의 진단이 목적이다. 그 외 골절 후의 골육종, 관절염, 혈관 이상, 종양 또는 염증성 변화 등 다양한 손상을 확인 평가한다.

(2) 검사 방법

① 검사 시 가능한 양말을 벗고 발 주변의 액세서리를 제거하며 임신 가능성을 확인한다. 조영제를 사용하는 경우 금식 여부 확인이 필요하며, 일반적으로 6시간 이상 금식을 시행하고 만일 복용하는 약이 있을 경우는 투약 후 검사를 시행한다(단, 금식은 환자의 상태와 병원 정책에 따라 상이함).

② 조영제 주입 검사 시행 시 검사 전 GFR 검사 수치확인 후 정상범위에 해당하는 경우에만 검사를 시행한다. 조영제 주입을 위해 18 guage needle을 권장하며 반드시 조영제 사용 동의서(permission consent form) 확인 후 검사를 시행한다.

③ 검사 테이블에 바로누운 자세(supine position), feet first로 위치시키고 검사 부위 발목관절의 중심을 isocenter에 위치시키고 고정한다.

④ scout 촬영은 검사 부위 발목관절 전체가 충분히 포함되도록 설정하여 스캔하며 frontal projection과 lateral projection 모두 스캔한다.

⑤ 무릎을 편 상태에서 발가락이 위로 향하게 조정하고 편하게 자세를 유지하되 움직이지 않도록 안내한다. 스캔 범위는 발목 관절 전체가 포함되도록 설정하고 스캔한다. 스캔 시 일반적으로 뼈 알고리즘(bone algorithm)을 적용하며 스캔방식은 나선형(helical) 스캔모드를 적용한다.

(3) Scan parameters

Patient Position (Orientation)	Supine & Feet first		
Prescan	kVp	120	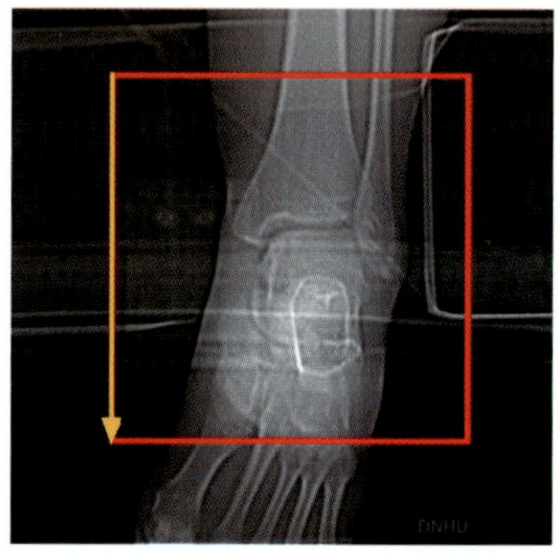 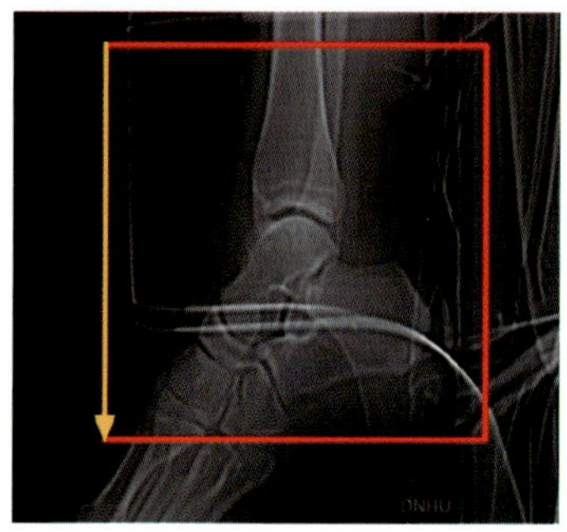
	mA	20	
	Tube position(Scout plan)	AP, Lateral	
	Length(mm)	256~300	
	kVp	120	
	mA	100~350	
	rotation time(s)	1.0	
	Eff. mAs	100~130	
	Dose modulation	-	
	Scan type	Helical	
	Algorithm	Bone	
	Window W/L	1,000~1,500/200~300	
	DFOV(mm)	150~250	
	Direction	Cranial-caudo	
	Slice Thickness / Increment(mm)	2~3/2~3	
Flow rate : Total	Delay time 70sec	2~3ml/s : 80~100ml	
Contrst	kVp	120	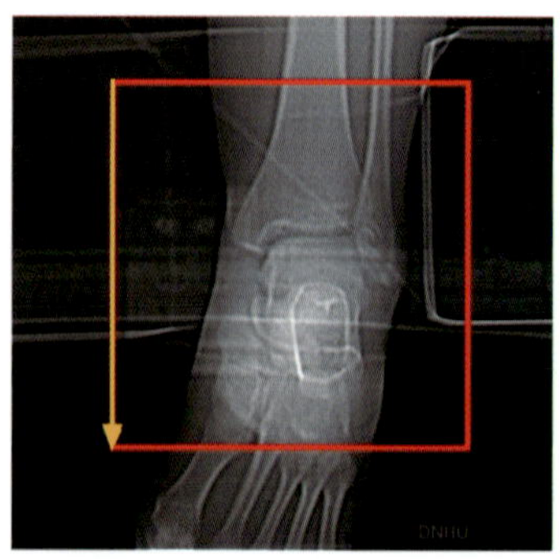
	mA	100~350	
	rotation time(s)	1.0	
	Eff. mAs	100~130	
	Dose modulation	-	
	Scan type	Helical	
	Algorithm	Standard	
	Window W/L	350/40	
	DFOV(mm)	150~250	
	Direction	Cranial-caudo	
	Pitch Speed(mm/rot)	1	
	Slice Thickness / Increment(mm)	2~3/2~3	

(4) 영상 재구성

스캔 후 획득한 얇은 단면두께의 영상 또는 볼륨 데이터를 이용하여 coronal, sagittal, oblique plane 등의 MPR 영상, VRT 영상 등으로 재구성하여 전송한다.

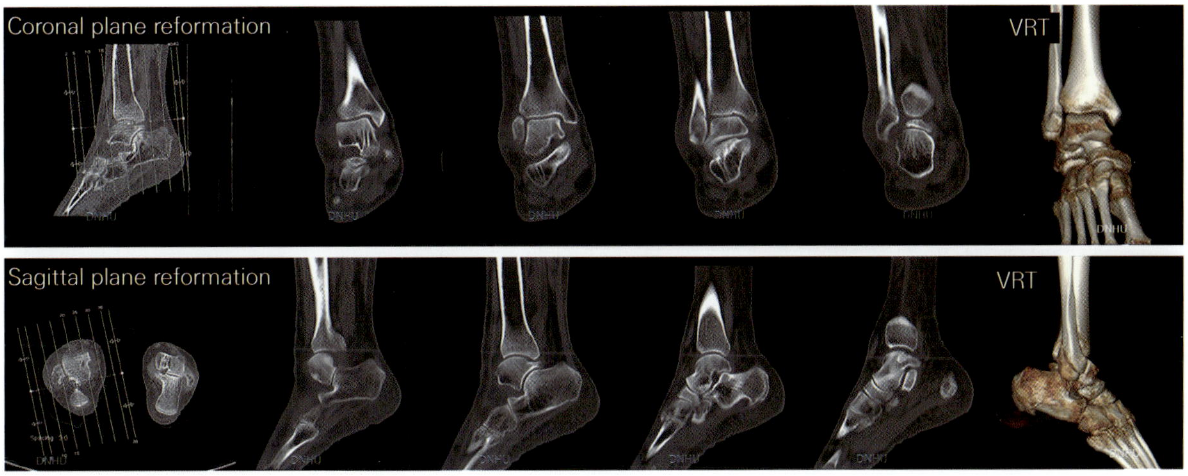

그림 2-72 | Ankle CT 재구성 영상

(5) 영상창 설정(Window setting)

표 2-21 | Window setting

	Window Width (W.W)	Window Level (W.L)
뼈 설정	1,000~1,500	200~300

6) Knee CT

(1) 검사목적

무릎 관절은 정강뼈(tibia)와 종아리뼈(fibula)의 몸쪽(proximal), 넙다리뼈(femur)의 먼쪽(distal)으로 구성되어 있으며 무릎 관절을 구성하는 뼈들의 골절과 탈구 그리고 인대 및 근육 손상 등의 진단이 목적이다. 그 외 다양한 무릎 질환을 진단하고, 수술이 필요한 경우 수술의 범위와 방법을 결정하며, 수술 후 회복 상태를 평가하고 관리, 그리고 골절 후의 예후, 골육종, 관절염, 혈관 이상, 종양 또는 염증성 변화 등 다양한 손상을 확인 평가한다.

(2) 검사 방법

① 검사 시 가능한 하의를 벗고 검사복으로 환복한다. 무릎 관절 주변의 액세서리를 제거하며 임신 가능성을 확인한다. 조영제를 사용하는 경우 금식 여부 확인이 필요하며, 일반적으로 6시간 이상 금식을 시행하고 만일 복용하는 약이 있을 경우는 투약 후 검사를 시행한다(단, 금식은 환자의 상태와 병원 정책에 따라 상이함).

② 조영제 주입 검사 시행 시 검사 전 GFR 검사 수치확인 후 정상범위에 해당하는 경우에만 검사를 시행한다. 조영제 주입을 위해 18 guage needle을 권장하며 반드시 조영제 사용 동의서(permission consent form) 확인 후 검사를 시행한다.

③ 검사 테이블에 바로누운 자세(supine position), feet first로 위치시키고 검사 부위 무릎 관절의 중심을 isocenter에 위치시키고 고정한다.

④ scout 촬영은 검사 부위 무릎 관절 전체가 충분히 포함되도록 설정하여 스캔하며 frontal projection과 lateral projection 모두 스캔한다.

⑤ 무릎을 편 상태에서 아래 다리를 편 상태에서 편하게 자세를 유지하되 움직이지 않도록 안내한다. 스캔 범위는 무릎 관절 전체가 포함되도록 설정하고 스캔한다. 스캔 시 일반적으로 뼈 알고리즘(bone algorithm)을 적용하며 스캔방식은 나선형(helical) 스캔모드를 적용한다.

(3) Scan parameters

Patient Position (Orientation)	Supine & Feet first		
	kVp	120	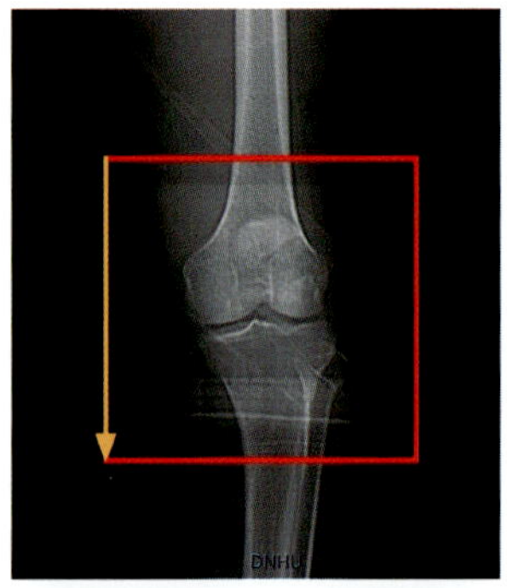 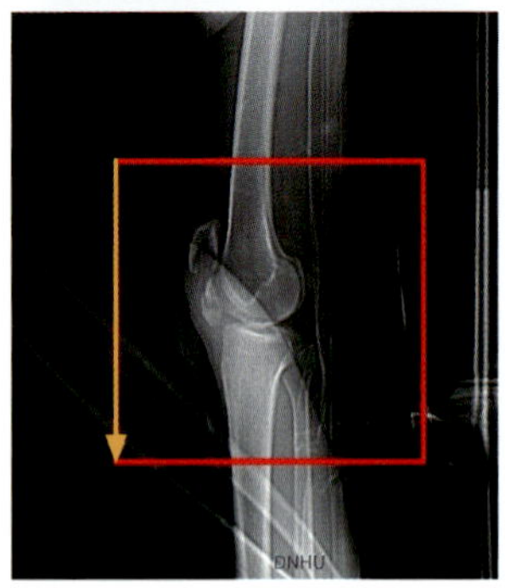
	mA	20	
	Tube position(Scout plan)	AP, Lateral	
	Length(mm)	300~512	
	kVp	120	
	mA	100~350	
	rotation time(s)	1.0	
	Eff. mAs	100~130	
Prescan	Dose modulation	-	
	Scan type	Helical	
	Algorithm	Bone	
	Window W/L	1,000~1,500/200~300	
	DFOV(mm)	150~250	
	Direction	Cranial-caudo	
	Slice Thickness / Increment(mm)	2~3/2~3	
Flow rate : Total	Delay time 70sec	2~3ml/s : 80~100ml	

Contrst	kVp	120	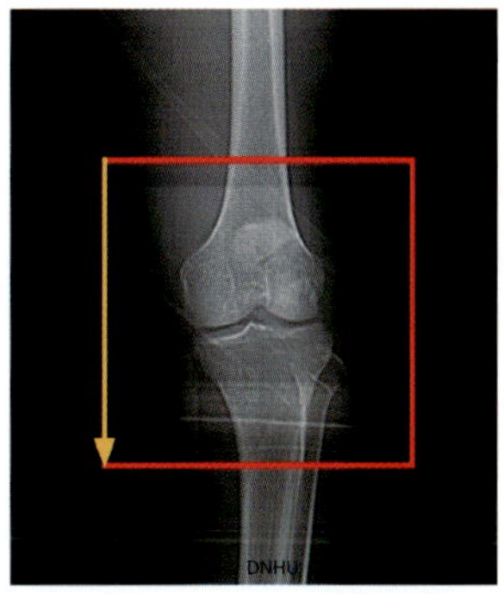
	mA	100~350	
	rotation time(s)	1.0	
	Eff. mAs	100~130	
	Dose modulation	-	
	Scan type	Helical	
	Algorithm	Standard	
	Window W/L	350/40	
	DFOV(mm)	100~150	
	Direction	Cranial-caudo	
	Pitch Speed(mm/rot)	1	
	Slice Thickness / Increment(mm)	2~3/2~3	

(4) 영상 재구성

스캔 후 획득한 얇은 단면두께의 영상 또는 볼륨 데이터를 이용하여 coronal, sagittal, oblique plane 등의 MPR 영상, VRT 영상 등으로 재구성하여 전송한다.

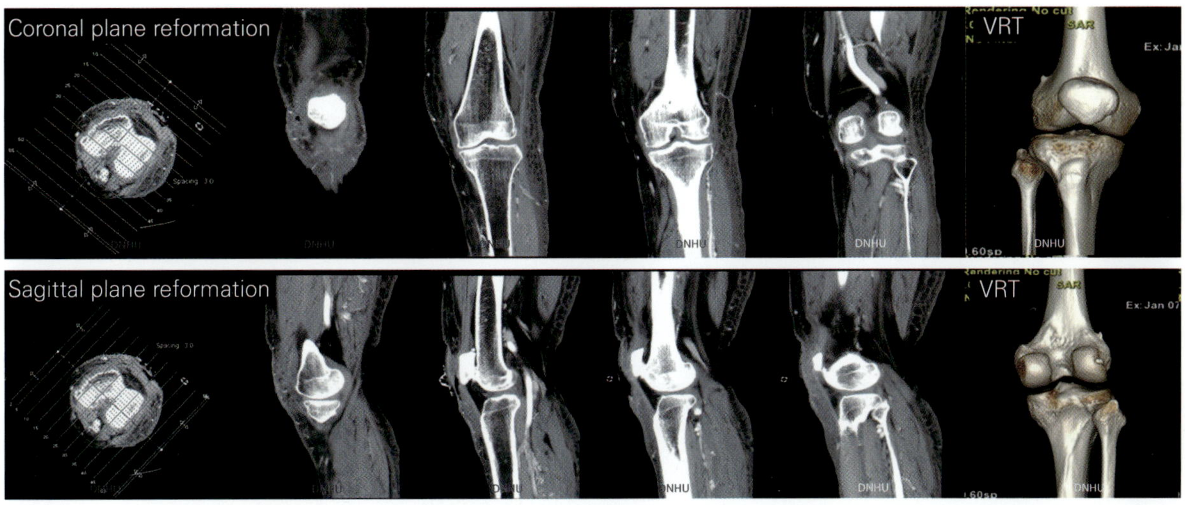

그림 2-73 | Knee CT 재구성 영상

(5) 영상창 설정(Window setting)

표 2-22 | Window setting

	Window Width (W.W)	Window Level (W.L)
뼈 설정	1,000~1,500	200~300

7) Pelvis and Hip CT

(1) 검사목적

골반과 엉덩관절을 구성하는 뼈 구조의 골절과 탈구 그리고 인대 및 근육손상 등의 진단이 목적이다. 그 외 외상으로 인한 골절, 선천성 골 질환 평가, 만성 질환의 변화를 관찰하고 추적하며 내부 출혈 등의 합병증을 확인이 목적이다.

(2) 검사 방법

① 검사 시 가능한 하의를 벗고 검사복으로 갈아입고, 골반 주변의 액세서리를 제거하며 임신 가능성을 확인한다. 조영제를 사용하는 경우 금식 여부 확인이 필요하며, 일반적으로 6시간 이상 금식을 시행하고 만일 복용하는 약이 있을 경우는 투약 후 검사를 시행한다(단, 금식은 환자의 상태와 병원 정책에 따라 상이함).

② 조영제 주입 검사 시행 시 검사 전 GFR 검사 수치확인 후 정상범위에 해당하는 경우에만 검사를 시행한다. 조영제 주입을 위해 18 guage needle을 권장하며 반드시 조영제 사용 동의서(permission consent form) 확인 후 검사를 시행한다.

③ 검사 테이블에 바로누운 자세(supine position), feet first로 위치시키고 검사 부위 골반 중심을 isocenter에 위치시키고 고정한다.

④ scout 촬영은 검사 부위 골반 전체가 충분히 포함되도록 설정하여 스캔하며 frontal projection과 lateral projection 모두 스캔한다.

⑤ 바로누운 자세에서 무릎 관절을 편 상태에서 편하게 자세를 유지하되 움직이지 않도록 안내한다. 스캔 범위는 무릎 관절 전체가 포함되도록 설정하고 스캔한다. 스캔 시 일반적으로 뼈 알고리즘(bone algorithm)을 적용하며 스캔방식은 나선형(helical) 스캔모드를 적용한다.

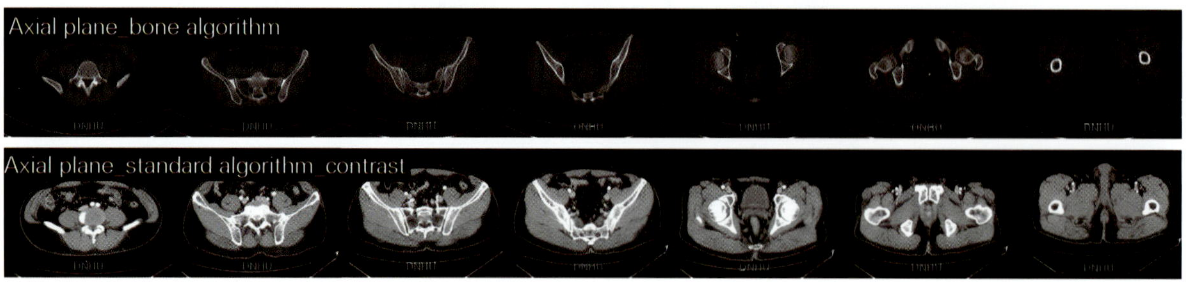

그림 2-74 | Pelvis and Hip CT 스캔 영상

(3) Scan parameters

Patient Position (Orientation)	Supine & Feet first		
Prescan	kVp	120	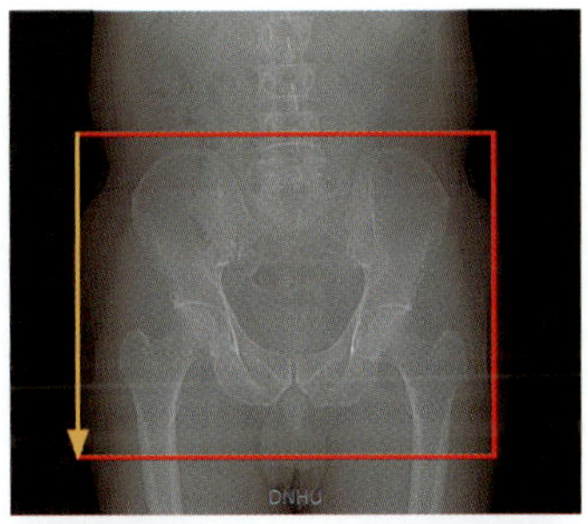 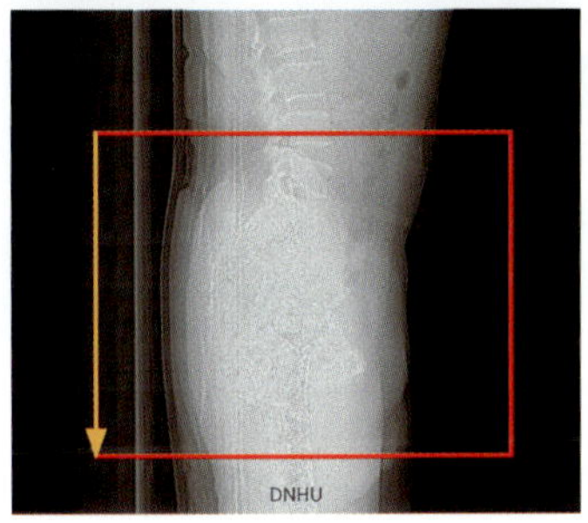
	mA	20	
	Tube position(Scout plan)	AP, Lateral	
	Length(mm)	400~512	
	kVp	120	
	mA	150~550	
	rotation time(s)	1.0	
	Eff. mAs	150~200	
	Dose modulation	–	
	Scan type	Helical	
	Algorithm	Bone	
	Window W/L	1,000~1,500/200~300	
	DFOV(mm)	150~150	
	Direction	Cranial-caudo	
	Slice Thickness / Increment(mm)	2~3/2~3	
Flow rate : Total	Delay time 70sec	2~3ml/s : 80~100ml	
Contrst	kVp	120	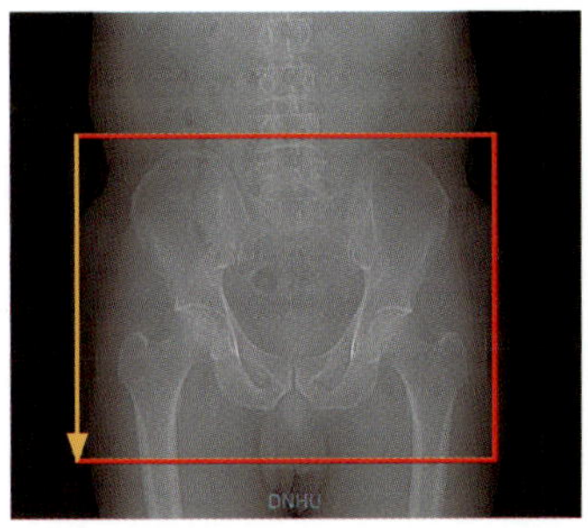
	mA	150~550	
	rotation time(s)	1.0	
	Eff. mAs	150~200	
	Dose modulation	–	
	Scan type	Helical	
	Algorithm	Standard	
	Window W/L	350/40	
	DFOV(mm)	100~150	
	Direction	Cranial-caudo	
	Pitch Speed(mm/rot)	1	
	Slice Thickness / Increment(mm)	2~3/2~3	

(4) 영상 재구성

스캔 후 획득한 얇은 단면두께의 영상 또는 볼륨 데이터를 이용하여 coronal, sagittal, oblique plane 등의 MPR 영상, VRT 영상 등으로 재구성하여 전송한다.

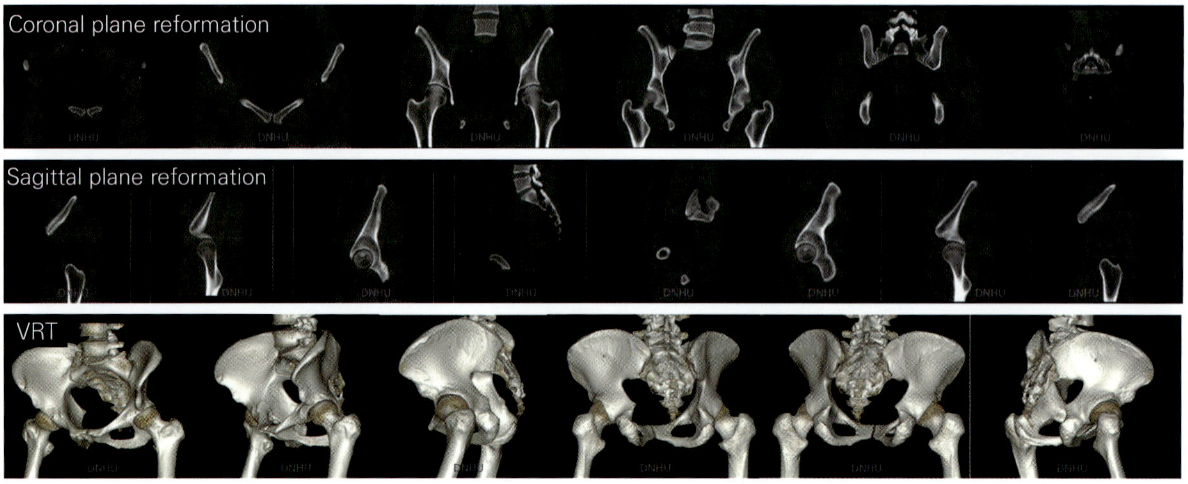

그림 2-75 | Pelvis and Hip CT 재구성 영상

(5) 영상창 설정(Window setting)

표 2-23 | Window setting

	Window Width (W.W)	Window Level (W.L)
뼈 설정	1,000~1,500	200~300

8) Upper extremity angio CT

(1) 검사목적

위팔 부위 동맥 혈관에서 발생한 동맥자루(aneurysm), 동정맥 기형(arteriovenous malformation), 혈전(thrombus), 혈관 협착 및 폐쇄 등과 같은 혈관성 질환을 진단하고, 혈관의 위치, 크기, 분기 패턴 등을 평가한다. 또한, 혈관 확장술과 스텐트 삽입술, 혈관 성형술 등 중재적 시술 필요 여부를 결정하고, 이에 따라 치료 계획 목적으로 시행된다.

(2) 검사 방법

① 검사는 상의를 검사복으로 갈아입고 검사 부위 주변의 액세서리를 제거하며 임신 가능성을 확인한다. 조영제를 사용하는 경우 금식 여부 확인이 필요하며, 일반적으로 6시간 이상 금식을 시행하고 만일 복용하는 약이 있을 경우는 투약 후 검사를 시행한다(단, 금식은 환자의 상태와 병원 정책에 따라 상이함).

② 조영제 주입 검사 시행 시 검사 전 GFR 검사 수치확인 후 정상범위에 해당하는 경우에만 검사를 시행한다. 조영제 주입을 위해 18 guage needle을 권장하며 반드시 조영제 사용 동의서(permission consent form) 확인 후 검사를 시행한다.

③ 검사 테이블에 바로누운 자세(supine position)에서 feet first 또는 Head first로 위치시킨다. 팔은 머리 위로 향하게 하고 받침대 위에 올려놓고 고정한다. 정중시상면(median sagittal plane) 기준 좌우대칭을 확인한 후 검사 부위의 측면을 isocenter에 위치시킨다. 복장뼈 중앙을 스캔 시작 부위로 설정 후 landmark 한다.

④ scout 촬영은 검사 부위 전체가 충분히 포함되도록 설정하여 스캔하며 frontal projection과 lateral projection 모두 스캔한다.

⑤ 스캔은 기관 분기부(carina) 상부에서 손가락 끝까지 상지 전체가 포함되도록 검사 영역을 설정하고 검사 중 움직이지 않도록 안내 후 스캔을 시작한다. 스캔 방향은 다리에서 머리방향(caudocranial direction)으로 한다. 조영제 주입은 약 4 cc/sec, 120~150 cc를 주입하고, 동맥상의 경우 40초 전후에 스캔하고, 임상소견에 따라 지연상 등의 검사도 추가 시행한다. 일반적으로 표준 알고리즘(standard algorithm)을 사용하게 되며 3D 작업을 위해 추가로 soft algorithm을 적용하여 재구성한다.

(3) Scan parameters

Patient Position (Orientation)	Supine & Head first		
Prescan	kVp	120	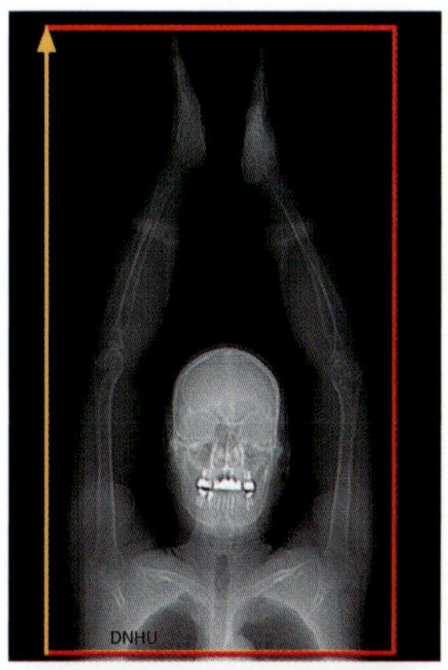 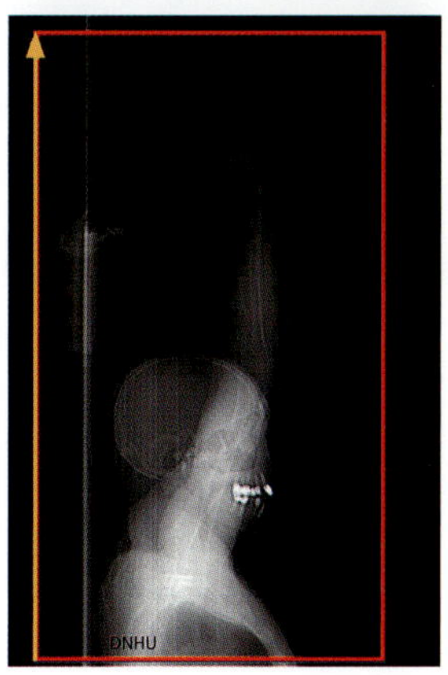
	mA	20	
	Tube position(Scout plan)	AP, Lateral	
	Length(mm)	1,000~1,024	
	kVp	100	
	mA	100~340	
	rotation time(s)	0.5	
	Eff. mAs	120~140	
	Dose modulation	kV, mA modulation	
	Scan type	Helical	
	Algorithm	Standard	
	Window W/L	300~400/30~40	
	DFOV(mm)	370~430	
	Direction	caudocranial	
	Slice Thickness / Increment(mm)	3/3	
	Pitch Speed(mm/rot)	1 & High pitch	

Flow rate : Total		4 ml/s : 130~150 ml	
Bolus Tracking	ROI	Ascsending Aorta	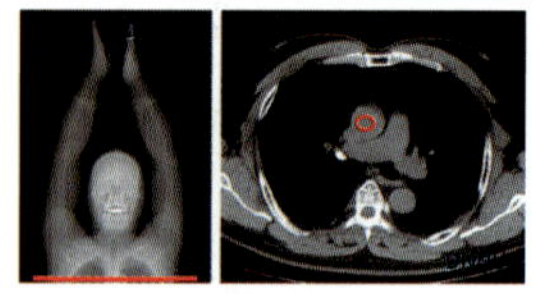
	Auto trigger level	Carina	
Artery	Delay time	10 sec	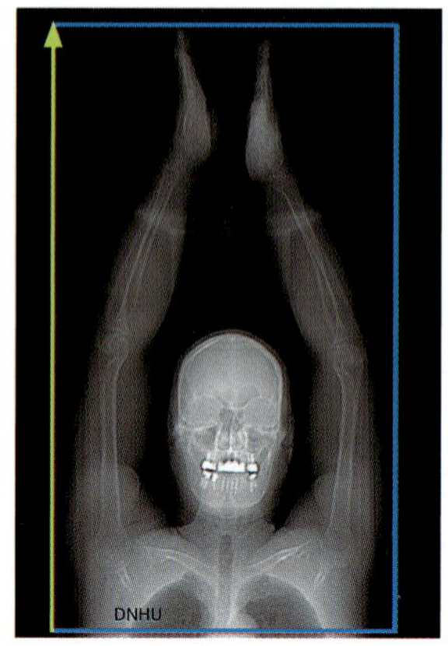
	kVp	100	
	mA	100~340	
	rotation time(s)	0.5	
	Eff. mAs	120~140	
	Dose modulation	kV, mA modulation	
	Scan type	Helical	
	Algorithm	Standard, Soft	
	Window W/L	300~400/30~40	
	DFOV(mm)	370~430	
	Direction	caudocranial	
	Pitch Speed(mm/rot)	1 & High pitch	
	Slice Thickness / Increment(mm)	3/3	
120 sec Delay	Delay time	contrast media injection total time 2min	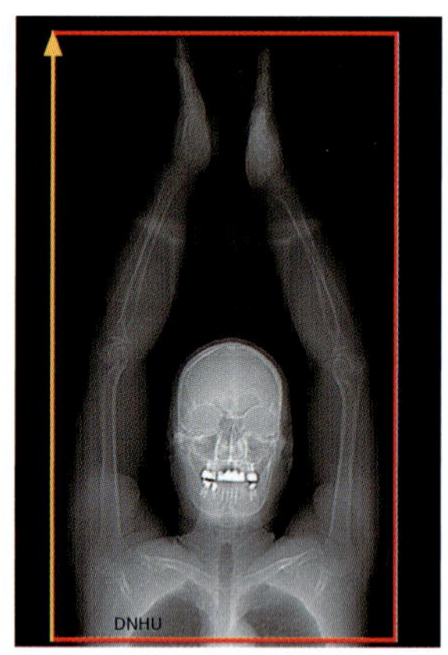
	kVp	120	
	mA	100~340	
	rotation time(s)	0.5	
	Eff. mAs	120~140	
	Dose modulation	kV, mA modulation	
	Scan type	Helical	
	Algorithm	Standard	
	Window W/L	300~400/30~40	
	DFOV(mm)	370~430	
	Direction	caudocranial	
	Pitch Speed(mm/rot)	1 & High pitch	
	Slice Thickness / Increment(mm)	3/3	

(4) 영상 재구성

스캔 후 획득한 얇은 단면두께의 영상 또는 볼륨 데이터를 이용하여 coronal, sagittal, oblique plane 등의 MPR 영상, VRT 영상 등으로 재구성하여 전송한다.

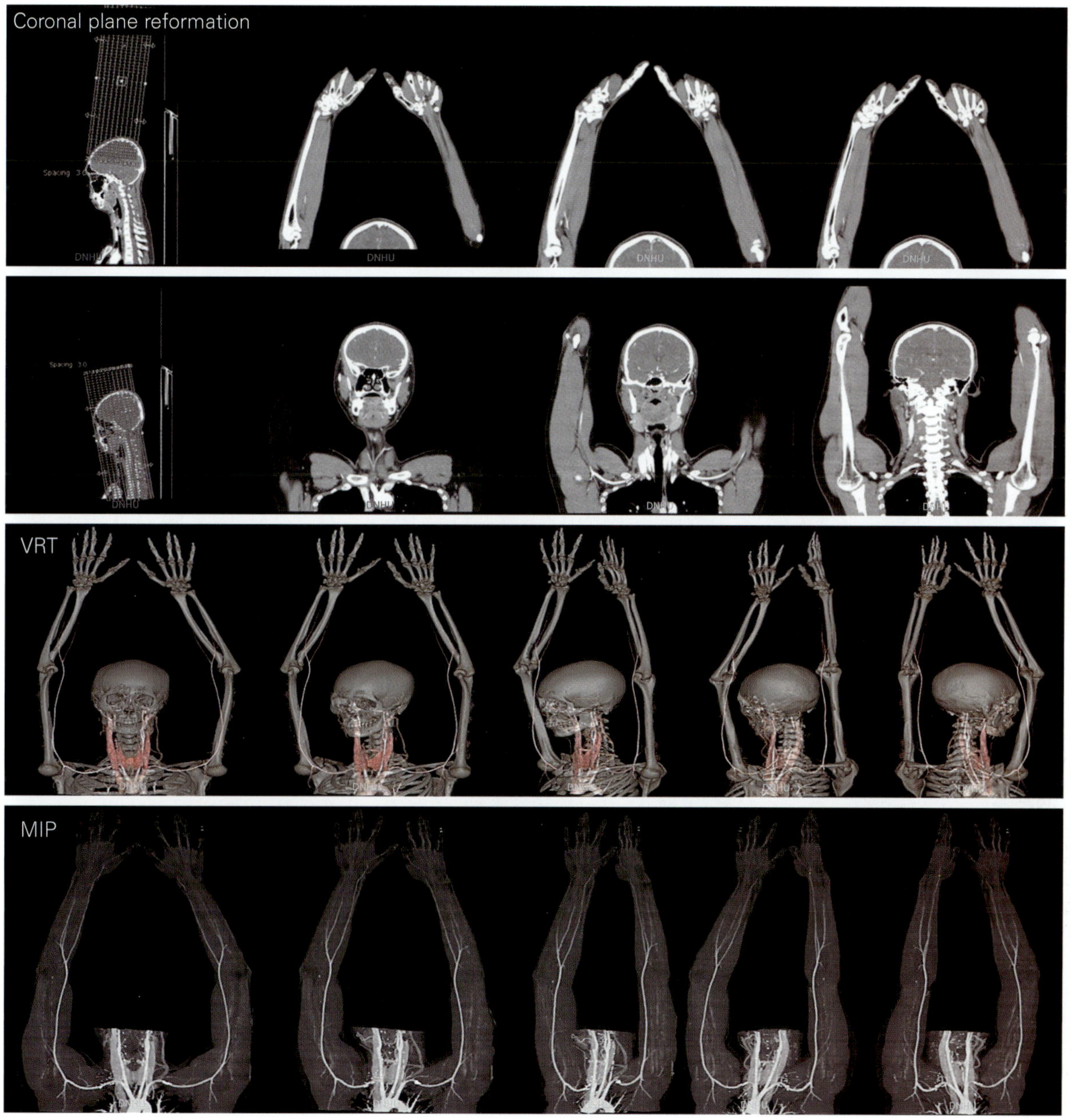

그림 2-76 | Upper extremity angio CT 재구성 영상

9) Lower extremity angio CT

(1) 검사목적

주로 하지동맥의 말초동맥질환(PAD, Peripheral Artery Disease)으로 인한 혈관의 협착이나 폐쇄를 영상화하여 진단하고 동맥자루, 동맥의 기형과 같은 혈관 이상을 평가한다. 또한, 혈관 확장술과 스텐트 삽입술, 혈관성형술 등 중재적시술 필요 여부를 결정하고, 이에 따라 치료 계획 목적으로 시행된다.

(2) 검사 방법

① 검사는 상, 하의를 검사복으로 갈아입고 검사 부위 주변의 액세서리를 제거하며 임신가능성을 확인한다. 조영제를 사용하는 경우 금식 여부 확인이 필요하며, 일반적으로 6시간 이상 금식을 시행하고 만일 복용하는 약이 있을 경우는 투약 후 검사를 시행한다(단, 금식은 환자의 상태와 병원 정책에 따라 상이함).

② 조영제 주입 검사 시행 시 검사 전 GFR 검사 수치확인 후 정상범위에 해당하는 경우에만 검사를 시행한다. 조영제 주입을 위해 18 guage needle을 권장하며 반드시 조영제 사용 동의서(permission consent form) 확인 후 검사를 시행한다.

③ 검사 테이블에 바로누운 자세(supine position)에서 feet first로 위치시킨다. 팔은 머리 위로 향하게 하고 받침대 위에 올려놓는다. 정중시상면(median sagittal plane) 기준 좌우대칭을 확인한 후 검사 부위의 측면을 isocenter에 위치시킨다. 가로막을 스캔 시작 부위로 설정 후 landmark 한다.

④ scout 촬영은 검사 부위 전체가 충분히 포함되도록 설정하여 스캔하며 frontal projection과 lateral projection 모두 스캔한다.

⑤ 스캔은 콩팥의 상부에서 발가락 끝까지 하지 전체가 포함되도록 검사 영역을 설정하고 검사 중 움직이지 않도록 안내 후 스캔을 시작한다. 스캔 방향은 머리에서 다리방향(craniocaudal direction)으로 한다. 조영제 주입은 약 4 cc/sec, 120~150 cc를 주입하고, 동맥상의 경우 40초 전후에 스캔하고, 임상소견에 따라 지연상 등의 검사도 추가 시행한다. 일반적으로 표준 알고리즘(standard algorithm)을 사용하게 되며 3D 작업을 위해 추가로 soft algorithm을 적용하여 재구성한다.

(3) Scan parameters

Patient Position (Orientation)	Supine & Feet first		
Prescan	kVp	120	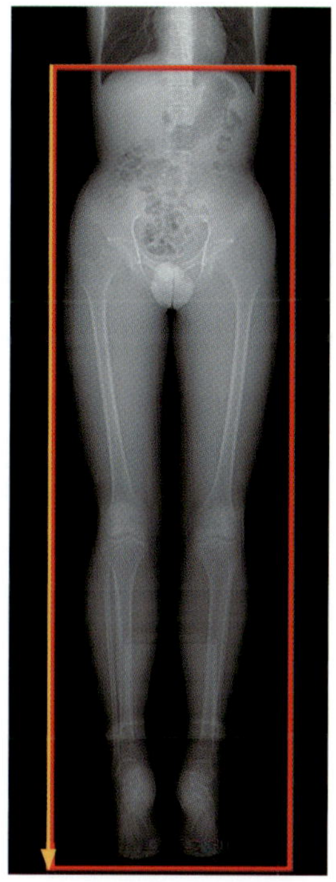
	mA	20	
	Tube position(Scout plan)	AP, Lateral	
	Length(mm)	1,350~1,500	
	kVp	100	
	mA	100~340	
	rotation time(s)	0.5~0.7	
	Eff. mAs	120~140	
	Dose modulation	kV, mA modulation	
	Scan type	Helical	
	Algorithm	Standard	
	Window W/L	300~400/30~40	
	DFOV(mm)	370~430	
	Direction	craniocaudal	
	Slice Thickness / Increment(mm)	3/3	
	Pitch Speed(mm/rot)	1	
Flow rate : Total		4 ml/s : 130~150 ml	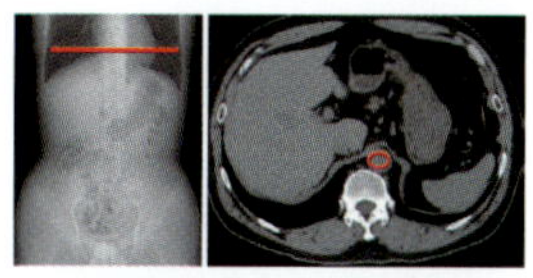
Bolus Tracking	ROI	Descending Aorta	
	Auto trigger level	Carina	
Artery	Delay time	15 sec	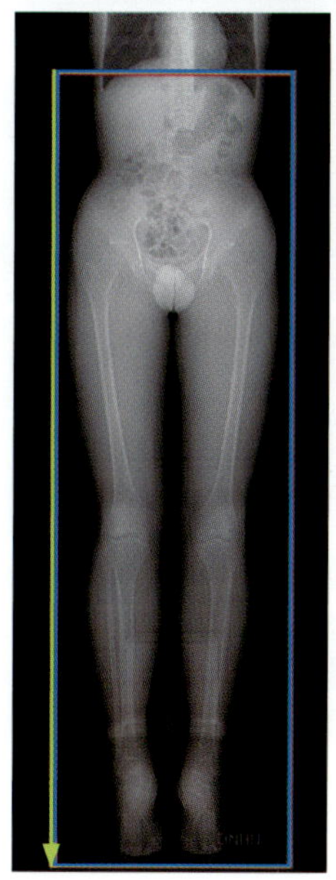
	kVp	100	
	mA	100~340	
	rotation time(s)	0.5~0.7	
	Eff. mAs	120~140	
	Dose modulation	kV, mA modulation	
	Scan type	Helical	
	Algorithm	Standard, Soft	
	Window W/L	300~400/30~40	
	DFOV(mm)	370~430	
	Direction	craniocaudal	
	Pitch Speed(mm/rot)	1 & High pitch	
	Slice Thickness / Increment(mm)	3/3	

150sec Delay	Delay time	contrast media injection total time 2min 30sec	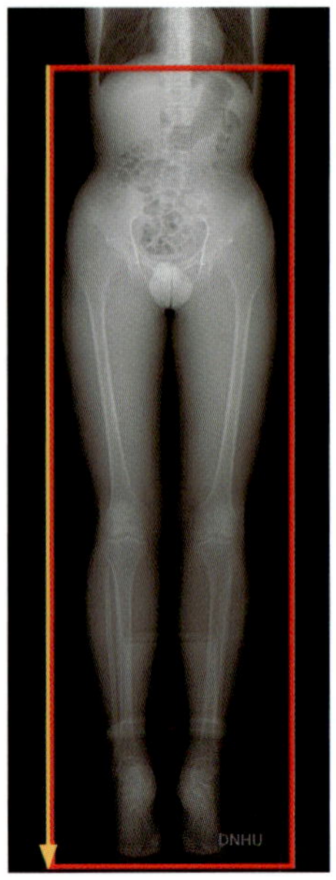
	kVp	120	
	mA	100~340	
	rotation time(s)	0.5~0.7	
	Eff. mAs	120~140	
	Dose modulation	kV, mA modulation	
	Scan type	Helical	
	Algorithm	Standard	
	Window W/L	300~400/30~40	
	DFOV(mm)	370~430	
	Direction	craniocaudal	
	Pitch Speed(mm/rot)	1 & High pitch	
	Slice Thickness / Increment(mm)	3/3	

(4) 영상 재구성

스캔 후 획득한 얇은 단면두께의 영상 또는 볼륨 데이터를 이용하여 coronal, sagittal, oblique plane 등의 MPR 영상, VRT 영상 등으로 재구성하여 전송한다.

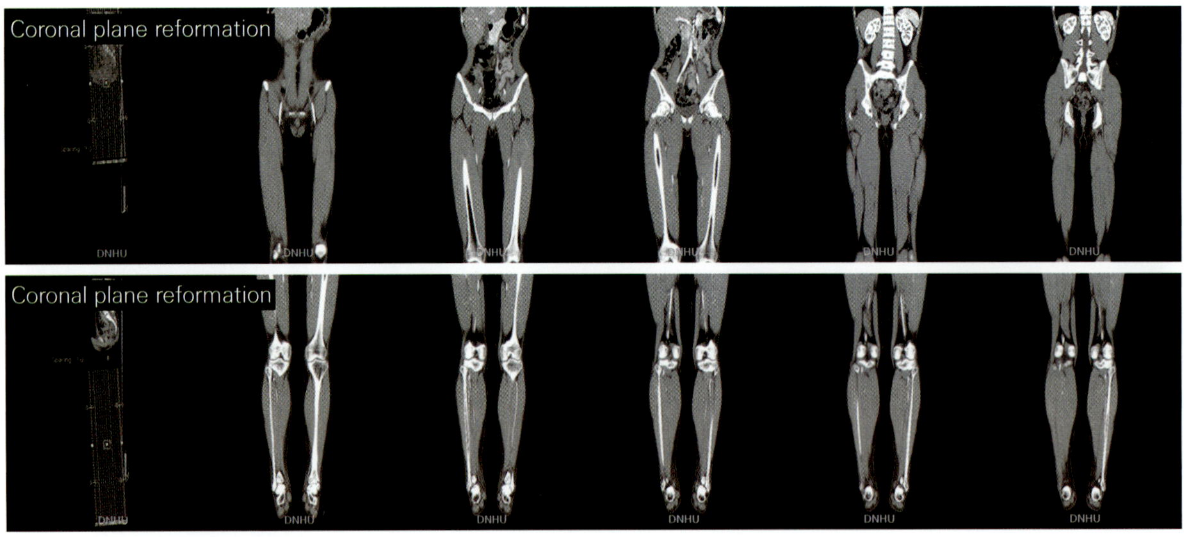

그림 2-77 | Lower extremity angio CT 재구성 영상

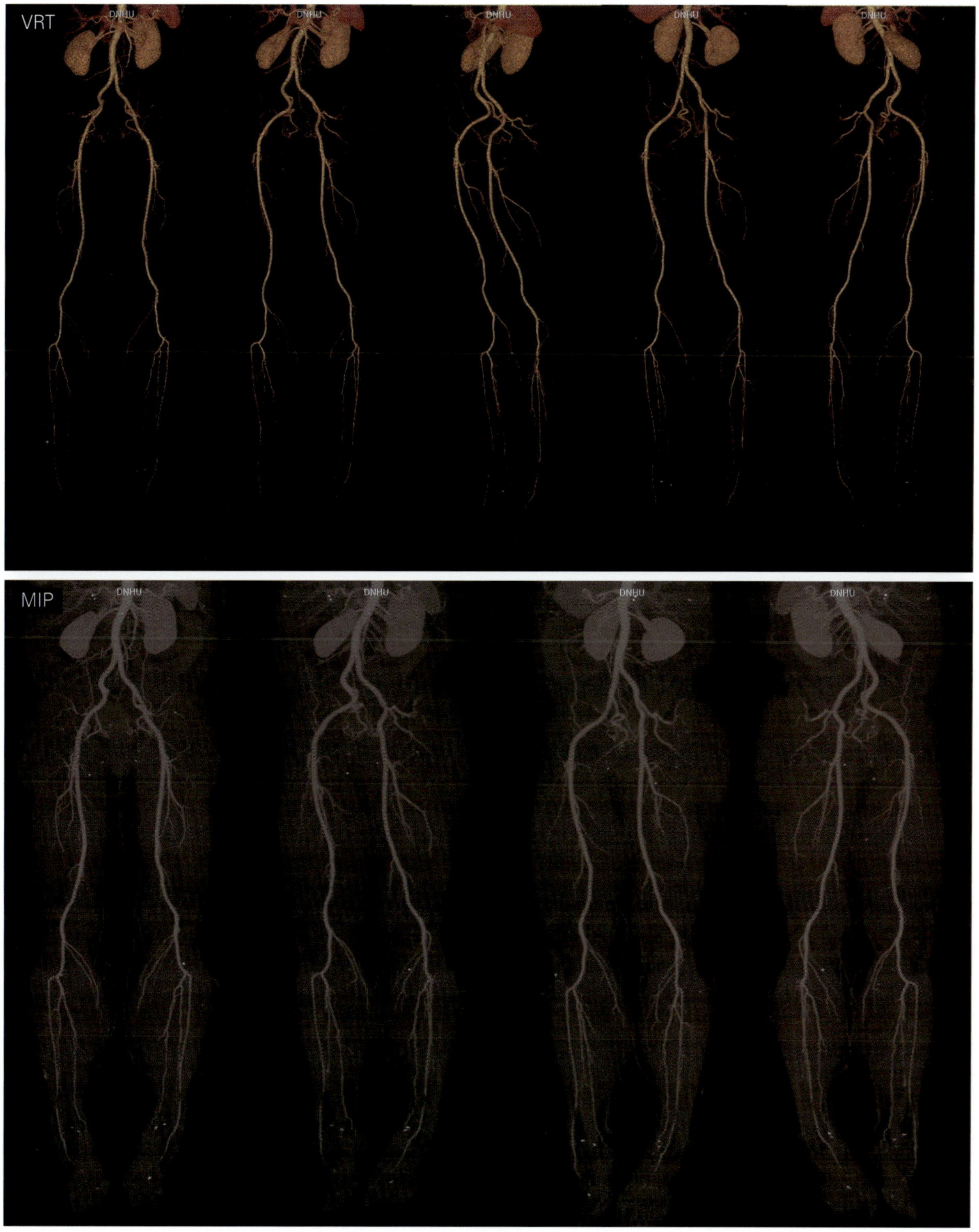

그림 2-78 | Lower extremity angio CT 재구성 영상

10) Scanography CT

(1) 검사목적

주로 성장 발달 문제나 정형외과적 문제를 평가 목적으로 소아의 비정상적인 양측 다리 길이를 비교하기 위해 시행된다.

(2) 검사 방법

① 검사는 하의를 검사복으로 갈아입고 검사 부위 주변의 액세서리를 제거하며 성인검사 시 임신가능성을 확인한다.

② 검사 테이블에 바로누운 자세(supine position)에서 feet first로 위치시킨다. 정중시상면(median sagittal plane) 기준 좌우대칭을 확인한 후 검사 부위의 측면을 isocenter에 위치시킨다.

③ scout 촬영만 시행하며 양측 엉덩 관절부터 발목 관절 전체가 포함되도록 스캔한다.

(3) Scan parameters

Patient Position (Orientation)	Supine & Feet first		
Topogram (Scout)	kVp	120	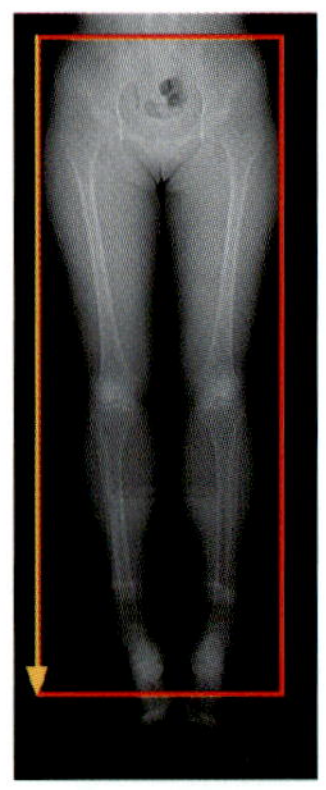
	mA	20	
	Tube position(Scout plan)	AP	
	Length(mm)	1,200	
	rotation time(s)	1.0	
	Direction	Cranial-caudo	

(4) 영상 재구성

넙다리뼈 머리 중앙과 융기사이 패임(intercondylar notch) 넙다리뼈의 중심을 지나 수직으로 연결한 선을 비교하여 넙다리뼈의 전체 길이를 측정하거나, 정강이뼈 중심을 지나는 선의 길이를 비교 측정한다.

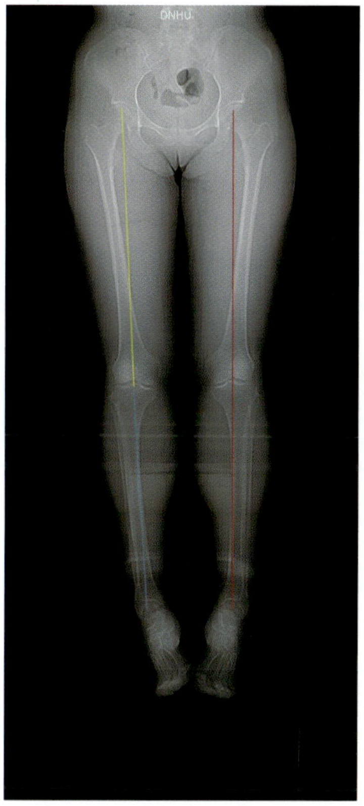

그림 2-79 | Scanography CT 스캔 영상

Chapter 03

CT장치 정도관리의 이해

CHAPTER

03 CT장치 정도관리의 이해

특수의료장비에 속하는 CT 장치의 성능평가는 미국 의학물리학자협회(AAPM, American Association of Physicists in Medicine)에서 제정한 "장치가 갖고 있는 능력에 대한 측정이다"를 기준으로 국내에서도 진단용 방사선 발생장치의 안전관리에 관한 규칙을 기준으로 CT장치의 성능관리와 검사를 시행하고 있다. 일반적으로 정도관리 평가는 장비의 신규 또는 이전 설치하는 경우 시행되는 사전검사, X선관을 교체하는 경우와 설치 후 3년 주기로 시행되는 정기검사가 있다. 그 외 매일, 3개월, 6개월 1년 주기로 점검을 시행해야 한다.

정기검사 항목으로는 Contrast scale, 공간분해능, 노이즈, 직선성, artifact, 피폭선량 등이 포함된다. 임상에서 시행하는 매일 점검 항목에는 테이블 이동 점검, 하드카피 장치의 작동 점검, 데이터 저장장치 작동 점검, 출력장치 성능관리, 조영제 주입기 작동 점검이 해당한다.

또한, 3개월 점검 항목에는 임상 영상 평가, 판독용 모니터 관리가 있으며, 6개월 점검 항목에는 환자 테이블 이동간격 정확도 시험, 관전압, 관전류 시험, 판독용 모니터 관리, AAPM 표준팬텀을 이용한 시험(물의 CT 감약계수, 노이즈, 균일도, 공간분해능, 대조도분해능, 슬라이스 두께, 인공물 유무)이 있다. 그리고 1년 점검 항목에는 CT number의 직선성, Scout localization view의 정확성, 영상에서의 측정치와 실제 측정치의 비교 평가, 판독대와 판독실 조도 측정, 환자피폭선량 피폭시험이 해당한다. 아래 표는 품질관리검사의 종류와 정도관리 항목, CT장치 품질관리 검사 기준이다.

표 3-1 | 품질관리검사의 종류

	서류검사	정밀검사
검사주기	1년	3년
검사의 방법	서류	현장출장검사
검사항목	1. 인력검사 2. 시설검사 3. 정도관리기록검사 4. 팬텀 영상검사	1. 인력검사 2. 시설검사 3. 정도관리기록검사 4. 팬텀영상검사 5. 임상영상검사
예외사항	신설장치검사의 경우 정도관리기록검사 및 임상영상검사를 제외한다. 정밀검사를 받은 경우는 당해 연도에 한하여 서류검사를 면한다.	

표 3-2 | **정도관리항목**

기 간	항 목
매일	테이블 이동점검, 하드카피장치의 작동점검, 데이터 저장장치의 작동점검, 조영제 주입기 작동점검
매주	판독대 청소, 환기, 온도, 소음 점검, 응급환자 구조용 시스템 점검, 응급중단스위치 작동점검
3개월	임상영상평가
6개월	환자테이블의 이동간격 정확도 시험, 관전압 시험, 관전류 시험, 표준팬텀을 이용한 시험
1년	CT number 직선성, 위치확인영상(Scout localization view)의 정확도 점검, 영상에서의 측정치와 실측정치의 비교평가, 판독대와 판독실의 조도측정, 환자피폭선량 측정시험

1) 매일점검항목

매일 점검 항목은 기본적으로 장치를 정상적으로 사용하기 위해 점검하는 항목들로 구성되어 있으며, 표기는 점검유무를 기준으로 O 또는 X로 기록하면 된다.

① 환자 테이블 이동 점검

환자 테이블 이동 기능의 오작동 여부를 점검한다.

② 하드카피장치의 작동 점검

하드카피장치의 오작동 여부를 점검한다.

③ 항온항습기 작동 점검

항온항습기의 오작동 여부를 점검한다.

④ 데이터 저장장치의 작동점검

데이터 저장장치의 오작동 여부를 점검한다.

⑤ 모니터 작동 점검

모니터의 오작동 여부를 점검한다.

⑥ 암실청소(필름 사용 시)

암실이 설치되어 있는 경우 암실을 매일 청소한다.

⑦ 현상기 성능관리(필름 사용 시)

현상기 성능관리를 매일 점검하고, 매월 한번 sensitometry필름을 얻어 보관한다.
(필름보관 항목)

⑧ 겐트리경사도 점검

겐트리 tilting기능이 정상적으로 작동하는지 점검한다.

⑨ 응급중단스위치 작동 점검

응급중단 스위치가 정상적으로 작동되는지 확인한다.

⑩ 조영제 주입기 작동 점검

조영제 주입기가 정상적으로 작동되는지 점검한다.

⑪ X선관 회전 소음 점검

X선관 회전 시 평상시보다 소리가 크거나 이상 소리가 있는지 확인한다.

2) 매주 점검 항목

매주 점검 항목은 기본적으로 장치를 정상적으로 사용하기 위해 점검하는 항목들로 구성되어 있으며, 표기는 점검유무를 기준으로 O 또는 X로 기록하면 된다.

① 판독대 청소

② 판독실의 조명, 환기, 온도, 소음점검

ㄱ. 판독실의 환경은 판독자에게 영향을 미치므로 정확한 판독을 위해 매우 중요한 공간이다.

ㄴ. 판독실의 적정 환경조건

ⓐ 판독실의 조명 : 직사광선이 완전히 차폐되어야 하며 가급적 간접조명으로 조도가 50 Lux 이하로 충분히 낮아야 한다.

ⓑ 판독실의 소음 : 다른 공간으로부터 격리되어 조용하고 편안하여야 한다.

ⓒ 판독실의 환기와 온도 : 창문의 차광으로 환기시설 및 온도조절 시설이 있어야 한다.

ⓓ 판독대의 밝기 : 판독대의 조명이 균등해야 하며 충분히 밝아야 하며 (참고치 : 7,000 Lux) 판독대의 표면에 인공물을 유발하는 착색이나 손상은 없어야 한다.

③ 응급환자의 구조용 시스템 점검

ⓐ 응급소생술 담당자가 선임되어 있어야 하고, 응급연락체계를 갖추어야 하며 그에 필요한 응급처치세트가 있어야 한다. 책임자는 응급소생술 교육을 필 하여야 한다.

ⓑ 검사자가 응급담당자를 파악하고 연락처를 알고 있어야 한다.

ⓒ 응급연락체계가 쉽게 눈에 잘 보이는 곳에 부착되어 있어야 한다.

ⓓ 응급처치 세트가 접근이 용이한 곳에 비치되어 있어야 하고 작동이 되어야 한다.

3) 3개월 항목

① 임상영상 평가 – 서식 보관항목

전속 또는 비전속 영상의학과 전문의가 임상영상평가를 3개월에 한 번씩 시행한다. 임상영상평가표 내용을 이용하여 검사하며 전신용의 경우 두부, 흉부, 복부검사를 각 한 건씩 검사한다. 환자번호, 환자이름과 촬영일시, 평가일시, 평가자의 이름 및 전문의 번호를 포함한 영상평가표(별첨)를 보관하며 정도관리기록표에는 검사유무를 O 또는 X로 표기하고 평가자의 서명 및 날인하여 기록한다. 단, 영상의학과전문의가 특수의료장비등록증명서에 등록되지 않은 의료기관의 경우 “해당없음”과 그 사유를 기재한다.

② 판독용 모니터 관리(LCD) - 서식 보관항목

판독용 모니터 관리 안내서를 참조한다.

4) 6개월 항목

① 판독용 모니터 관리(CRT)

서식 보관항목. 판독용 모니터 관리 안내서를 참조한다.

② 환자테이블 이동간격정확도 시험(Table incrementation accuracy) (6개월)

ⓐ 환자등가 하중(70-80kg)을 table에 가한 후 감광이 되지 않도록 싸여진 필름을 scannogram으로 30cm 스캔한다(30cm 스캔이 되지 않는 경우 30cm에 가까운 거리로 설정).

ⓑ 필름을 현상하여 감광이 된 부위의 거리를 측정한다.

ⓒ [300mm + beam thickness]와 실제 감광된 거리의 오차를 기록한다.

ⓓ Acceptance limit은 ± 2mm 이하이다.

ⓔ 측정한 필름은 보관한다.

ⓕ 보관 항목이다.

③ 관전압 시험

ⓐ 설정치와 측정치를 기록하고 백분율 표준오차를 기록하여야 하며 기준값은 120kVp +/- 10%이다(허용범위는 진단용방사선발생장치의 안전관리에 관한 규칙(보건복지부령)에 근거).

ⓑ 콘솔에 실제 출력값이 표시되는 기계의 경우 그 실제 출력값을 기록하면 된다. 그렇지 않은 경우 비접속형이나 접속형 기구를 사용하여 측정한다.

ⓒ 자체측정의 경우 측정기구의 모델명과 제조번호, 검사날짜를 기록하고 외주시에는 외주업체와 그 업체에서 발행한 공식결과보고서를 보관하여야 한다.

ⓓ 상기한 관전압을 기준값으로 설정이 불가능한 경우 가장 근접한 값으로 한다.

ⓔ 보관요구 및 기준적합 판단항목이다.

④ 관전류 시험

ⓐ 설정치와 측정치를 기록하고 백분율 표준오차를 기록하여야 하며 기준값은 200mA +/-15% (250mAs +/- 20%) 이다(허용범위는 진단용방사선발생장치의 안전관리에 관한 규칙(보건복지부령)에 근거).

ⓑ 콘솔에 지정한 관전류의 실제출력값이 나타나는 기계의 경우 그 실제 출력값을 기록하면 된다. 그렇지 않은 경우 접속형 기구를 사용하여 측정한다.

ⓒ 콘솔에 출력되는 관전류값이 표시되지 않거나 접속형 기구로 측정이 불가능한 경우에 한해서만 예외규정으로 mAs linearity 검사로 대신하고 비고란에 명기한다.

ⓓ 자체측정의 경우 측정기구의 모델명과 제조번호, 검사날짜를 기록하고 외주시에는 외주업체와 그 업체에서 발행한 공식결과보고서를 보관하여야 한다.

ⓔ 상기한 관전류을 기준값으로 설정이 불가능한 경우 가장 근접한 값으로 한다.
보관요구 및 기준적합 판단항목이다.

⑤ CT number 교정

팬텀에서 측정한 물의 CT값을 기록한다.
0 ± 7 HU 이내이어야 한다.

⑥ 표준팬텀을 이용한 시험 – 영상 보관항목

ⓐ 표준팬텀을 이용하여 6개월 마다 시행한다. 결과의 값을 점검표에 기재하고 전속 또는 비전속 영상의학과 전문의 평가자 서명 또는 날인

ⓑ 팬텀영상검사 영상을 보관한다

ⓒ 표준팬텀검사방법은 다음(CT 팬텀영상검사 안내서)에 자세히 설명되어 있다.

5) 1년 항목

① CT number의 직선성

ⓐ 표준팬텀의 직선성 검사 부위를 이용하여 측정한다.

ⓑ CT 스캔 면에 직각이 되도록, 그리고 스캔의 진행방향과 평행하도록 팬텀을 위치시킨다.

ⓒ CT 스캔의 중심부와 팬텀의 중심부를 일치시킨다.

ⓓ CT 감약계수의 직선성 측정부위를 스캔한다.

ⓔ 나일론(Nylon), 폴리에틸렌(Polyethylene), 폴리스틸렌(Polystyrene), 아크릴(Acrylic), 폴리카보네이트(Polycarbonate) 부위를 스캔한 영상에 ROI를 최대한으로 크게 설정하여 CT 감약계수를 측정한다.

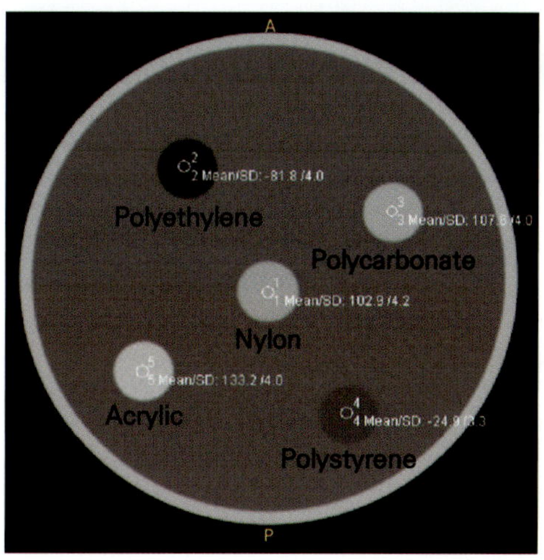

- 아크릴 : 110 to 130 HU(+120)
- 나일론 : 82 to 102 HU(+92)
- 폴리스틸렌 : -34 to -14 HU(-24)
- 폴리에틸렌 : -82 to -102 HU(-92)
- 폴리카보네이트 : 92 to 112 HU(+102)

그림 3-1 | CT number의 직선성

② **Scout localization view의 정확성**

ⓐ 18G needle를 90도로 cross하여 X자를 만들고 isocenter에 오도록 CT 테이블위에 두고 위치 확인 영상을 스캔한다.

ⓑ Long needle이 겹치는 부위가 선택 단면의 중앙에 오게 위치를 잡은 다음 3mm 단면두께로 스캔하고 axial mode(not spiral mode)로 1mm씩 table을 이동시켜 위아래로 각각 4 slice 씩 스캔하여 총 9 slice의 단면 영상을 획득한다.

ⓒ Axial 영상에서 정확히 겹치는 부위와 원래 기준지점과 slice 차이를 mm로 옮기면 오차가 된다.

ⓓ 기준점과 needle이 정확히 겹치는 부위와의 오차가 3mm 이상이면(즉, 3slice 이상이면) 교정이 필요한 것으로 한다(acceptance limit: +/- 3mm).

ⓔ 검사영상은 필름으로 보관한다(보관요구 항목이다).

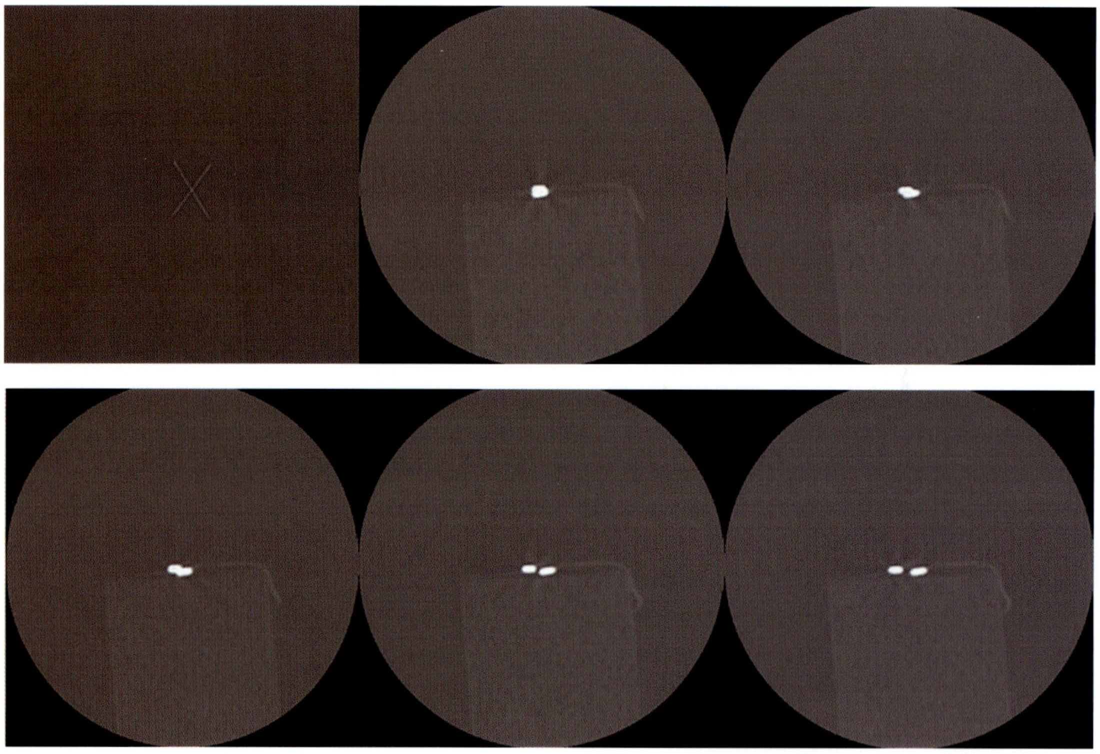

그림 3-2 | Scout localization view의 정확성

상단 영상은 왼쪽에서부터 scout view, needle이 서로 겹쳤을 때, 1mm벗어났을 때, 2mm 벗어났을 때의 사진이고, 하단도 왼쪽부터 3mm, 4mm, 5mm를 벗어났을 때의 영상이다.

③ **영상에서의 측정치와 실측정치의 비교평가**

ⓐ 표준 팬텀(Nuclear Associates 76-410 CT 팬텀)을 사용하여 측정한다.

ⓑ 거리측정은 아래의 그림 3-3[A]과 같이 표준 팬텀의 공간분해능 측정 영상에서 아크릴판의 직선부의 거리를 기준으로 하며, 실제 거리는 140mm이다.

ⓒ 거리측정의 기준치는 137mm에서 143mm 사이이다.

ⓓ 각도측정은 아래의 그림 3-3[B]와 같이 표준팬텀의 공간분해능 측정영상에서 MTF 측정용 Wire(철사줄)와 아크릴판 직선부의 양쪽 끝 부분을 연결하는 각도를 기준으로 하고 실제 각도는 140°이다.

ⓔ 각도측정의 기준치는 137°에서 143° 사이이다.

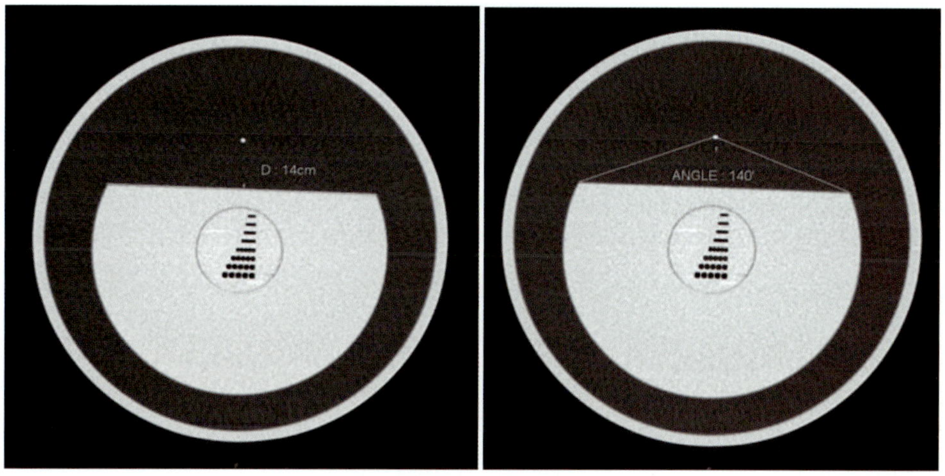

[A] [B]

그림 3-3 | 영상에서의 측정치와 실측정치의 비교평가

④ **판독대와 방의 조도 측정(PACS 사용 시 판독실의 조도측정만 시행)**

ⓐ 조도를 직접 기록한다.

ⓑ 판독대는 기준이 7,000Lux 이상이고 판독실의 조도는 50Lux 이하이다.

* 해당사항이 없는 경우 기재란에 '해당없음'으로 기재하고 반드시 그 사유를 기재할 것.

* 판독실의 조도 측정 항목은 PACS system을 운영 중인 경우에도 시행해야 함.

* 만약 판독을 의뢰하고 있는 경우는 판독 의뢰처의 '판독대와 판독실의 조도를 측정하고 결과를 기재해야 함.

⑤ **환자피폭선량 측정시험**

ⓐ 제조사의 자가 기준에 의한다.

ⓑ 자체측정의 경우 측정기구의 모델명과 제조번호, 검사날짜를 기록하고 외주시에는 외주업체의 업체명과 그 업체에서 발행한 공식결과 보고서를 보관하여야 한다.

ⓒ 기준적합 판단항목이다.

[별지 제4호 CT(1)서식]

CT 정도관리점검표(1)

2024년 8월

항목(점검주기) \ 점검일	1	2	3	4	5	6	7	8	9	10	11	12	13	14	15	16	17	18	19	20	21	22	23	24	25	26	27	28	29	30	31	조치사항 (조치일)	비고
매일 점검항목 (필름)																																	
테이블 이동 점검 (매일)																																	
하드카피장치의 작동 점검 (매일)																																	
데이터 저장장치 작동 점검 (매일)																																	
현상기 성능관리 (매일)																																PACS 사용	
조영제 주입기 작동 점검 (매일)																																	
매일 점검항목 (PACS)																																	
테이블 이동 점검 (매일)																																	
데이터 저장장치 작동 점검 (매일)																																	
조영제 주입기 작동 점검 (매일)																																	
매주 점검항목																																	
판독실의 조명, 환기, 온도, 소음 점검 (매주)																																	
응급환자 구조용 시스템 점검 (매주)																																	
응급 중단 스위치 작동 점검 (매주)																																	

※ 매일, 매주 점검은 점검계획서하에 실시 유무를 O, X로 표시한다.

※ 매일 점검항목은 필름과 PACS를 구분하여 표시한다.

점검자 성명 : ________________ (인)

관리자 성명 : ________________ (인)

해당 년도, 월을 기록하고 항목별로 검사를 시행한 경우(○), 시행을 하지 않은 경우(X)로 기재한다.

[별지 제4호 CT(2)서식]

CT 정도관리점검표(2)

년

월 항목 (참고치, 기준치) (점검주기)	1	2	3	4	5	6	7	8	9	10	11	12	조치사항 (조치일)	비고
임상영상평가(3개월)	평가자 (인) 전문의번호			평가자 (인) 전문의번호			평가자 (인) 전문의번호			평가자 (인) 전문의번호				평가유무/ 평가자표시
판독용 모니터 관리 (3개월, PACS)														평가대수 표시
환자테이블 이동간격 정확도시험 (beam thickness ± 2 mm 이하) (6개월)	측정치/설정치: mm/ mm 오차 0 mm						측정치/설정치: mm/ mm 오차 0 mm							필름보관
관전압 시험 (설정치와 측정치를 기록하고 백분율 평균오차를 기록 기준치:120 kVp ± 10% 안전관리규칙에 근거) (6개월)	1.측정치/설정치: / kVp 2.백분율평균오차 : % 3.시행날짜: 4.측정기구모델명과 제조번호 5.측정업체(외주시)						1.측정치/설정치: / kVp 2.백분율평균오차 : % 3.시행날짜: 4.측정기구모델명과 제조번호 5.측정업체(외주시)							기준적합 판단항목
관전류 시험 (지시치에 대한 백분율 평균오차를 기록 기준치: 200 mA ± 15% 또는 250 mAs ± 20% 안전관리규칙에 근거) (6개월)	1.측정치/설정치: / mA 2.백분율평균오차 : 3.시행날짜: 4.측정기구모델명과 제조번호 5. 측정업체(외주시)						1.측정치/설정치: / mA 2.백분율평균오차 : 3.시행날짜: 4.측정기구모델명과 제조번호 5. 측정업체(외주시)							기준적합 판단항목

※ 모니터는 평가대수를 점검표에 표시하고 각 모니터에 대하여 판독용 모니터의 정기점검표 양식에 따라 평가를 수행한다.
※ 자체측정의 경우 측정기구 모델명과 제조번호를 기록하고 외부기관 의뢰시에는 그 기관에서 발행한 결과 보고서를 비치한다.
※ 관전압과 관전류의 기준값으로 설정이 불가능한 경우 가장 근접한 값으로 한다.

점검자 성명 : ____________________ (인)

관리자 성명 : ____________________ (인)

[별지 제4호 CT(3)서식]

CT 정도관리점검표(3)

항목 (참고치, 기준치, 점검주기) 년도		결과		조치사항 (조치일)	비고
표준팬텀을 이용한 시험 (6개월)	시행일	평가자 (인) 전문의번호	평가자 (인) 전문의번호		팬텀영상 보관
	물의 CT감약계수(중심부에서 4×4cm cursor로 측정) (0±7 HU 이내)	HU	HU		
	노이즈(중심부에서 4×4cm cursor 측정) (5 HU 이내)	HU	HU		
	균일도(중심부와 주변부의 HU 차이를 기록) (중심부와 주변부간 5 HU 이내)	HU	HU		
	공간분해능(mm로 기록) (1.0mm 이하 식별가능)	mm	mm		
	대조도 분해능(mm로 기록) (6.4mm 이하 식별가능)	mm	mm		
	슬라이스 두께 (5mm와 10mm 측정 시 오차범위를 기록) (+1mm 이상, -1mm 이하)	mm/ mm	mm/ mm		
	인공물유무(유무로 표시) (인공물이 없어야 함)				

※ 표준팬텀을 이용하여 1년마다 시행하는 서류검사시 표준팬텀검사와 같은 방법으로 검사를 시행하고 결과를 표시한다.

점검자 성명 : ____________________ (인)

관리자 성명 : ____________________ (인)

[별지 제4호 CT(4)서식]

CT 정도관리점검표(4)

년도 / 항목 (참고치, 기준치, 점검주기)	시행 날짜	결과		조치사항 (조치일)	비고
CT Number직선성 (1년) 아크릴 : 110 to 130 HU 나일론 : 82 to 102 HU 폴리스틸렌 : −34 to −14 HU 폴리에틸렌 : −82 to −102 HU 폴리카보네이트 : 92 to 112 HU		아크릴	HU		
		나일론	HU		
		폴리스틸렌	HU		
		폴리에틸렌	HU		
		폴리카보네이트	HU		
Scout localization view의 정확성 (오차가 3mm 이상이면 교정 필요) (1년)			mm		필름보관
영상에서의 측정치와 실측정치의 비교 평가 (14cm와 140도 각도에 대한 오차를 기록) (1년)			mm 도		
판독대와 판독실 조도 측정 (조도를 직접측정기록) (참고치: 판독대 7,000 Lux 이상, 판독실 50 Lux 이하) (1년)			Lux Lux		
* 환자피폭선량 피폭시험 (제조사 제품의 자가기준값 표시 기록) (1년)		측정치 : 자가기준치 :	Gy Gy		기준적합 판단항목

※ 자체 측정의 경우 측정기구 모델명과 제조번호를 기록하고 외부기관 의뢰 시에는 그 기관에서 발행한 결과보고서 비치한다.

점검자 성명 : ____________________ (인)

관리자 성명 : ____________________ (인)

6) CT 팬텀 영상검사 방법과 기준

(1) 목적

- CT에서 영상의 질은 결국 인체의 미세한 구조를 어느 정도 명료하고 정확하게 영상으로 나타낼 수 있는가에 의해 좌우되며, CT 영상의 질을 결정하는 중요한 요소들로는 물질의 감약 정도를 표현하는 CT계수의 정확도, 공간분해능, 대조도분해능, 잡음특성, 인공물, 선량 등이라고 할 수 있다.
- 이러한 영상의 질을 결정하는 요소들을 객관적으로 평가함으로써 사진의 질이 적절한가를 평가하기 위한 것이 팬텀 영상검사의 목적이다.

(2) 표준 팬텀과 정도관리 기준

① 표준 팬텀은 CT 성능평가용 팬텀(모델 76-410, Nuclear Associates LTD., Carle Place, NY), AAPM(American association of physicists in medical) CT팬텀이다.

② 촬영조건은 48cm 또는 50cm의 조사야(Scan FOV: Field of View)와 25cm의 영상시야(display FOV)를 사용하고, 120kVp의 관전압, 250mAs의 노출 조건을 적용해야 하며 single slice scan(spiral scan이 아님)을 시행한다. 영상재구성은 standard reconstruction algorithm을 이용하도록 한다.

③ 장비의 구비 조건상 기본촬영조건을 정확히 준수할 수 없는 경우 가장 근접한 조건으로 검사하고 이를 팬텀영상촬영기록표 명시해야 한다.

④ 절편두께 측정을 제외한 모든 측정에서 10mm의 두께를 적용하며, 촬영할 때 장치별 또는 검사목적별 따로 적용하는 option은 가능한 배제하여 모든 장비가 동일한 조건에서 측정이 가능하도록 해야 한다. 측정오차의 감소를 위해 가능한 각 항목별 2회 이상 scan 한다.

⑤ CT 성능을 측정하는 항목으로는 물의 감약계수, 잡음, 균일도, 공간분해능, 대조도 분해능, 절편두께의 정확성, 인공물 유무, 중심선 정렬 등이 있다.

이 항목들에 규정한 합격기준은 각 장비회사에서 제공하는 protocol을 배제하고 국내 임상에서 실질적으로 사용되고 있는 조건을 채택함으로써, 현실에 맞지 않는 이론적이고 제시적인 장비의 성능이 아니라 실제 환자의 검사에서 반영되는 성능을 평가하고자 함에 있다.

(3) AAPM(American association of physicists in medical) 표준 CT팬텀

다음은 국내 설치된 CT 장치의 화질관리를 위한 표준 팬텀으로 많이 활용되고 있는 AAPM performance 팬텀에 대한 설명이다. 팬텀의 외관으로 팬텀 직경은 21.6cm이고 아크릴 재질의 원통형이며, 팬텀의 단면 블록은 CT number calibration 블록, 단면 두께 측정 블록, 공간분해능(고 대조도 분해능) 측정 블록, 대조도 분해능(저 대조도 분해능) 측정 블록으로 구성되어 있다. AAPM 팬텀을 이용하여 물의 CT number, 노이즈, 균일도, 중심선 정렬 측정은 팬텀의 가장자리 덮개 부분이며 안쪽에는 직경 0.6mm, 길이 8cm의 알루미늄 핀이 연결되어 있고 용기 안에 증류수를 가득 채운 상태에서 스캔하여 획득된 영상을 이용하여 평가한다. 그리고 단면 두께의 측정은 팬텀 장축 중앙부에 45° 각도로 기울어진 3개의 알루미늄 판이 일정 간격을 두고 고정되어 있는데 이 부분을 단면 스캔하여 측정한다. 다음은 공간분해능 측정 블럭으로 이 블럭은 크기가 다른 여러 구멍이 배열되어 있으며 각 구멍 사이는 5 mm이고 구멍의 직경은 1.75 mm, 1.5 mm, 1.25 mm, 1.00 mm, 0.75 mm, 0.6 mm, 0.50 mm, 0.4 mm로 구멍 사이의 거리는 각 구멍의 직경과 동일하며 이 블럭을 스캔하여 공간분해능을 측정한다. 다음 블럭은 직선성을 평가할 수 있는 블럭으로 블럭 안쪽에 지름 2.5 cm의 구멍에 폴리에틸렌, 폴리스틸렌, 나일론, 아크릴, 폴리카보네이트로 구성된 원 기둥 모양의 플러그가 삽입되어 있다. 이 물질 주변에 증류수를 가득 채운 후 단면영상으로 스캔하여 선감약계수와 CT number 상호간에 선형적인 상관관계를 평가한다. 마지막으로 대조도 분해능을 평가하는 블럭으로 아크릴 블럭 내에 서로 다른 크기를 갖는 6개의 구멍 2줄이 나란히 배열되어 있으며, 가장 큰 구멍이 25.4 mm, 그리고 19 mm, 12.7 mm, 9.5 mm, 6.4 mm, 3.2 mm로 위치별 작아지는 형태로 배열되어 있다. 또한 구멍 사이는 구멍 크기의 두 배의 거리로 떨어져 있으며 측정 시 이 구멍에는 조영제와 증류수를 희석한 용액을 주입하여 측정한다.

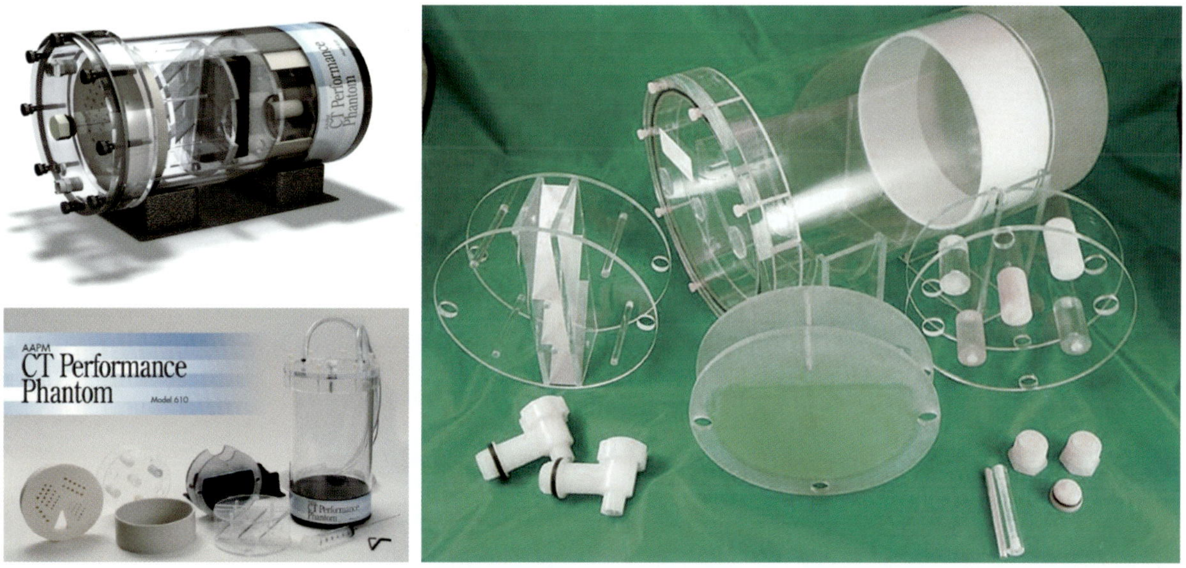

그림 3-4 | AAPM 표준팬텀

표 3-3 | 표준팬텀을 이용한 시험

2019. 7.

	항 목	합격기준
표준팬텀을 이용한 시험	물의 CT감약계수	0 ± 7 HU 이내
	노이즈	5 HU 이내
	균일도	중심부와 주변부간 5 HU 이내
	공간분해능(mm로 기록)	1.0 mm 이하 식별 가능
	대조도 분해능(mm로 기록)	6.4 mm 이하 식별 가능
	슬라이스 두께(5 mm와 10 mm 측정 시 오차범위를 기록)	±1 mm 이내
	인공물 유무	없어야 한다.

(4) 팬텀을 이용한 측정 및 분석 방법

① 물의 CT 감약계수와 노이즈 측정

Standard 재구성 알고리즘을 사용하여 물로 채워져 있는 CT number calibration block의 중앙부를 촬영한다. 다음의 그림과 같이 모니터에서 팬텀의 중앙에서부터 6시 방향으로 대략 1/4 지점에서 4cm×4cm의 사각형 cursor(6시 방향, A)를 설정한 후 장비 자체의 ROI analysis 기능을 이용하여 cursor 내의 평균 CT number와 CT number의 표준편차를 측정한다.

여기서 측정된 평균 CT number가 "물의 평균 CT number"가 되며 동시에 측정된 CT 계수의 표준편차가 "노이즈"가 된다. 측정값의 합격 기준은 물의 CT number의 경우 0±7HU 이내, 노이즈는 5HU 이내로 측정되어야 한다.

② 균일도 측정

물의 CT 감약계수와 노이즈 측정과 동일한 크기(4cm×4cm)의 ROI cursor를 12시 방향(B), 9시 방향(C), 3시 방향(D)에 그린다. 이때 중앙에서 주변부로 대략 2/3 지점에 위치시킨 후 ROI analysis로 각각의 CT 계수를 측정한다. 균일도의 경우 모든 방향에서 A 위치에서 측정된 평균 CT number와 5HU 이내로 측정되어야 한다.

*** 측정 기록하여 저장 및 제출용 자료는 다음과 같이 준비하도록 한다.**

스캔된 영상을 영상창의 window width를 300~400HU, window level을 0~+100HU 사이에서 영상이 선명하게 보이는 조건으로 조정하여 ROI가 없는 영상(검사조건 및 인공물 평가용), 4개의 ROI와 각각의 수치가 표기된 영상을 첨부한다. 만약 1개의 영상에 4가지 ROI를 모두 표현할 수 없는 경우 2개 이상의 영상에 나누어 첨부해도 무방하다.

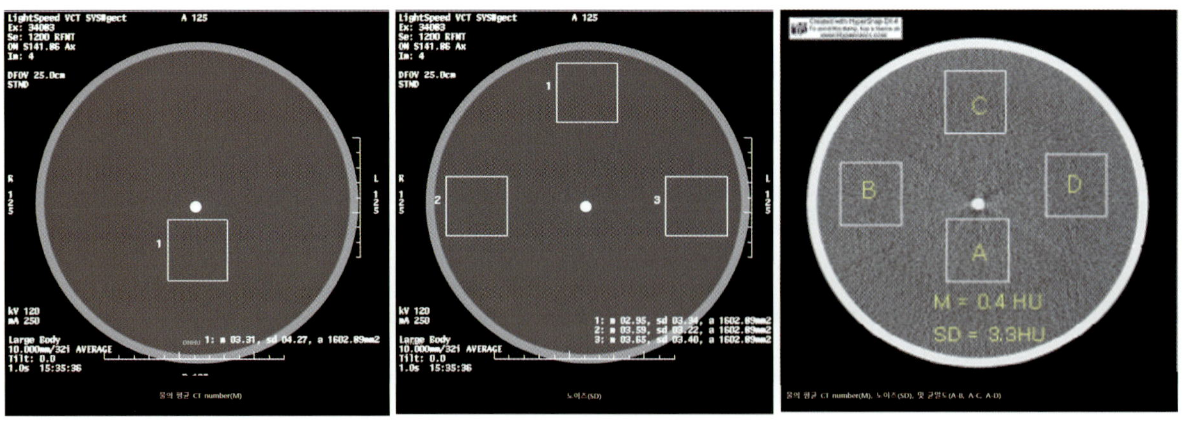

그림 3-5 | 물의 CT 감약계수, 노이즈 및 균일도 측정

③ 공간 분해능

- 공간 분해능 측정용 블록의 중앙부를 10mm 절편두께로 single slice scan 한다. 분석을 위해서는 얻어진 영상의 구멍 식별이 쉽도록 영상창의 폭과 높이를 조절한 후 모니터로부터 50cm 이상 떨어져서 식별이 가능한 구멍의 크기를 확인한다.
- 저장 및 제출용 자료는 다음과 같이 준비한다.
  스캔된 영상을 영상창의 window width를 300~400HU, window level을 -200~-100HU 사이에서 가장 작은 구멍들이 사라지지 않을 정도로 조정하여 저장한다.

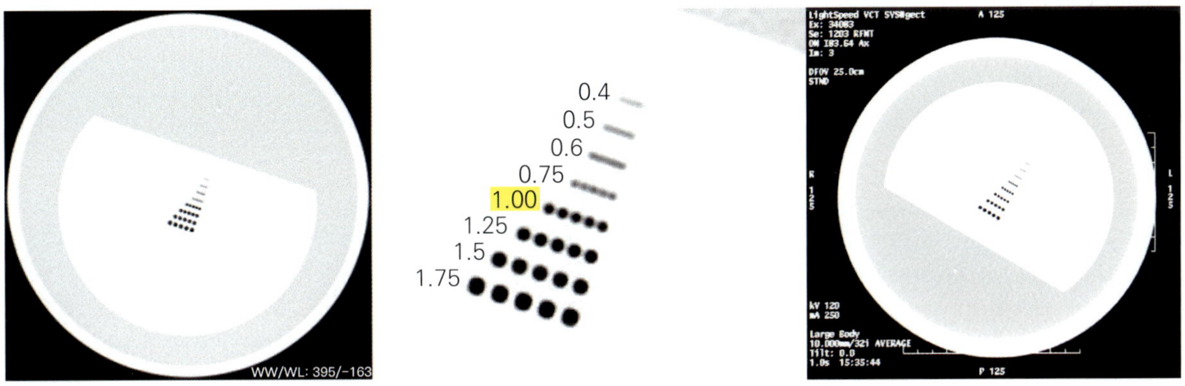

그림 3-6 | 공간 분해능

④ 대조도 분해능

- 대조도 분해능 측정용 블록의 중앙부를 10mm 절편두께로 single slice scan 한다.
- 아크릴과 구멍내용물 사이에 CT 감약계수차이가 10HU 이내이어야 하고 구멍내용물의 CT 감약계수가 아크릴보다 낮아야 한다(그림 3-7).
  이를 위하여 대조도 분해능 팬텀의 구멍에는 생리식염수와 조영제(300~370)를 110:1 내외로 혼합한 용액을 채우도록 한다. 예비로 스캔을 시행하여 구멍 내에서 측정된 용액의 감약계수가 낮으면 소량의 조영제를 추가하고 감약계수가 높으면 식염수를 추가하여 보정한다. 또한, 구멍 내부에는 공기가 없어야 한다.
- 분석을 위하여 팬텀 영상의 영상창의 폭을 300HU 이상으로 설정하고, 영상창의 높이를 조절하면서 모니터로부터 50cm 이상 떨어져서 시각적으로 구분이 가능한 가장 작은 크기의 구멍을 확인한다.
- 저장 및 제출용 자료는 다음과 같이 준비하도록 한다. 스캔된 영상을 영상창의 window width를 300~400HU, window level을 0~100HU 사이에서 구멍들이 잘 보이는 조건으로 조정하여 인화한다. 필름에 가장 큰 구멍 내용물과 아크릴의 HU를 같이 표시하여야 한다.

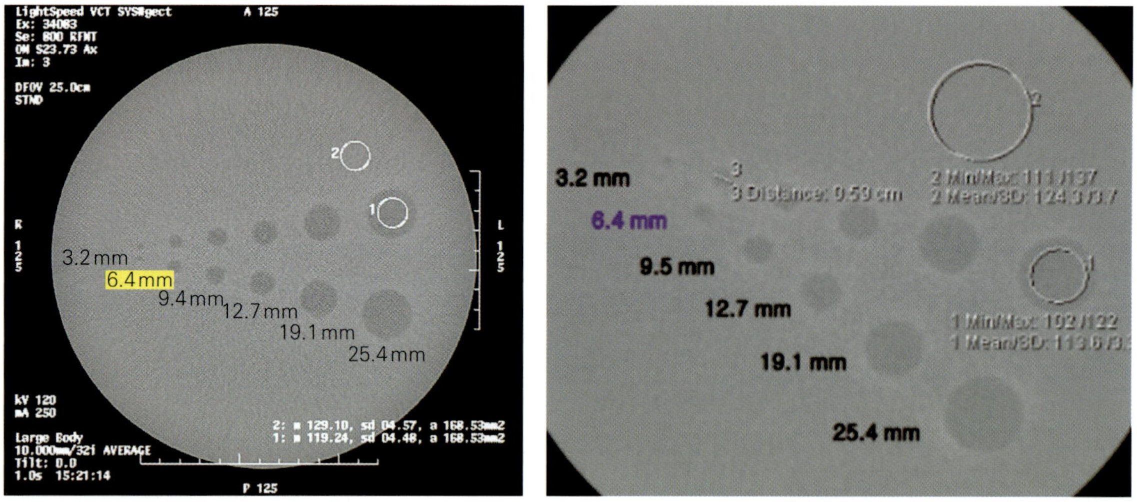

그림 3-7 | **대조도 분해능**

⑤ 절편 두께의 정확성

- 절편두께 삽입부위에서 장치 특성에 따라 5 mm와 10 mm slice 두께로 single slice scan을 한다. 분석방법은 콘솔에서 각 두께별로 팬텀의 중앙에 위치한 알루미늄 판의 section profile을 얻은 후 반치폭(Full Width at Half Maximum, FWHM)을 구하여 평가한다. 반치폭을 구할 수 없는 장치의 경우 모니터에서 중앙에 위치된 알루미늄 폭을 cursor를 이용하여 직접 측정한다.
- 반치폭을 수동으로 계산할 때에는 영상창의 window width를 300~400 HU, window level을 0~100 HU 사이로 조절한 상태에서 스캔된 직사각형의 긴 변에 수직으로 두께를 측정한다.
- 저장 및 제출용 자료는 다음과 같이 준비하도록 한다. 스캔된 영상을 영상창의 window width를 300~400 HU, window level을 0~100 HU 사이에서 알루미늄 판들이 잘 보이도록 저장한다. 10 mm 절편두께 영상 1개와 5 mm 절편두께 영상 1개를 저장한다.
- 반치폭을 구할 수 없는 장비는 캘리퍼를 이용하여 절편 두께를 측정하고 이를 영상 내에 표시된 보정용 자의 길이에 대한 reduction factor를 계산하여 실측치를 구한다.

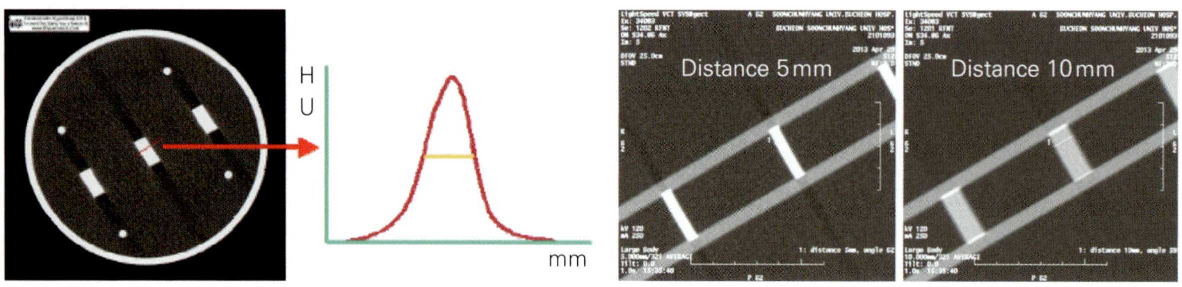

그림 3-8 | **절편 두께의 정확성**

⑥ 중심선 정렬 및 인공물 유무

- AAPM 팬텀의 검사 테이블 위에 올려놓고 laser beam alignment를 켠 후 중심선 정렬과 인공물 측정 블럭을 중앙에 위치시키고 스캔하여 영상을 획득한다. 영상에 Grid 혹은 Localizer를 설정한 후 핀 중앙부의 X, Y축 위치와 일치하는지 측정한다.

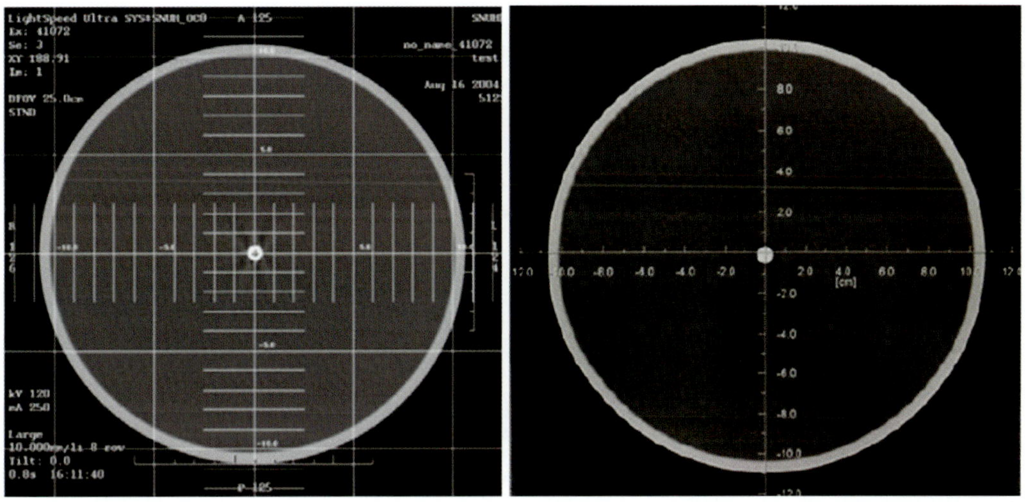

그림 3-9 | 중심선 정렬 및 인공물 유무

⑦ 인공물 유무

- 평가대상의 모든 영상을 육안으로 평가하였을 때 검사를 위한 팬텀의 중심과 받침대에서 발생하는 선속경화인공물(beam hardening artifact)을 제외한 인공물은 없어야 한다. 단 선속경화 인공물이 너무 심할 경우 부적합이 된다.
- 인공물은 장치 자체에서 발생하는 것뿐만 아니라 영상 처리과정에서 발생하는 모든 종류가 포함된다.
- 인공물의 예는 다음과 같다.
  - Ring artifact : CT 장치의 오류
  - 물의 density가 균일하게 보이지 않는 경우
    · 중심과 주변부의 density가 다르게 구현된 경우
    예) 선속경화로 인한 cupping이나 capping
  - 팬텀이 원형으로 보이지 않고 타원형이나 찌그러진 것처럼 구현되는 경우 등

(5) 팬텀영상검사 제출 방법

① 검사신청이 30일 이내에 촬영한 팬텀검사영상을 필름이나 CD(DICOM 영상)로 [별지 제 5호 서실]과 함께 제출해야 한다.

② **제출 방법**

- DICOM 영상 제출 시 : 검사 DB에 업로드
- 필름으로 제출방법 : hard copy로 14 × 17 inch로 2 × 1형식으로 제출하고 그 이하 크기의 필름으로 현상하는 경우 1 × 1형식으로 제출한다.

③ **팬텀/임상영상 soft copy 제출방법**

a. 저장방법

- DICOM 3.0 표준방식에 의해 저장한 파일을 제출한다.
- 제출영상에는 촬영기관, 촬영 기기명, 촬영날짜가 포함되어야 한다.
- 제출 팬텀 영상에는 모든 측정치가 포함되어 있어야 한다.
- DICOM 3.0 표준에 저장하지 않은 image file도 제출할 수 있으나 단, DICOM file이 아닌 경우 DICOM gateway를 사용하여 DICOM file로 변환한 경우 pixel spacing 정보를 포함하여야 하고 이에 따른 검사 시 발생할 수 있는 오차의 책임은 제출병원에 있다.

b. 검사 시 사용 viewer

- 대표적인 DICOM image viewer 로 검사한다(거리측정, window 조절이 가능한 viewer).
- 영품원 서버에는 대표적인 PACS 회사의 program을 설치하고 있으며 이 program으로 검사업무를 수행한다.
- JPEG의 제출에 관련한 사항 : DICOM file로 저장 시 측정된 측정치라 삭제되는 경우 JPEG file로 측정정치를 알아볼 수 있게 DICOM file과 JPEG file을 함께 제출할 수 있다.

(6) 제출 시 주의사항

- 각각의 영상에는 병원명칭, 장비명, 길이보정용 자, 촬영조건(kVp, mAs, image thickness, reconstruction kernel), 촬영일시 및 window setting 조건(window width/window level)이 표시되어 있어야 한다.
- Window width와 level은 공간분해능을 제외하고는 width는 300~400 HU, level은 0~100 HU으로 한다. 공간분해능의 경우 level은 -200~-100 HU으로 한다.
- ROI로 측정한 모든 CT값과 표준편차 그리고 ROI의 면적을 영상에서 직접 확인할 수 있어야 한다.
- 공간분해능 검사영상은 확대영상을 허용하지 않는다.
- 대조도분해능 검사영상의 경우 아크릴과 구멍내용물의 평균 CT감약계수가 10 HU 이내이어야 하고 각각의 CT값이 영상에 표기되어 있어야 한다.
- 슬라이스 두께 검사영상의 경우 5 mm와 10 mm 스캔에서 반치폭을 계산할 수 있는 장비에서는 반치폭의 수치가 표기되어 있어야 하고 반치폭을 계산하지 못하는 장치에서만 측정한 값이 영상에 표기되어 있어야 한다. 검사가 용이하게 확대한 영상을 보내는 것을 권장하며 2배 이하로 한다.

- Hard copy나 soft copy로 제출 시 모니터 상에서 측정한 수치나 ROI가 같이 출력되거나 저장되지 않는 경우 수치가 표시된 모니터 화면을 찍은 사진을 hard copy나 soft copy와 함께 첨부하여야 한다.

표 3-4 |

평가항목	Window Level	Window Width	비고
물의 감약계수, 노이즈, 균일도	0~100	300~400	단일 화면에서 네 개의 ROI를 측정할 수 없으면 두 장 이상의 영상으로 나눈다.
공간분해능	-200~-100	300~400	Zoom을 하지 않고 그대로 제출한다.
대조도분해능	0~100	300~400	구멍내용물과 블록 사이의 감약계수차가 10HU 이내
절편두께의 정확성	0~100	300~400	2배 Zoom 권장

CT 팬텀영상촬영기록표

		비 고
팬텀모델명	AAPM CT Performance phantom	
검사 날짜	년 월 일	
검사 조건	관전압: kVp, 관전류: mA, mAs Collimation: mm Scan FOV: cm, Display FOV: cm Standard Reconstruction Algorithm 사용 여부 : ( )	
영상제출방법	1. 필름인 경우 14×17inch ( )장 다른 크기일 경우 크기 (×)inch ( )장 2. DICOM인 경우 : 사용 PACS 프로그램 (DEJA VIEW) PACS viewer 내장 여부 (있다 / 없다) CD장수 (장)	14×17 inch 시 2×1 형식으로 그보다 작은 필름크기는 1×1으로 제출
확인사항 준수사항 (O,X로 표시)	① 각각의 영상에는 병원명칭, 장비명, 길이보정용 자, 촬영조건(kVp, mAs, image thickness, reconstruction kernel), 촬영일시 및 window setting조건(window width / window level)이 표기되어 있는가? ( ) ② Window width와 level은 공간분해능을 제외하고는 width는 300-400HU, level은 0-100HU으로 하고 공간분해능의 경우 level은 -200~-100HU으로 하였는가? ( ) ③ ROI 로 잰 모든 CT값과 표준편차 그리고 ROI의 면적을 영상에서 직접 확인할 수 있는가? ( ) ④ 대조도분해능 검사영상의 경우 아크릴과 구멍내용물의 평균 CT감약계수가 10HU이내이어야 하고 각각의 CT값이 영상에 표기되어 있는가? ( ) ⑤ 슬라이스 두께 검사영상의 경우 5mm와 10mm 스캔에서 반치폭을 계산할 수 있는 장비에서는 반치폭의 수치가 표기되어 있어야 하고 반치폭을 계산하지 못하는 장비에서만 측정한 값이 영상에 표기되어 있어야 하며 2배 이하의 확대영상을 보냈는가? ( )	

점검자 성명 : ____________________ (인)

관리자 성명 : ____________________ (인)

7) 임상영상 평가표

(1) 정밀검사

정밀검사는 3년 주기로 행해지는 현지 출장검사로 서류검사항목에 임상영상검사가 더하여 진다. 각 의료기관에서 같은 부위의 환자영상을 3부 준비하면 현지 출장검사 시 연구원이 3부 중 한 부를 무작위로 확보한다. 예를 들어 용도가 전신용인 경우 흉부, 복부 영상을 각 3부씩, 즉 6부의 환자 영상을 준비한다. 전용기기의 경우 해당 부위의 영상을 각 3부씩 준비한다.

(2) 임상영상 평가기준

제출영상	1. 제2조제3항에 따른 특수의료장비 등록증명서에 등록된 용도가 전신용인 경우 : 두부, 일반 흉부, 저선량 흉부, 역동적 조영증강 간 영상 2. 제2조제3항에 따른 특수의료장비 등록증명서에 등록된 용도가 비조영증강 전신용인 경우 : 전선량 흉부, 비조영 증강 복부 영상 3. 제2조제3항에 따른 특수의료장비 등록증명서에 등록된 용도가 전용인 경우 : 해당 부위 영상
점수계산	총점 100점
합격기준	제출된 영상 모두 각각 60점 이상이어야 합격으로 인정한다.

• 부위별 자세한 평가내용은 다음과 같다.

Ⅰ. 두부

제출영상의 선행조건

ⓐ 조영증강 전 사진을 제출한다.

ⓑ 특수영상기법으로 CT 뇌혈관 조영술을 제출한다. 특수 영상 기법에 대한 추가 점수 획득을 위해서는 해당 영상을 시행한 다른 환자의 영상을 제출할 수 있다.

ⓒ 평가 기관에서 지정한 특정 시점의 영상 중 가장 잘 촬영된 영상을 제출한다.

ⓓ 뇌질환을 평가하기 위하여 실시한 일상적인 두부 영상을 제출한다.

ⓔ 일반검사 표지에 환자성명, 환자번호, 성별, 나이, 촬영날짜 및 촬영기관이 표시된 영상을 제출한다.

전산화단층촬영장치 임상영상평가표 (두부)

환자번호	환자 이름	촬영일시	평가일시	평가자 이름	전문의 번호
				(인)	

항목	평 가 내 용		기준점수	점수
검사표지 및 일반정보 항목 (4점)				
표지 (4)	일반 정보	스캔영상(scanogram)이 있다.	1	
		영상순서(image number, scan time 등)가 확인된다.	1	
		눈금자(scaler)가 표시되어 있다.	1	
		좌우방향이 표시되어 있다.	1	
장비 및 방사선피폭관리 기준 (20점)				
장비기준 (10)	다중검출CT (multidetector CT) 검출기 채널기준	64채널 이상 (16채널 이상 64채널 미만 6점, 2채널 이상 16채널 미만 3점)	10	
방사선 피폭관리 (10)	선량보고서가 있다.		5	
	120 kVp 이하의 관전압(tube voltage)으로 검사된다.		5	
영상정보항목 (76점)				
인공물 (10)	호흡에 의한 인공물 혹은 환자의 움직임에 의한 인공물이 없다.		1	
	천막상부에서 선속경화(beam-hardening) 인공물이 없다.		1	
	환자가 스캔 중심부에 위치한다.		1	
	양팔을 내린 상태로 검사한다.		1	
	신체 장신구, 불필요한 기구, 스캔에 영향을 미치는 장치가 없다.		3	
	고리(ring) 인공물이 없다.		3	
영상스캔범위 (12)	두정부에서 두개골 기저부(foramen magnum) 까지 포함한다.		3	
	두개골 전폭(상하 · 전후 · 좌우)을 포함한다.		3	
	영상이 안장결절 뒤통수뼈융기선(tuberculum sellar-occipital protuberance line)에 맞추어져 있다.		3	
	좌우가 대칭적이다.		3	
영상재구성 적정성(4)	뇌설정과 골격설정이 별도로 존재하거나 적절한 영상창 조절이 가능하다.		2	
	뇌설정과 골격설정이 각각 적합한 알고리즘으로 재구성된다.		2	
절편두께 및 다평면영상의 적정성 (8)	절편두께가 5 mm 이하이다.		4	
	절편간격이 없다.		4	
해상도 및 대조도 (32)	회백질과 백질을 구분할 수 있다(부분적으로 불분명하면 2점).		4	
	기저핵이 구분된다(한쪽만 구분되거나 일부분만 구분되면 2점).		4	
	실비우스 열창(sylvian fissure)이 구별된다(한쪽만 구별되거나 일부분만 구별되면 2점).		4	
	뇌고랑이 식별된다(식별되지 않는 부분이 전체 뇌의 절반 이하면 2점).		4	
	중대뇌동맥의 근위부가 식별된다(한쪽만 식별되거나 일부만 식별되면 2점).		4	
	소뇌 충부(vermis)가 식별된다(불분명하게 식별되면 2점).		4	
	소뇌다리뇌수조(cerebellopontine cistern)가 식별된다(한쪽만 식별되거나 일부만 식별되면 2점).		4	
	소뇌의 피질과 심부백질을 구분할 수 있다(한쪽만 구분되거나 일부만 구분되면 2점).		4	
뇌혈관 조영술 (10)	혈관영상을 위한 재구성 영상이 4종류 이상 있다. 이 경우 재구성 영상의 종류는 최대강도투사(maximal intensity projection, 다평면으로 획득시 각각 인정), 골감산영상(bone subtraction images), 체적가시화 영상(volume rendered images) 등이다(영상 종류가 3개면 3점, 2개면 2점, 1개 이하면 0점).		4	
	두개골 기저부의 내경동맥(internal carotid artery)의 조영증강이 인접한 내경정맥(internal jugular vein)보다 현저히 높다.		2	
	재구성 영상에서 중대뇌동맥의 M4 분지까지 선명하게 추적(trace)할 수 있다.		2	
	원본영상에서 경동맥관(carotid canal) 내 내경동맥이 뚜렷하게 관찰된다.		2	
총점			100점	

II. 일반흉부

제출영상의 선행조건

ⓐ 일반 흉부 CT 영상을 제출한다. 고해상 CT 영상은 제출대상에서 제외한다. 원칙적으로 조영증강 후 영상을 제출하며 부득이한 경우 조영증강 전 영상을 제출할 수 있으나 해당 항목의 점수를 받을 수 없다.

ⓑ 의료영상저장전송시스템(PACS) 영상의 경우 폐 및 세로칸(종격동) 설정 변경이 가능해야 한다. 필름 영상의 경우 폐 및 종격동 설정이 각각 있어야 한다.

ⓒ 평가 기관에서 지정한 특정 시점의 영상 중 가장 잘 촬영된 영상을 제출한다.

ⓓ 일반검사 표지에 환자성명, 환자번호, 성별, 나이, 촬영날짜 및 촬영기관이 표시된 영상을 제출한다.

전산화단층촬영장치 임상영상평가표 (일반흉부)

환자번호	환자 이름	촬영일시	평가일시	평가자 이름	전문의 번호
				(인)	

항목	평 가 내 용		기준점수	점수
검사표지 및 일반정보 항목 (4점)				
표지 (4)	일반 정보	스캔영상(scanogram)이 있다.	1	
		영상순서(image number, scan time 등)가 확인된다.	1	
		눈금자(scaler)가 표시되어 있다.	1	
		좌우방향이 표시되어 있다.	1	
장비 및 방사선피폭관리 기준 (20점)				
장비기준 (10)	다중검출CT (multidetector CT) 검출기 채널기준	64채널 이상 (16채널 이상 64채널 미만 6점, 2채널 이상 16채널 미만 3점)	10	
방사선 피폭관리 (10)	선량보고서가 있다.		4	
	자동노출조사(AEC, automatic exposure control)를 사용한다.		4	
	120 kVp 이하 관전압(tube voltage)으로 검사된다.		2	
영상정보항목 (76점)				
인공물(10)	움직임에 의한 인공물이 없다.	호흡에 의한 움직임이나 영상순서의 흐트러짐이 없다.	2	
		심장박동에 의하여 상행대동맥과 폐동맥의 경계가 흐려지지 않는다.	2	
		심장박동에 의하여 하행대동맥과 폐정맥의 경계가 흐려지지 않는다.	2	
	판독을 방해하는 선속경화(beam hardening) 인공물이 없다	어깨관절 부위를 제외한 전체 흉부 영역에서 선속경화(beam hardening) 인공물이 없다.	2	
	기기 자체에서 발생한 인공물이 없다.	어떤 장비적 인공물도 없다.	2	
영상 스캔 범위 (12)	폐첨부(肺尖部)에서 횡격막늑골각까지 포함한다.	폐첨부보다 적어도 한 장 이상의 영상을 포함한다.	2	
		횡격막늑골각 이하 폐가 보이지 않는 사진이 최소 1장 있다.	2	
		부신을 완전히 포함한다.	2	
	흉벽전체를 포함한다.	횡격막 상부에서 흉벽이 피부까지 완전히 포함한다.	2	
		양측 상완골두 직경의 50% 이상을 포함한다.	2	
	영상에서 흉벽의 최대 좌우 폭이 차지하는 비율이 80% 이상이다.	횡격막 상부에서 몸통의 좌우 직경이 영상 화면 직경의 80% 이상이다.	2	
	과도한 검사부위	성대 상단보다 윗 부분을 포함한다.	-3	
		신장 하단보다 아래 부분을 포함한다.	-3	
조영제 표시 (5)	조영제 명칭이 기술되어 있다.		3	
	조영제 총량이 기술되어 있다.		2	
조영증강의 적정성 (8)	대동맥이 적절히 조영증강된다.		2	
	폐동맥이 폐문부 이하까지 적절히 조영증강된다.		2	
	조영된 내흉동맥(internal mammary artery)이 구분된다.		2	
	스캔 시간에서 종료부분까지 영상의 질이 유사하게 유지된다.		2	
영상 재구성 적정성 (9)	연부조직 표준(standard) 알고리즘의 영상 시리즈가 있다.		4	
	폐 고해상(sharp) 알고리즘의 영상 시리즈가 있다.		3	
	영상 창 조절이 가능하다.		2	
절편두께 및 다평면 영상의 적정성 (17)	축상 영상의 절편두께	5mm 이하이다.	4	
		2mm 이하의 얇은 두께의 영상을 포함한다.	3	
	축상 영상의 절편간격	없다.	4	
	관상 영상을 포함하고 있다.		1	
	관상 영상의 절편두께	5mm 이하이다.	1	
	관상 영상의 절편간격	없다.	1	
	시상 영상을 포함하고 있다.		1	
	시상 영상의 절편두께	5mm 이하이다.	1	
	시상 영상의 절편간격	없다.	1	
	관상 또는 시상 영상에 인공물(step-ladder artifact 등)이 있다.		-3	
해상도 및 대조도 (15)	말단 부위의 1/3 이하의 폐혈관을 구분할 수 있다.	흉막 바로 아래 부위를 제외한 폐전체의 폐혈관 경계가 분명하다.	3	
	세분절(subsegmental) 기관지를 구분할 수 있다.	세분절(subsegmental) 이하의 기관지벽이 구분된다.	3	
	종격동(좌우 흉막강 사이에 있는 부분) 구조를 구분할 수 있다.	종격동지방, 흉선(가슴샘)조직, 림프절, 심막지방이 명확히 구분된다.	3	
	기관 주변 조직을 구분할 수 있다.	기관의 외벽과 인접한 종격동 구조물을 구분할 수 있다.	2	
		기관 주변 림프절의 존재 여부가 확인된다.	2	
	폐문부의 림프절과 폐혈관을 구분할 수 있다.	폐문부에서 주요 폐혈관과 림프절이 분명히 구분된다.	1	
		폐문부에서 폐동맥과 폐정맥의 주행을 분리해 추적할 수 있다.	1	
총점			100점	

Ⅲ. 저선량 흉부

제출영상의 선행조건

ⓐ 조영증강하지 않은 영상을 제출한다.

ⓑ 평가 기관에서 지정한 특정 시점의 영상 중 가장 잘 촬영된 영상을 제출한다.

ⓒ 의료영상저장전송시스템(PACS) 영상의 경우 폐 및 세로칸(종격동) 설정 변경이 가능해야 한다. 필름 영상의 경우 폐 및 종격동 설정이 각각 있어야 한다.

ⓓ 일반검사 표지에 환자성명, 환자번호, 성별, 나이, 촬영날짜 및 촬영기관이 표시된 영상을 제출한다.

전산화단층촬영장치 임상영상평가표 (저선량 흉부)

환자번호	환자 이름	촬영일시	평가일시	평가자 이름	전문의 번호
				(인)	

항목	평 가 내 용		기준점수	점수
검사표지 및 일반정보 항목 (4점)				
표지 (4)	일반 정보	스캔영상(scanogram)이 있다.	1	
		영상순서(image number, scan time 등)가 확인된다.	1	
		눈금자(scaler)가 표시되어 있다.	1	
		좌우방향이 표시되어 있다.	1	
장비 및 방사선피폭관리 기준 (20점)				
장비기준 (10)	다중검출CT (multidetector CT) 검출기 채널기준	64채널 이상(16채널 이상 64채널 미만 6점)	10	
방사선 피폭관리 (10)	선량보고서가 있다.		4	
	120 kVp 이하 관전압(tube voltage)으로 촬영된다.		2	
	40-60 mAs 이하로 촬영된다.		2	
	CT선량지수($CTDI_{vol}$)가 3 mGy 이하다.		2	
영상정보항목 (76점)				
인공물 (14)	움직임에 의한 인공물이 없다.	폐설정에서 호흡에 의한 움직임이 없고 영상순서의 흐트러짐이 없다.	3	
		심장박동에 의하여 상행대동맥과 폐동맥의 경계가 흐려지지 않는다.	2	
		심장박동에 의하여 하행대동맥과 폐정맥의 경계가 흐려지지 않는다.	2	
	판독을 방해하는 선(streaking) 인공물이 없다.	선인공물이 있으나 폐실질을 침범하지 않는다.	2	
	판독을 방해하는 영상잡음 (noise)이 없다.	영상잡음이 있으나 폐결절 여부를 평가할 수 있다.	3	
	기기 자체에서 발생한 인공물이 없다.	어떤 장비적 인공물도 없다.	2	
영상 스캔 범위 (12)	폐첨부에서 횡격막 늑골각까지 포함되었다.	폐첨부보다 적어도 한 장 이상이 더 촬영된다.	2	
		횡격막 늑골각 이하 폐가 보이지 않는 사진이 최소 1장 있다.	2	
		부신을 완전히 포함한다.	2	
	흉벽전체를 포함한다.	횡격막 상부에서 흉벽이 피부까지 완전히 포함한다.	2	
		양측 상완골두 직경의 50% 이상을 포함한다.	2	
	영상에서 흉벽의 최대 좌우 폭이 차지하는 비율이 80% 이상이다.	횡격막 상부에서 몸통의 좌우 직경이 화면 직경의 80% 이상이다.	2	
	과도한 검사부위	성대 상단보다 윗 부분을 포함한다.	-3	
		신장 하단보다 아래가 포함되었다.	-3	
영상 재구성 적정성 (11)	연부조직 표준(standard) 알고리즘의 영상 시리즈가 있다.		4	
	폐 고해상(sharp) 알고리즘의 영상 시리즈가 있다.		4	
	반복적 재구성 알고리즘(iterative reconstruction algorithm)을 적용한다.		3	
절편두께 및 다평면 영상의 적정성 (21)	축상 영상의 절편두께	3 mm 이하이다.	5	
		1.5 mm 이하의 얇은 두께의 영상을 포함한다.	5	
	축상 영상의 절편간격	없다.	4	
	관상 영상을 포함하고 있다.		2	
	관상 영상의 절편두께	3 mm 이하이다.	1	
	관상 영상의 절편간격	없다.	1	
	시상 영상을 포함하고 있다.		1	
	시상 영상의 절편두께	3 mm 이하이다.	1	
	시상 영상의 절편간격	없다.	1	
	관상 또는 시상 영상에 인공물(step-ladder artifact 등)이 있다.		-3	
해상도 및 대조도 (18)	말단부위 폐혈관을 구분할 수 있다.	흉막 직하부를 제외한 폐전체의 폐혈관 경계가 분명하다.	3	
	몸쪽부위 세분절 (subsegmental) 기관지를 구분할 수 있다.	몸쪽부위 세분절(subsegmental) 기관지벽이 구분된다.	3	
	엽간열(엽사이틈새)이 보인다.	엽간열이 선으로 보인다.	3	
	종격동(좌우 흉막강 사이에 있는 부분) 구조물이 구분된다.	종격동지방, 심장주위지방, 흉선(가슴샘) 조직이 구분된다.	3	
	중심부 주요 혈관의 경계가 보인다.	주폐동맥과 대동맥의 경계가 보인다.	3	
	기관과 주변 조직을 구분할 수 있다.	기관의 외벽을 주변 조직으로부터 구분할 수 있다.	3	
총점			100점	

Ⅳ. 역동적 조영증강 간

제출영상의 선행조건

ⓐ 조영증강을 시행한 역동적 간 영상을 제출한다. 역동적 간 영상을 시행하지 않는 경우, 단일 시기 조영증강 영상을 제출할 수 있다.

ⓑ 의료영상저장전송시스템(PACS) 영상의 경우 폐설정 변경이 가능해야 한다. 필름 영상의 경우 폐기저부 폐설정이 있어야 한다.

ⓒ 평가 기관에서 지정한 특정 시점의 영상 중 가장 잘 촬영된 영상을 제출한다.

ⓓ 일반검사 표지에 환자성명, 환자번호, 성별, 나이, 촬영날짜 및 촬영기관이 표시된 영상을 제출한다.

전산화단층촬영장치 임상영상평가표 (역동적 조영증강 간)

환자번호	환자 이름	촬영일시	평가일시	평가자 이름	전문의 번호
				(인)	

항목	평 가 내 용		기준점수	점수
검사표지 및 일반정보 항목 (4점)				
표지 (4)	일반 정보	스캔영상(scanogram)이 있다.	1	
		영상순서(영상번호, 스캔시간 등)가 확인된다.	1	
		눈금자(scaler)가 표시되어 있다.	1	
		좌우방향이 표시되어 있다.	1	
장비 및 방사선피폭관리 기준 (20점)				
장비기준 (10)	다중검출CT (multidetector CT) 검출기 채널기준	64채널 이상 (16채널 이상 64채널 미만 6점, 2채널 이상 16채널 미만 3점)	10	
방사선 피폭관리 (10)	선량보고서가 있다.		5	
	자동노출조사(AEC, automatic exposure control)를 사용한다.		4	
	100 kVp 이하 관전압(tube voltage)으로 검사된다.		1	
영상정보항목 (76점)				
인공물(10)	고리(ring) 인공물이 없다.		3	
	선속경화(beam-hardening) 인공물이 없다.		3	
	호흡에 의한 인공물 또는 환자의 움직임에 의한 인공물이 없다.		1	
	환자가 스캔 중심부에 위치한다.		1	
	양팔을 올린 상태로 검사한다.		1	
	신체 장신구, 불필요한 기구, 스캔에 영향을 미치는 장치가 없다.		1	
영상 스캔 범위 (11)	모든 영상이 간 전체를 포함한다.		5	
	한 장 이상의 간이 포함되지 않은 폐야 영상이 있다.		3	
	과도한 검사 부위	기관분지부 위쪽의 폐 영역을 포함한다.	-3	
		궁둥뼈결절(ischial tuberosity) 이하 5cm 아래쪽이 포함된 영상이 있다.	-3	
	복벽 전체가 포함되었으며 영상에서 복벽의 최대 좌우 폭이 차지하는 비율이 80% 이상이다.		3	
다중시기 영상구성 (5)	조영전 영상, 간동맥기 영상, 간문맥기 영상, 지연기 영상으로 구성되어 있다.		5	
조영제 표시 (6)	조영제 명칭이 기술되어 있다.		4	
	조영제 총량이 기술되어 있다.		2	
영상 재구성 적정성 (4)	복부 영상에 적절한 알고리즘(soft standard reconstruction kernel)을 사용한다.		2	
	영상 창 조절이 가능하다.		2	
절편두께 및 다평면 영상의 적정성 (15)	축상 영상의 절편두께	1mm 이상 5mm 이하이다. (5mm 초과 7mm 이하면 2점)	4	
	축상 영상의 절편간격	없다.	4	
	관상 또는 시상 영상을 하나 이상 포함하고 있다.		3	
	관상 또는 시상 영상의 절편두께	1mm 이상 5mm 이하이다. (5mm 초과 8mm 이하면 1점)	2	
	관상 또는 시상 영상의 절편간격	없다.	2	
	관상 또는 시상 영상에 인공물(step-ladder artifact 등)이 있다.		-3	
영상 해상도 및 대조도 (25)	우간내동맥의 뚜렷함	간동맥기 영상에서 우간내동맥이 간실질 두께 50% 이상 영역에서 뚜렷하게 보인다(간실질 두께의 50% 미만 영역에서 뚜렷하게 보이면 1점).	4	
	적어도 한 시기의 조영증강 영상에서 복강동맥, 위십이지장 동맥, 위창자간막동맥, 신장동맥이 뚜렷하게 보인다.		3	
	적어도 한 시기의 조영증강 영상에서 주간문맥이 주위 장기, 구조와 명확하게 구분된다.		3	
	간 문맥기 영상 또는 단일시기 조영증강 영상에서 간문맥이 피막하 2cm 영역에서 구분된다.		3	
	간 문맥기 영상 또는 단일시기 조영증강 영상에서 췌장 전체가 보이며 그 경계를 그릴 수 있다.		3	
	적어도 한 시기의 영상에서 창자간막(창자사이막) 혈관을 창자벽과 선명하게 구분할 수 있다.		3	
	적어도 한 시기의 영상에서 양측 간내담도 첫 번째 분지를 구분할 수 있다.		3	
	적어도 한 시기의 영상에서 총담관을 구분할 수 있다.		3	
총점			100점	

V. 비조영증강 복부

제출영상의 선행조건

ⓐ 요로 결석을 평가하기 위해 일상적으로 시행한 비조영증강 영상을 제출한다. 요로 결석 평가를 위한 검사를 따로 시행하지 않는 경우 복부와 골반을 포함하는 비조영증강 영상을 제출할 수 있다.

② 평가 기관에서 지정한 특정 시점의 영상 중 가장 잘 촬영된 영상을 제출한다.

③ 의료영상저장전송시스템(PACS) 영상의 경우 폐설정 변경이 가능해야 한다. 필름 영상의 경우 폐기저부 폐설정이 있어야 한다.

④ 일반검사 표지에 환자성명, 환자번호, 성별, 나이, 촬영날짜 및 촬영기관이 표시된 영상을 제출한다.

전산화단층촬영장치 임상영상평가표 (비조영증강 복부)

환자번호	환자 이름	촬영일시	평가일시	평가자 이름	전문의 번호
				(인)	

항목	평 가 내 용		기준점수	점수
	검사표지 및 일반정보 항목 (4점)			
표지 (4)	일반 정보	스캔영상(scanogram)이 있다.	1	
		영상순서(영상번호, 스캔시간 등)가 확인된다.	1	
		눈금자(scaler)가 표시되어 있다.	1	
		좌우방향이 표시되어 있다.	1	
	장비 및 방사선피폭관리 기준 (20점)			
장비기준 (10)	다중검출CT (multidetector CT) 검출기 채널기준	16채널 이상(2채널 이상 16채널 미만 5점)	10	
방사선 피폭관리 (10)	선량보고서가 있다.		6	
	자동노출조사(AEC, automatic exposure control)를 사용한다.		2	
	100 kVp 이하 관전압(tube voltage)으로 검사된다.		2	
	영상정보항목 (76점)			
인공물 (20)	고리(ring) 인공물이 없다.		5	
	선속경화(beam-hardening) 인공물이 없다(인공물이 있으나 영상판독에 지장이 없으면 2점).		5	
	호흡에 의한 인공물 혹은 환자의 움직임에 의한 인공물이 없다.		3	
	환자가 스캔 중심부에 위치한다.		2	
	양팔을 올린 상태로 검사한다.		3	
	신체 장신구, 불필요한 기구, 스캔에 영향을 미치는 장치가 없다.		2	
영상 스캔 범위 (10)	신장, 요로, 방광 전체를 포함한다.		5	
	복벽 전체가 포함되었으며 영상에서 복벽의 최대 좌우 폭이 차지하는 비율이 80% 이상이다.		5	
	과도한 검사 부위	기관분지부 위쪽의 폐 영역을 포함한다.	-3	
		궁둥뼈결절(ischial tuberosity) 이하 5cm 아래쪽이 포함된 영상이 있다.	-3	
영상 재구성 적정성(6)	복부 영상에 적절한 알고리즘(soft standard reconstruction kernel)을 사용한다.		3	
	영상 창 조절이 가능하다.		3	
절편두께의 적정성 (20)	축상 영상의 절편두께	1mm 이상 5mm 이하이다. (5mm 초과 7mm 이하면 2점)	4	
	축상 영상의 절편간격	없다.	4	
	관상 또는 시상 영상을 하나 이상 포함하고 있다.		5	
	관상 또는 시상 영상의 절편두께	1mm 이상 5mm 이하이다. (5mm 초과 8mm 이하면 1점)	3	
	관상 또는 시상 영상의 절편간격	없다.	4	
	관상 또는 시상 영상에 인공물(step-ladder artifact 등)이 있다.		-3	
영상 해상도 및 대조도 (20)	방광이 꽉 찬 상태로 검사한다.		4	
	양쪽 신우와 근위부 요관이 뚜렷하게 보인다(신우의 경계만 불분명하거나, 근위부 요관 길이의 절반 이하에서 뚜렷하게 보이지 않으면 2점).		4	
	신장동(콩팥굴, renal sinus)에서 신우와 혈관을 구별하여 추적할 수 있다(경계가 구별되지 않는 부위가 절반 이하면 2점).		4	
	양쪽 원위부 요관과 요관 · 방광 접합부가 뚜렷하게 구별된다(원위부 요관 길이의 절반 이하가 구분되지 않거나, 요관 · 방광 접합부를 구별할 수 없으면 2점).		4	
	방광과 자궁 · 질(여성), 방광과 전립선 · 정낭(남성)이 구별된다(두 장기간에 음영차이는 구별할 수 있지만, 경계가 불분명하면 2점).		4	
	총점		100점	

Ⅵ. 허리뼈

제출영상의 선행조건

ⓐ 추간판을 위주로 검사한 영상을 제출한다.

ⓑ 조영증강하지 않은 영상을 제출한다.

ⓒ 평가 기관에서 지정한 특정 시점의 영상 중 가장 잘 촬영된 영상을 제출한다.

ⓓ 의료영상저장전송시스템(PACS) 영상의 경우 뼈 설정 및 연부조직 설정 변경이 가능해야 한다. 필름 영상의 경우 뼈 설정 및 연부조직 설정이 각각 있어야 한다.

ⓔ 일반검사 표지에 환자성명, 환자번호, 성별, 나이, 촬영날짜 및 촬영기관이 표시된 영상을 제출한다.

전산화단층촬영장치 임상영상평가표 (허리뼈)

환자번호	환자 이름	촬영일시	평가일시	평가자 이름	전문의 번호
				(인)	

항목	평 가 내 용		기준점수	점수
검사표지 및 일반정보 항목 (4점)				
표지 (4)	일반 정보	스캔영상(scanogram)이 있다.	1	
		영상순서(영상번호, 스캔시간 등)가 확인된다.	1	
		눈금자(scaler)가 표시되어 있다.	1	
		좌우방향이 표시되어 있다.	1	
장비 및 방사선피폭관리 기준 (20점)				
장비기준 (10)	다중검출CT (multidetector CT) 검출기 채널기준	16채널 이상(2채널 이상 16채널 미만 5점)	10	
방사선 피폭관리 (10)	선량보고서가 있다.		5	
	120 kVp 이하 관전압(tube voltage)으로 검사된다.		5	
영상정보항목 (76점)				
인공물(10)	호흡에 의한 인공물 혹은 환자의 움직임에 의한 인공물이 없다.		4	
	고리(ring) 인공물이 없다.		3	
	그 외 인공물이 없다.		3	
영상 스캔 범위 (30)	5개 이상의 추간판을 포함한다(3개까지는 3점, 2개 이하는 0점).		6	
	각각의 추간판에 평행한 방향으로 영상을 얻거나 재구성한다(4개 이상은 6점, 3개까지는 3점).		6	
	각각의 추간판 후면윤곽을 충분히 포함한다(후면윤곽을 충분히 포함하지 않은 추간판이 1개 있으면 3점, 2개 이상 있으면 0점).		6	
	3개 이상의 추간판에 대하여 위아래의 종판이 충분히 포함된다(2개까지는 3점, 1개 이하는 0점).		6	
	각각의 횡단면 영상이 허리뼈 어느 부위인지 알 수 있다(스캔영상에서 일부 부위표시가 되어있지 않거나 각 해당 영상에 글자로만 표시된 경우 3점).		6	
영상 재구성 적정성(4)	연부조직 표준(standard) 알고리즘의 영상 시리즈가 있다.		2	
	뼈 고해상(sharp) 알고리즘의 영상 시리즈가 있다.		2	
절편두께 및 다평면 영상의 적정성 (12)	절편두께가 3 mm 이하이다.		4	
	추간판 부위에서 절편간격이 없다.		4	
	시상재구성 영상 시리즈가 있다.		4	
해상도 및 대조도 (20)	추간판 바깥쪽을 따라 윤곽을 그릴 수 있다(윤곽이 그려지지 않는 추간판이 1개 있으면 3점, 2개 이상 있으면 0점).		5	
	추간판과 경막강을 구분할 수 있다(경막강과 구분되지 않는 추간판이 1개 있으면 3점, 2개 이상 있으면 0점).		5	
	허리뼈 4 · 5번에서 황색인대의 두께를 측정할 수 있다(측정이 되는 부위와 측정이 되지 않는 부위가 섞여 있으면 2점).		5	
	양측 돌기관절공간이 보인다(1개의 추간판 위치에서 한쪽의 돌기관절공간만 안 보이면 2점, 양쪽 다 안 보이거나 2개 이상의 추간판 위치에서 안 보이면 0점).		5	
총점			100점	

8) CT 선량 평가

CT검사는 좁은 X선속이 360° 연속 회전하면서 X선이 조사되며, 피크선량과 선량 프로필의 모양에 의해 CT장치의 선량 특성이 정해지기 때문에 dose descriptors이 필요하다. 이러한 이유에서 CT검사로 인한 선량은 다양한 분포의 프로파일을 그리는 특성을 가지며, 일반적으로 선량표시는 CTDI와 MSAD로 나타낸다.

(1) CTDI(CT dose index)

CTDI란 CT선량 지표로 공칭 슬라이스 두께 T로 분리된 single slice scan에서 dose profile의 Z-축 방향의 적분값이며, 연필형 ion chamber를 사용하여 측정된 실제 선량이다. CTDI 측정은 두부와 전신용 아크릴(lucite) 팬텀과 ion chamber 시스템을 사용하고 일정한 검사조건 하에서 팬텀의 중앙부와 몇 개의 주변부에서 측정된 일반적인 선량 지표이다. CTDI는 동일한 스캔 상황에서 환자가 받는 선량 정보를 조작자에게 제공하며 장비의 성능을 관리하는 기준 선량의 역할을 하므로 장비의 사전 검사 및 사후검사나 자체적인 QA 측정에서 주로 사용된다. 그림 3-10의 (a)는 CTDI의 개념과 선량 프로필의 넓고 좁음에 따른 CTDI의 차이를 나타낸 것으로, 사각형의 면적은 슬라이스 두께 T(mm)에 CTDI(mGy)를 곱하여 구해진다.

그러므로 $\text{CTDI} = \frac{\text{면적}}{\text{T}}$ (mGy)로 나타낸다.

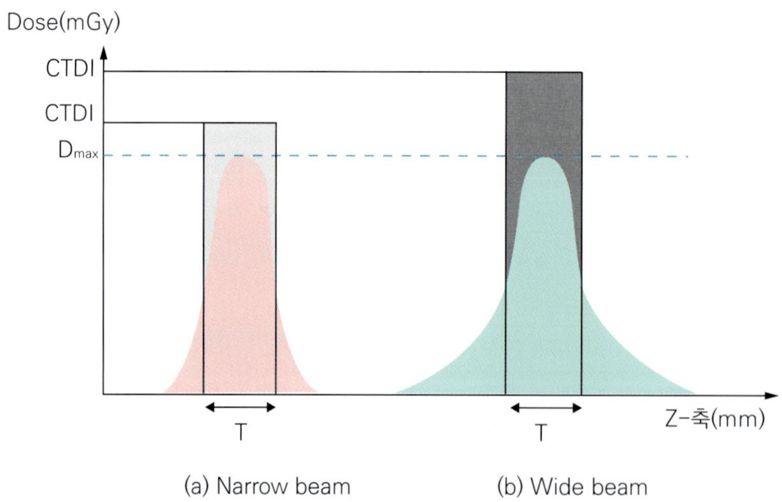

그림 3-10 | 선량 프로필에 따른 CTDI의 차이

(2) $CTDI_W$

$CTDI_W$은 보다 정확한 CT환자선량의 평가를 위해 도입되었으며 스캔 축(동일 단면축 또는 X, Y-축)에서의 선량지표이다. $CTDI_W$은 중앙부에서의 1/3 $CTDI_W$와 주변부에서의 2/3 $CTDI_W$를 합한 평균선량의 개념이다.

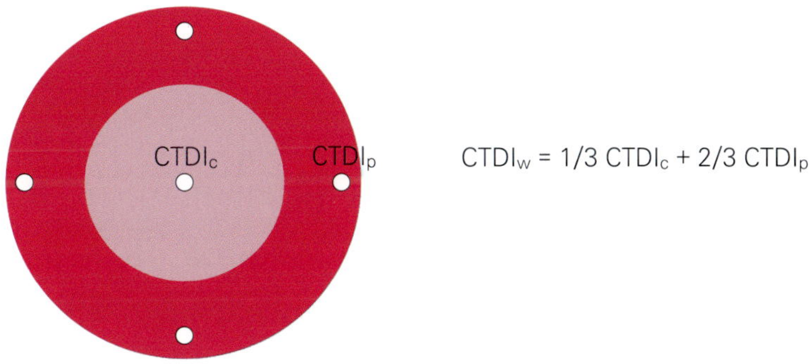

그림 3-11 | $CTDI_W$의 개념

(3) $CTDI_{VOL}$

$CTDI_{VOL}$은 volume CTDI 또는 effective weighte CTDI($CTDI_W$, eff.)라고 불리며, $CTDI_W$를 non-contiguous axial scan이나 beam pitch가 1이 아닌 나선형 스캔에 확대 적용한 것이다. $CTDI_{VOL}$은 다음 식을 통해 계산할 수 있다. 여기서 packing factor란 pitch의 역수로 slice thickness/slice interval 또는 (슬라이스 수 × collimation width)/slice interval을 의미한다. 즉, contiguous axial scan이나 beam pitch가 1인 나선형 스캔에서는 $CTDI_{VOL}$은 $CTDI_W$와 동일하다.

최근의 CT장치에서는 $CTDI_{VOL}$과 DLP를 CT콘솔에 직접 나타내므로 사용자 입장에서 쉽게 접하는 선량지표이며, 환자에서 부과되는 선량에 대해 즉각적인 피드백을 제공한다. 이러한 콘솔에서의 $CTDI_{VOL}$ 디스플레이는 EU의 규정에서 요구되어진다. 그러나 EU의 규정에 따르지 않는 제조사들은 고객의 요청이 있는 경우에만 단지 $CTDI_{VOL}$의 디스플레이를 제공하고 있다.

$$CTDI_{VOL} = CTDI_W \times \text{packing factor} \quad \text{(고식적 스캔 시)}$$

$$CTDI_{VOL} = \frac{CTDI_W}{\text{pitch}} \quad \text{(나선형 스캔 시)}$$

(4) DLP

$CTDI_{VOL}$은 슬라이스 당 노출된 선량의 측정값인 반면, DLP는 스캔시작부터 스캔 끝까지 전체 영상에 대한 총선량의 측정값이다. 즉, DLP는 dose length product의 약자이며, 아래의 식에 나타낸 바와 같이 $CTDI_{W}$에 스캔된 거리(길이)를 곱한 값으로 나타낸다.

여기서 T는 공칭 슬라이스 두께, n은 conventional scan에서는 슬라이스 수, 나선형 스캔에서는 revolution 수(rotation 수)를 의미한다. 또한 irradiated length는 나선형 스캔에서는 일반적으로 imaged length보다 길다는 것을 염두에 두어야 한다.

예를 들어, $CTDI_{W}$가 10 mGy이고, 5 mm 슬라이스 두께로 30 슬라이스(또는 revolutions)를 스캔하였을 경우 스캔된 거리는 15 cm이므로, DLP는 10 × 15 = 150 mGy · cm이다.

이는 high pitch helical scan의 장점을 대변하기도 한다. 즉, 일정한 해부학적 부위에서 high pitch helical scan을 적용하면, 회전 수가 줄어듦으로 DLP가 감소된다. 또한 DLP는 주어진 프로토콜에서 환자선량을 반영하며, 유효선량(effective dose)의 계산에도 사용된다. 또한, DLP는 axial 스캔과 spiral 스캔 모두에서 적용되며, spiral 스캔 시는 pitch값도 고려된 것이다. DLP 선량은 스캔 시 특정 해부학적 부위를 고려하지 않았기 때문에 환자 선량의 직접적인 평가로 이용될 수 없다.

$$\begin{aligned} DLP &= CTDI_{W}\, nT \ (mGy \cdot cm) \\ &= CTDI_{VOL} \times \text{irradiated length} \end{aligned}$$

(5) Effective dose

위에서 설명한 DLP는 스캔 시 특정 해부학적 부위를 고려하지 않은 scout 스캔부터 모든 시리즈의 스캔이 끝날 때까지 발생한 총 선량으로 환자 선량의 직접적인 평가로 활용될 수 없다. 실제 환자선량은 여러 가지 물리적인 인자를 고려해야 하며 CT 검사에서 환자 선량의 중요성을 인식하고 환자와 의료 방사선을 다루는 종사자들에게 제공되어야 한다.

일반적으로 유효선량은 스캔 시 선량 보고서로 표시되는 DLP 값에 변환계수(conversion factor, k)를 곱하면 알 수 있다. 아래 유효선량 공식에서 성인스캔 기준 k($mSv\ mGy^{-1}cm^{-1}$)값은 두경부 검사일 경우 0.0031, 두부 0.0021, 경부 0.0059, 흉부 0.014, 복부·골반부 0.015이다(AAPM report 96).

$$\text{Effective dose} = k \times DLP$$

Published DLP to E “k” Conversion Coefficient

Anatomic Region	DLP to E "k" Conversion Coefficients [mSv/(mGy×cm)]				Phantom (cm)
	Jessen et al., [11] (1999)	EC [12] (2000)	EC Appendix B [10] (2004)	EC Appendix C [13] (2004) and NRPB-W67 [14] (2005)	
Head	0.0021	0.0023	0.0023	0.0021	16
Head and neck				0.0031	16
Neck	0.0048	0.0054		0.0059	32
Chest	0.014	0.017	0.018	0.014	32
Abdomen	0.012	0.015	0.017	0.015	32
Pelvis	0.019	0.019	0.017	0.015	32
Chest, abdomen, and pelvis				0.015	32

EC = European Commission, NRPB = National Radiological Protection Board.
[a]E = k×DLP, where DLP = dose-length product. The phantom size is specified for the volume CT dose index measurements on which DLP is based

(6) MSAD(multiple scan average dose)

Multiple slice 스캔을 시행하는 실제 CT검사에서는 각 슬라이스의 피폭량 외에 이웃하는 슬라이스로부터의 산란선 중복현상이 발생되어 환자가 받는 선량은 한 슬라이스의 스캔시의 선량과는 다소 차이가 난다. 일반적으로 슬라이스 두께와 간격을 동일하게 설정하는 contiguous 기법의 multiple slice 스캔에서 인체 표면부위의 선량은 single slice 스캔에서 받는 선량의 1.2배 정도에 해당되며, 중앙부에서는 인접 슬라이스로부터 발생되는 산란선의 영향으로 인해 더욱 증가될 수 있다.

CT스캔 시 환자가 받는 피폭선량은 설정된 노출조건 뿐만 아니라 스캔 기법에 따라 차이가 나는데, 슬라이스 두께를 증가시키면 환자가 받는 선량은 증가하고, 영상 사이의 간격을 넓히면 환자가 받는 선량은 감소한다. 그리고 contiguous 스캔보다는 중복 스캔 시 선량이 증가한다.

그리고 동일한 조건 하에서도 슬라이스 수에 따라서도 선량의 차이가 발생한다.

MSAD란 이러한 실제 CT검사 시 조직이나 장기가 받는 흡수선량의 측정에 주로 사용하는 선량 표시 방법이다. MSAD의 측정방법은 2가지로 나눌 수 있다. 일반화된 방법은 인체모형 팬텀을 사용하여 관심조직이나 장기에 열형광선량계를 직접 삽입하여 시행된다. 다른 방법으로는 측정된 CTDI값을 pitch나 테이블 이동간격을 고려하여 계산하는 방법이다.

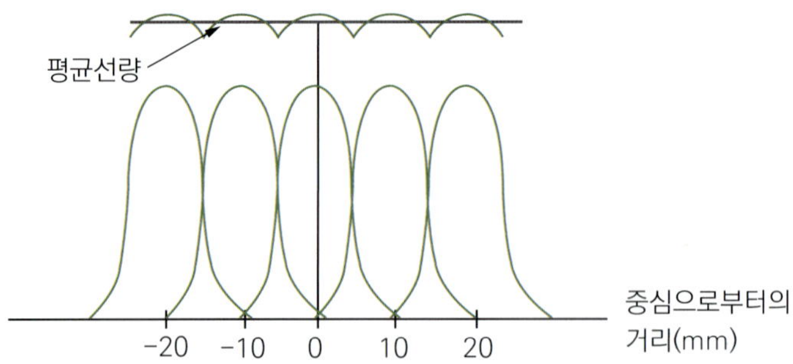

그림 3-12 | Multtiple scan의 radiation dose 증가

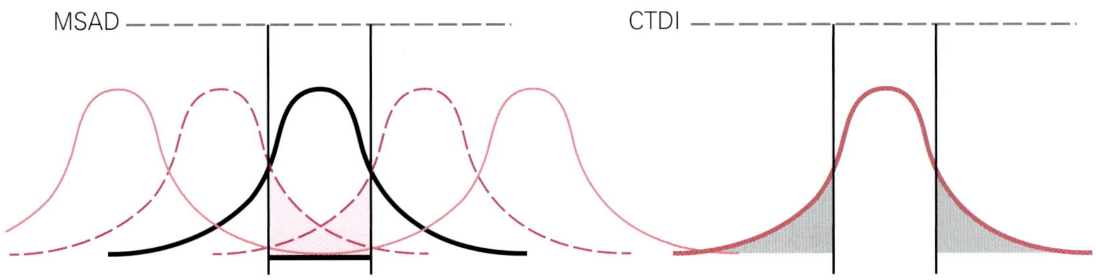

그림 3-13 | Contignous scan 시의 MSAD와 동일한 CTDI

참고 : 본 chapter의 내용 일부 또는 전부를 한국의료영상품질관리원(www.kiami.or.kr) 자료를 활용하였음.

Chapter 04

컴퓨터단층촬영 실습

CHAPTER

04 컴퓨터단층촬영 실습

1. CT 스캔 파라미터 실습

1) CT 장치

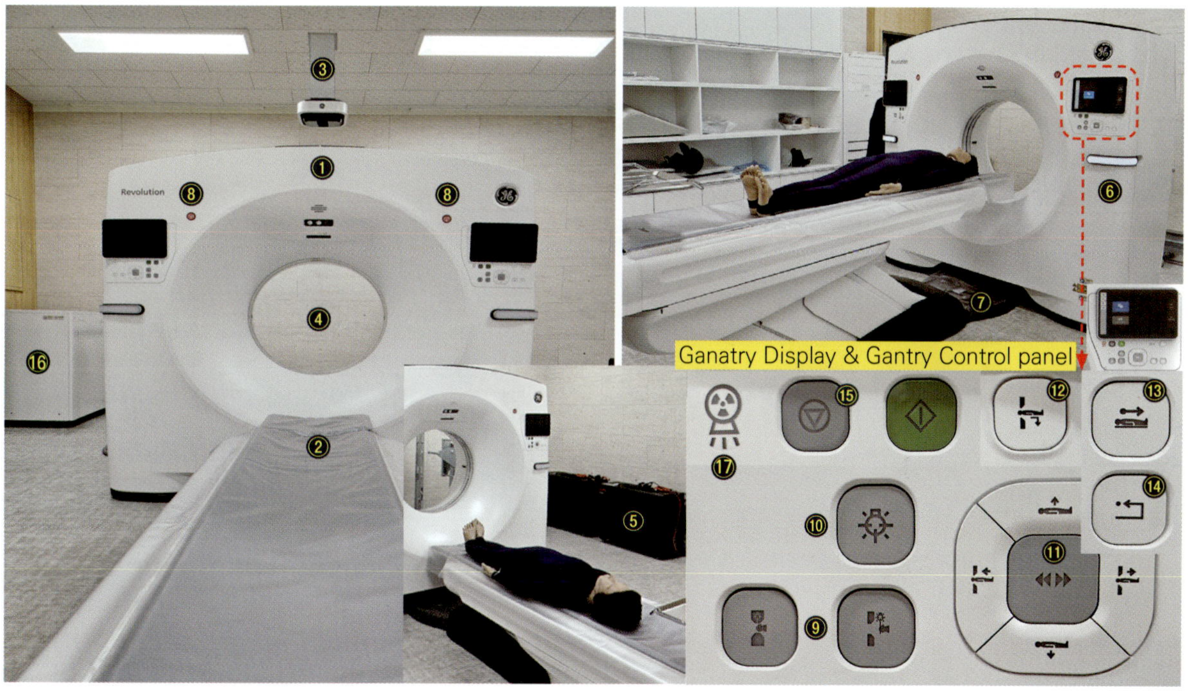

그림 4-1 | CT 장치 controls

(1) Gantry 구성요소

① Gantry

② 환자 검사대(Patient table)

③ AI Camera : Detect patient position, Calculate Scan Range and ISO center

④ Bore(70 cm)_patient table

⑤ Client & Sever

⑥ Gantry Display & Gantry Control panel

⑦ Table In/Out 발판

⑧ Emergency Stop button

⑨ Laser landmark 버튼(내부)_left button, Laser landmark 버튼(외부)_right button

⑩ Laser on/off

⑪ Table 이동(수동)

⑫ 테이블 홈

⑬ Cradle 잠금/해제

⑭ Emergency Stop 후 리셋

⑮ Scan 시작(green button)_right, Scan 정지(gray button)_left

⑯ PDU

⑰ X-ray On 표시

(2) Gantry Xtream Tablet

① Display Overview

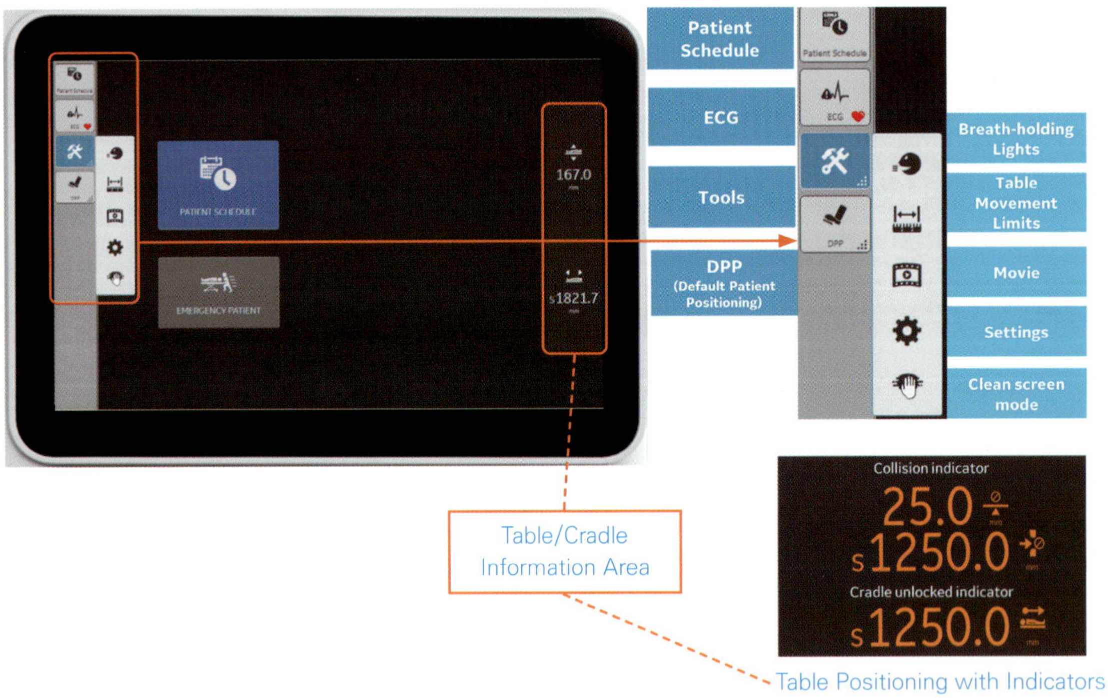

그림 4-2 CT Gantry Xtream Tablet

② Patient Schedule

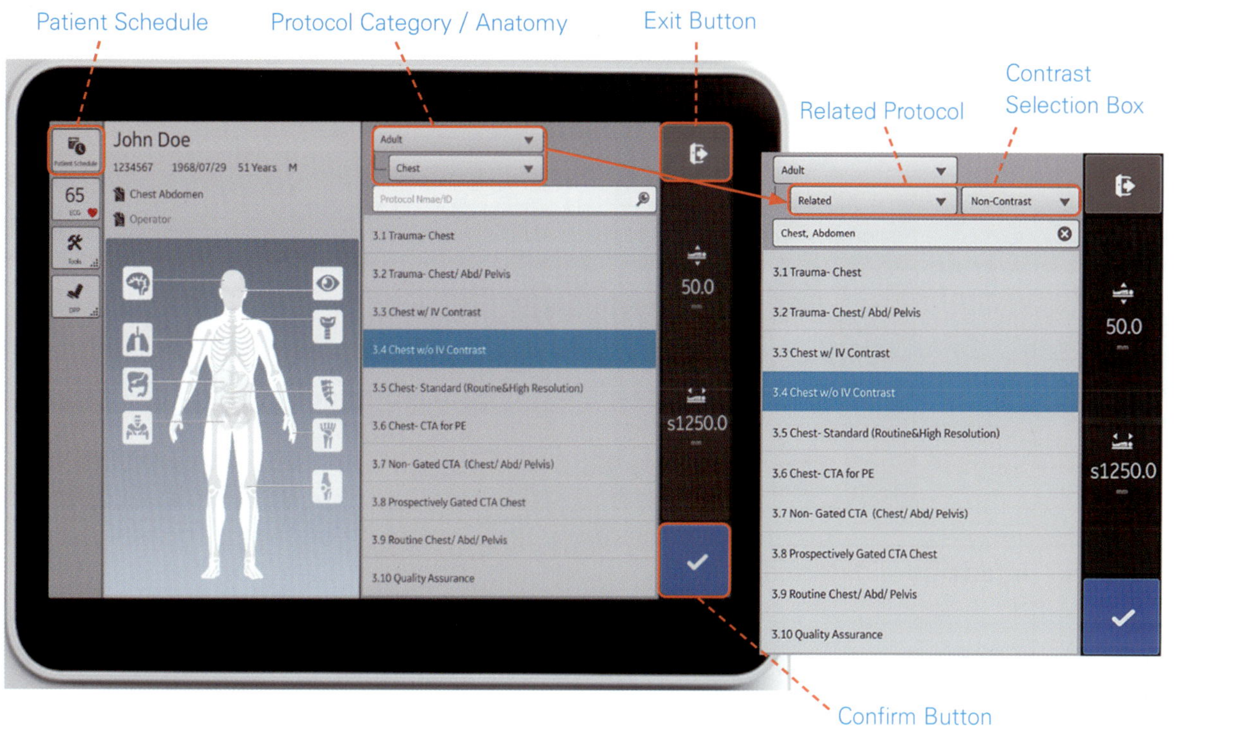

그림 4-3 | CT 검사 Patient Schedule

③ Scout set up(with Auto Positioning Option)

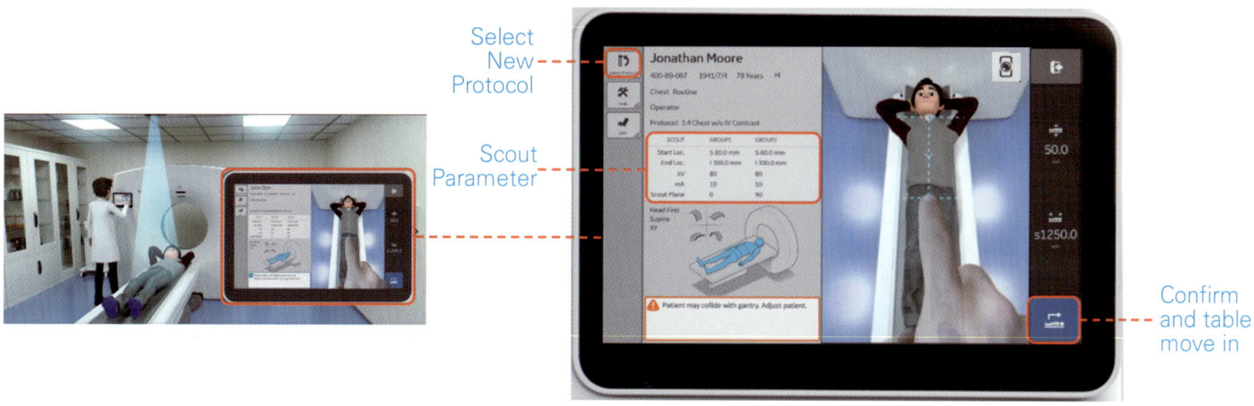

그림 4-4 | Scout set up

④ Interference detected – 간섭으로 인한 Manual Positioning

Auto Positioning을 위한 Video 화면에서 환자의 신체 또는 방사선사 또는 그 외 물체에 의해 간섭이 발생할 경우, 간섭이 발생한 위치는 주황색으로 표시된다.

이로 인해 Auto Positioning 기능을 사용할 수 없을 경우, 방사선사는 Manual로 Load pedal을 밟아 Scout Scan 위치로 이동 시킬 수 있다.

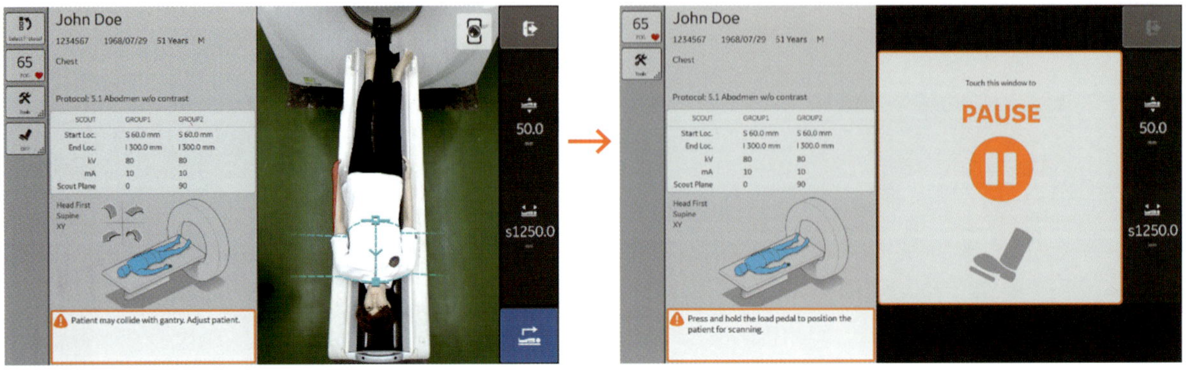

그림 4-5 | Interference detected

⑤ Patient Position 설정

환자의 Orientation이 설정한 Patient Position preset과 다를 경우, Setting을 확인하라는 Warning Message가 나타나며, Table move 버튼이 비활성화 된다.

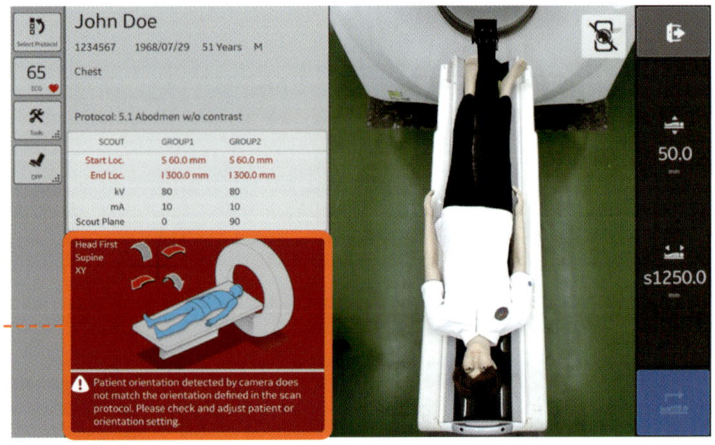

그림 4-6 | Patient Position 설정 A.

환자가 Scan 가능 범위를 벗어난 경우, Warning Message가 나타나며, Table move 버튼이 비활성화 된다.

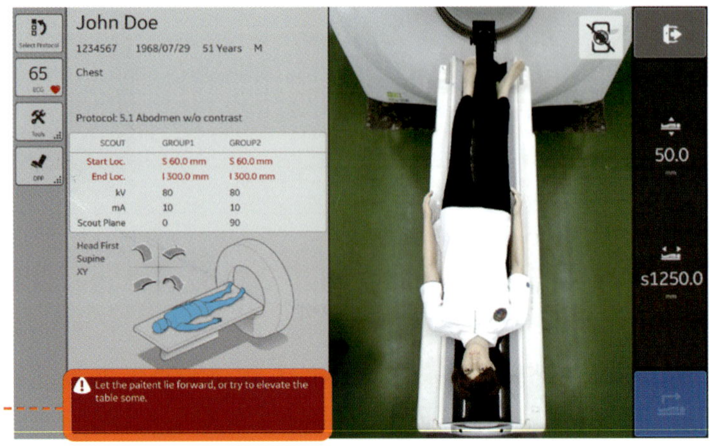

그림 4-7 | Patient Position 설정 B.

⑥ Table move automatically and Ready to Scan

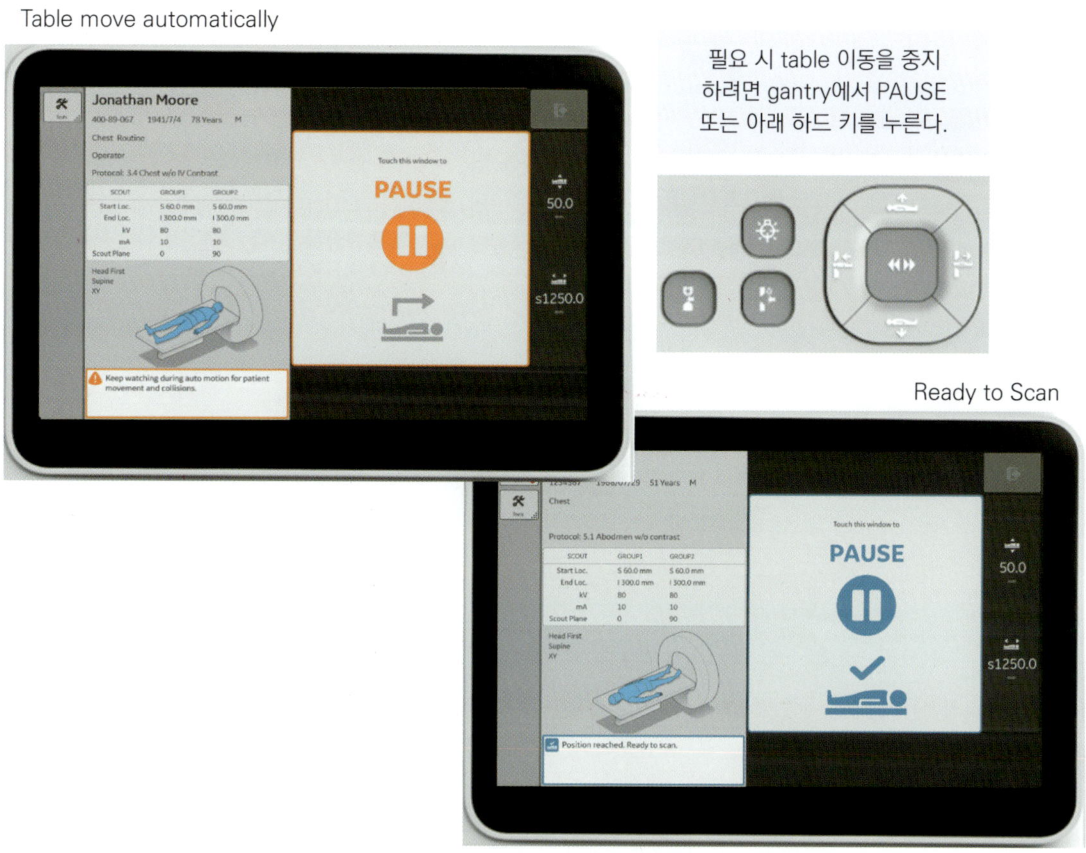
Table move automatically
필요 시 table 이동을 중지
하려면 gantry에서 PAUSE
또는 아래 하드 키를 누른다.
Ready to Scan
Jonathan Moore
Touch this window to
PAUSE
50.0
s1250.0
Keep watching during auto motion for patient movement and collisions.
Position reached. Ready to scan.

그림 4-8 Table move automatically and Ready to Scan

2) Consol

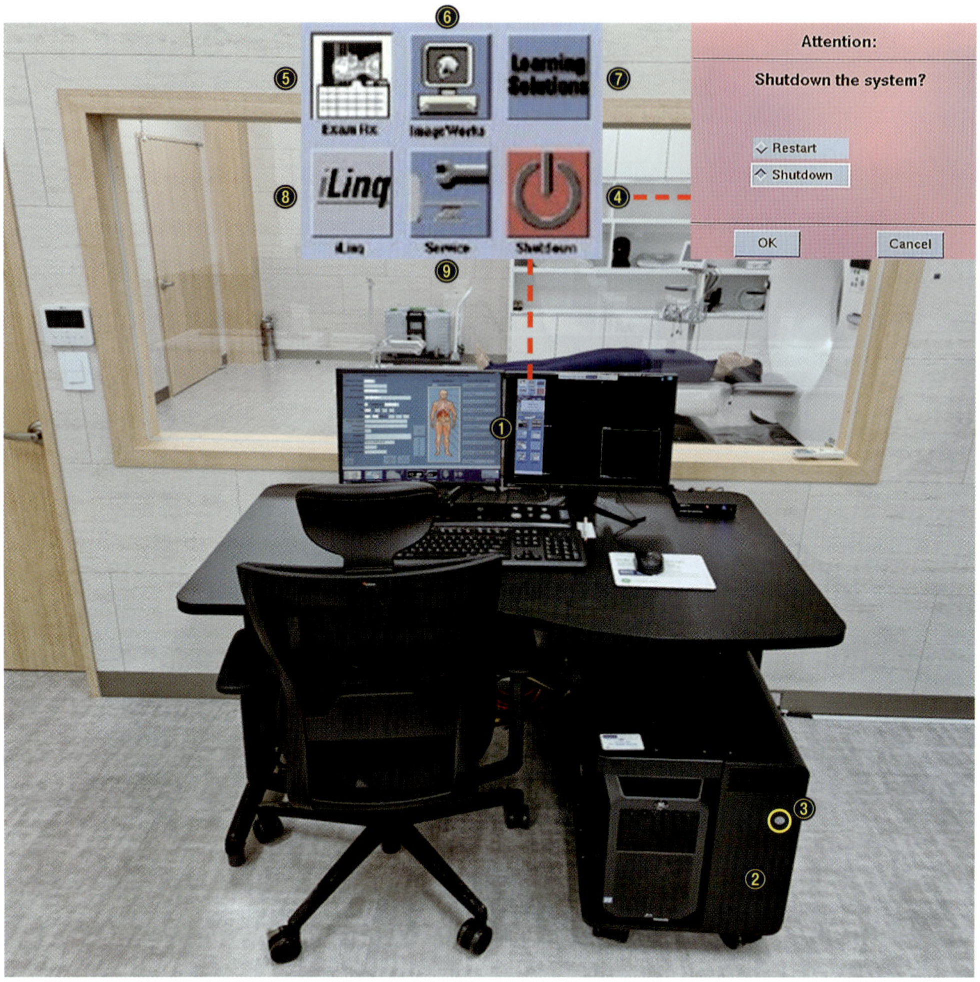

그림 4-9 Consol

① CT consol monitor

② Consol Desktop

③ On/off button

④ Shutdown/Restart button

⑤ Exam Rx/(스캔화면 및 Auto Film, Manual Film, Image Viewports를 나타내며, 측정 및 기타 기능들을 사용)

⑥ Image Works(스캔한 Image를 보관, 삭제 및 재구성할 수 있다.)

⑦ Learning Solution(Manual 등의 문서를 확인할 수 있습니다.)

⑧ iLinq(온라인센터에서 원격으로 장비를 제어할 때 사용합니다.)

⑨ Service(현장 엔지니어가 시스템을 점검 시 사용합니다.)

(2) Operator Console

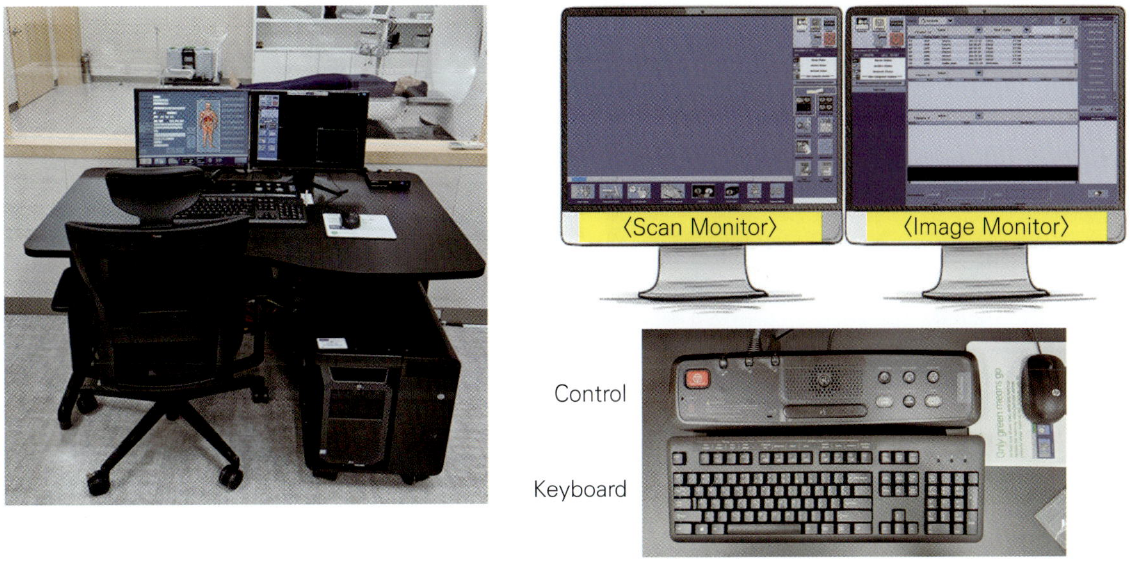

그림 4-10 Consol, monitors, keyboard

(3) Keyboard

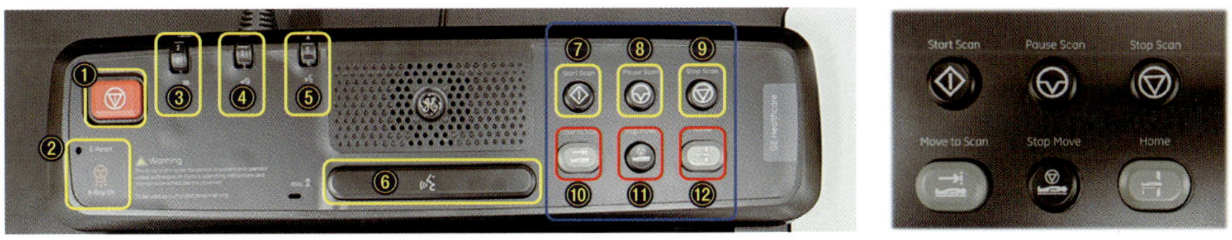

그림 4-11 Consol, monitors, keyboard

① Emergency Stop

② X-ray On 표시

③ Auto Voice Volume

④ Patient to Operator Volume

⑤ Operator to Patient Volume

⑥ Talk to Patient

⑦ Scan 시작

⑧ Scan 일시정지

⑨ Scan 정지

⑩ Scan 위치로 Table 이동

⑪ 이동정지

⑫ Table Home

3) Scan Monitor

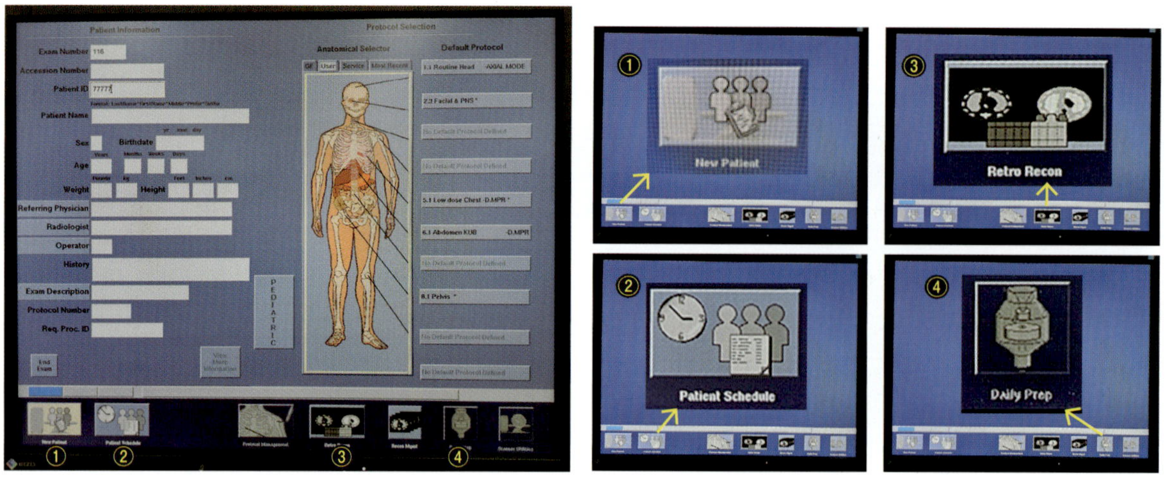

그림 4-12 Consol, monitors, keyboard

① New Patient : 새로운 환자의 정보를 입력할 수 있는 New Patient Window가 열리고 환자의 정보를 입력하고 프로토콜을 선택하면 Scan Setup Window가 열리게 된다.

② Patient Schedule : 클릭하면 병원 내 연결되어 있는 Worklist가 먼저 불러진다. 이후 환자를 선택하면 환자의 정보가 Patient Information window에 입력되고 프로토콜 선택 후 Scan Setup Window가 열리게 된다.

③ Retro recon : Scan Raw Data를 이용하여, 여러 가지 Recon parameter를 다시 재설정하여 영상을 재구성할 수 있다.

④ Daily Calibration & Warm up

(1) Protocol Settings - Scout

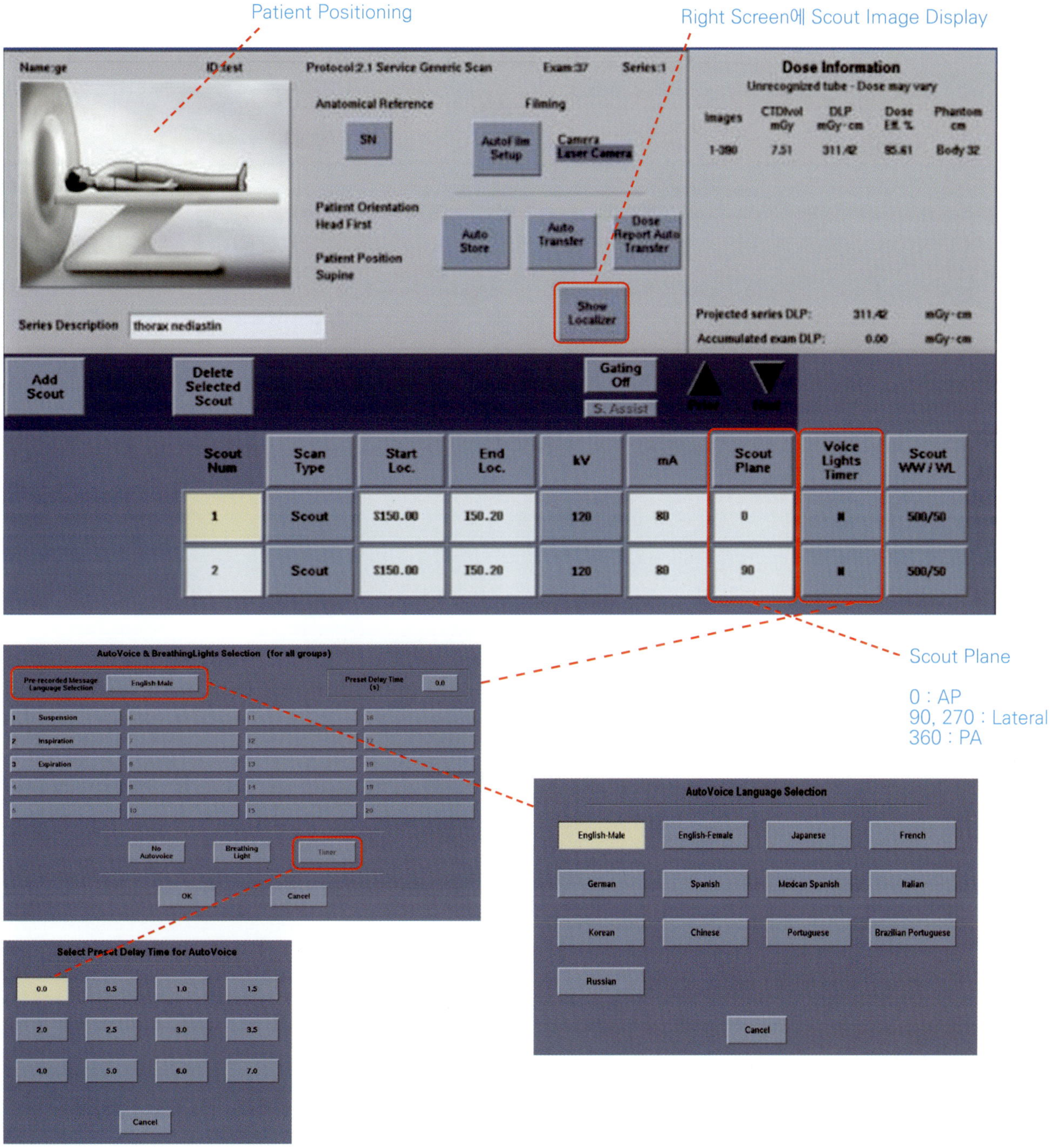

그림 4-13 Protocol Setting - Scout

(2) Acquisition Parameter Settings - Scan Parameter 1

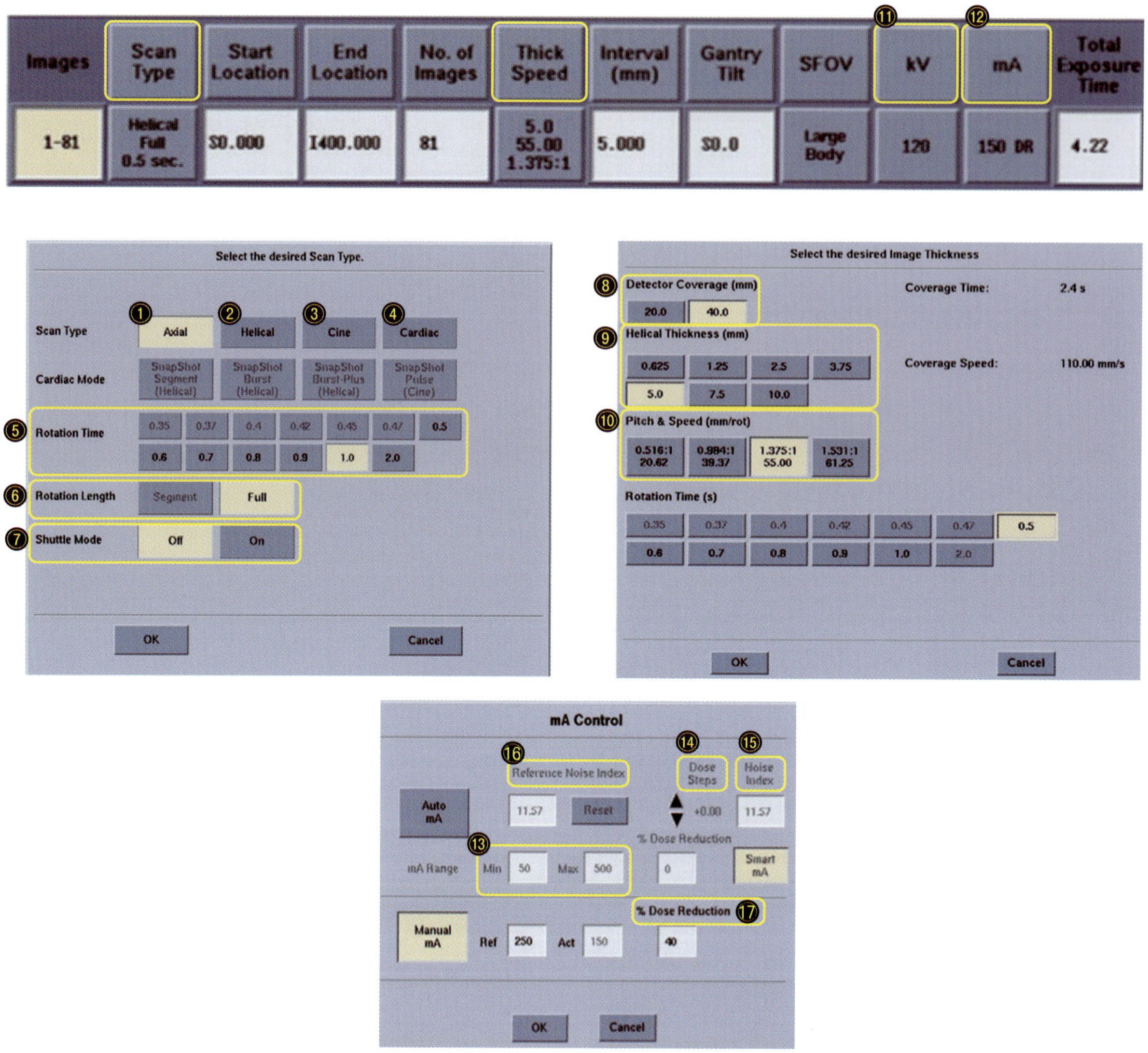

그림 4-14 Scan Parameter

① Axial : Table이 정지되어 있는 상태에서 Tube가 1회전하여 데이터를 획득하는 고식적인 스캔방법으로, 한 번의 스캔이 종료 된 후 Table이 설정한 간격만큼 움직이고 다시 스캔이 진행됨. Step and Shoot 혹은 Conventional Scan이라 함.

② Helical : Table이 지정한 속도로 움직이며, Tube는 1회전 Step and shoot 방식이 아닌 계속적으로 회전하며 검사하는 방식.

③ Cine : 동일 위치에서 시간의 흐름에 따라 스캔하는 방법으로, 회전 Data의 전체 및 부분적인 데이터를 얻을 수 있음.

④ Cardiac : 심장 검사 시 이용되며, 환자의 심박동수에 따른 Scan mode 사용.

⑤ Rotation Time : Tube가 360도 1회전 하는데 걸리는 시간을 의미하며, Rotation Time이 짧아질수록 빠른 검사 속도 및 시간분해능이 향상.

⑥ Rotation Length : 전체 혹은 부분의 재구성 데이터를 의미하며 대부분의 검사에서 Full을 사용.

⑦ Shuttle mode

- Volume Axial Shuttle mode : Table이 움직이며, 40mm의 검출기를 이용 최대 80mm 범위의 검사 가능.
- Volume Helical Shuttle mode : Table이 지정된 영역을 앞,뒤로 움직이며 최대 140mm의 관류 검사 가능.

⑧ Detector Coverage(mm) : 0.625mm의 64개의 셀로, 20mm와 40mm 사용이 가능.

⑨ Helical Thickness : 스캔 Data를 어느 두께를 가지고 영상을 재구성 할지에 대한 Parameter이며 검사부위, 검사목적 등에 따라 다양해지며 Reconstruction시 여러 mm 수로 변경 가능

⑩ Pitch & Speed(mm/rot) : X선관이 1회전 하는 동안에 테이블이 진행하는 거리를 의미하고, 테이블의 이동 거리를 beam collimation으로 나눈 비율로 정의하며, Scan time과 밀접한 관계를 갖고 있으며 간단히는 테이블의 이동속도

⑪ kVp(관전압) : 80~140kVp 선택적으로 사용 가능

⑫ mA(관전류) : Manual mA 및 AEC(Auto exposure controller)인 Auto mA, Smart mA 사용하여 환자 별 최적의 선량으로 검사 가능

⑬ Min / Max : 설정해 놓은 Min/Max mA 값의 사이에서 NI를 기반으로 Dose modulation이 이루어 짐

⑭ Dose steps : 버튼을 이용하여 간단하게 NI값을 단계별 조절

⑮ Noise index : 설정한 NI 값을 기반하여 Dose modulation이 이루어짐, 간단하게 NI 값이 높으면 Noise가 많은 영상이니 선량은 줄어들 것이고, NI 값이 낮으면 Noise가 적은 영상이니 선량이 늘어날 것

⑯ Reference Noise index : Slice Thickness별 참조 Noise의 수준, 실제 선량을 결정하는 인자는 아니며, Reference의 NI를 참조하여 Noise index를 조절

⑰ Dose Reduction : Dose Reduction기능으로 인해 입력한 %에 따라, Acting 되는 mA가 적용되며, 입력한 %에 따라 ASiR-V 의 Level도 자동으로 선택되게 됨.

(3) Acquisition Parameter Settings - Scan Parameter 2

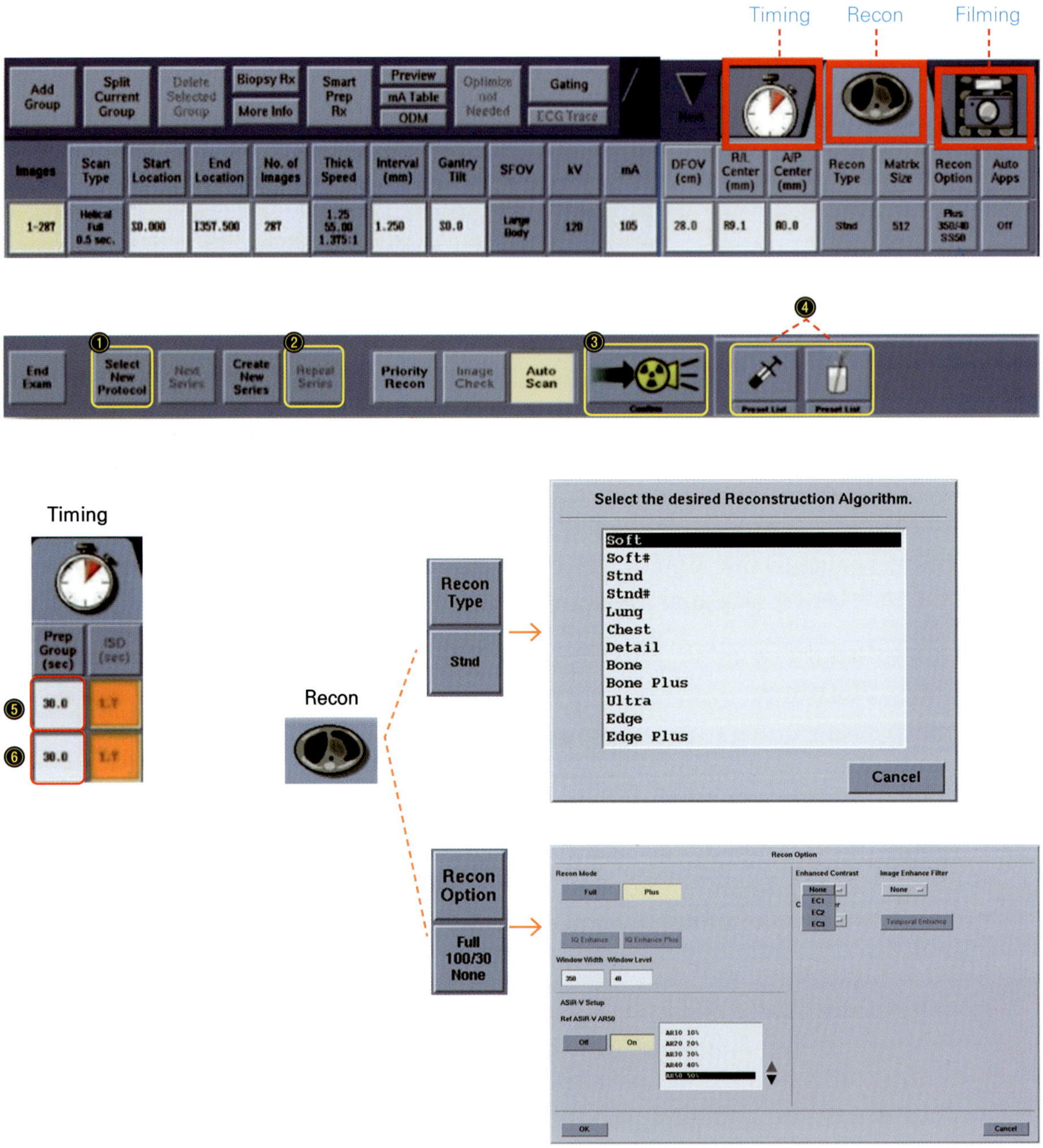

그림 4-15 Scan Parameter

① Select New Protocol : 프로토콜 재 선택

② Reapeat series : Repeat Last Scan

③ Confirm : Scan 시작을 위한 Confirm

④ Preset List : 조영제 Description 입력

⑤ Prep Group(sec) : 1st 시리즈가 30 sec 후 Scan을 시작

⑥ Prep Group(sec) : 2nd 시리즈가 1st 시리즈의 Scan이 완료된 후 30 sec 후 Scan을 시작

⇒ 1st 시리즈 (30 sec + Exposure time) + (30 sec) = 2nd Scan 시작

(4) Smart Prep - 조영제 검사를 위한 Bolus tracking

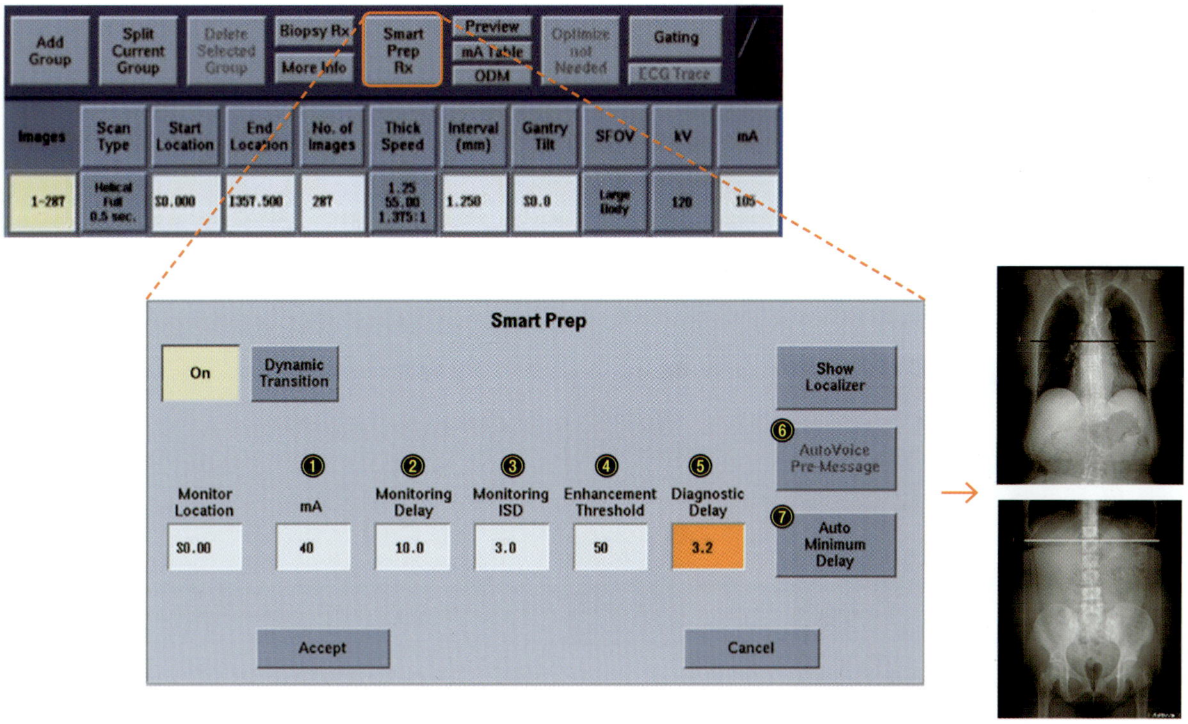

그림 4-16 Smart Prep

① mA(10~100mA 범위에서 10mA 씩 증가) : 대부분의 Study에서 40mA를 사용.

② Monitoring Delay(1초 단위로 0~60초) : 모니터링 획득이 시작되기 전 시간을 설정.

③ Monitoring ISD(1~60초 (1초 단위로 증가)) : 모니터링 획득 사이의 시간 간격을 정의.

④ Enhancement Threshold(1단계에서 0-1000) : ROI을 모니터링하도록 그래프의 Threshold값을 설정.

⇒ Dynamic Transition이 활성화되면 ROI의 HU 값이 설정한 Threshold값에 도달하면 획득 단계가 자동으로 시작.

⑤ Diagnostic Delay(0.1초 단위로 3~60 범위) : 일반적으로 Angio검사의 경우 최소(Auto Minimum Delay)로 설정.

⑥ AutoVoice Pre-Message : 타이머 도구에서 Auto voice가 활성화 된 경우 사용.

⑦ Auto Minimum Delay : 모니터링 할 단계의 위치, 시작 단계의 위치 및 사전 획득 메시지의 길이 등을 고려하여 Diagnostic Delay 시간을 가능한 가장 작은 값으로 설정(+ Auto Voice의 시간).

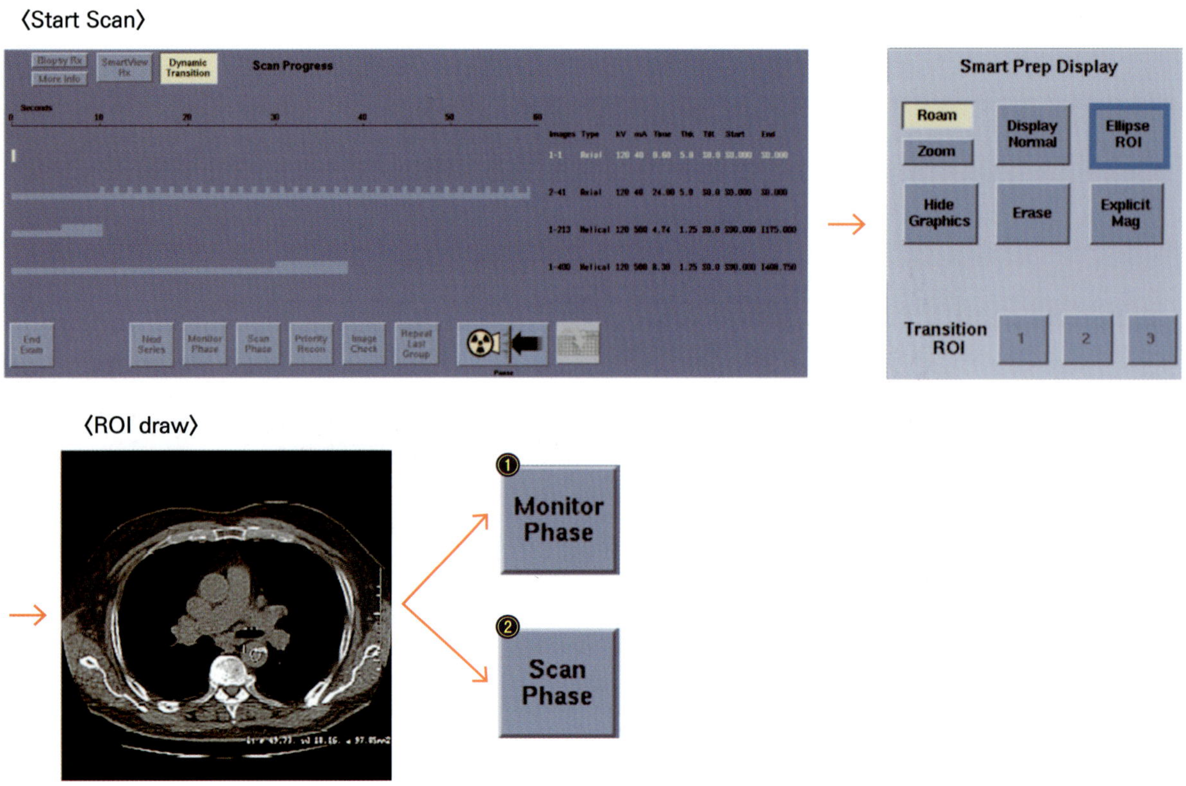

그림 4-17 Smart Prep

① Monitor Phase

: IV contrast injector와 동시에 Start.

→ 설정된 Diagnostic Delay 후 Scan 시작.

→ 설정된 ISD 시간마다 Monitor Scan.

→ ROI 1에서 설정된 Threshold 값에 도달하면 Auto Scan Start.

② Scan Phase

: Manual Scan Start 버튼.

→ Dynamic Transition을 사용하지 않을 경우.

→ ROI 1에 Threshold 값이 설정된 Threshold 값까지 도달하지 못할 경우.

(5) Retro Reconstruction

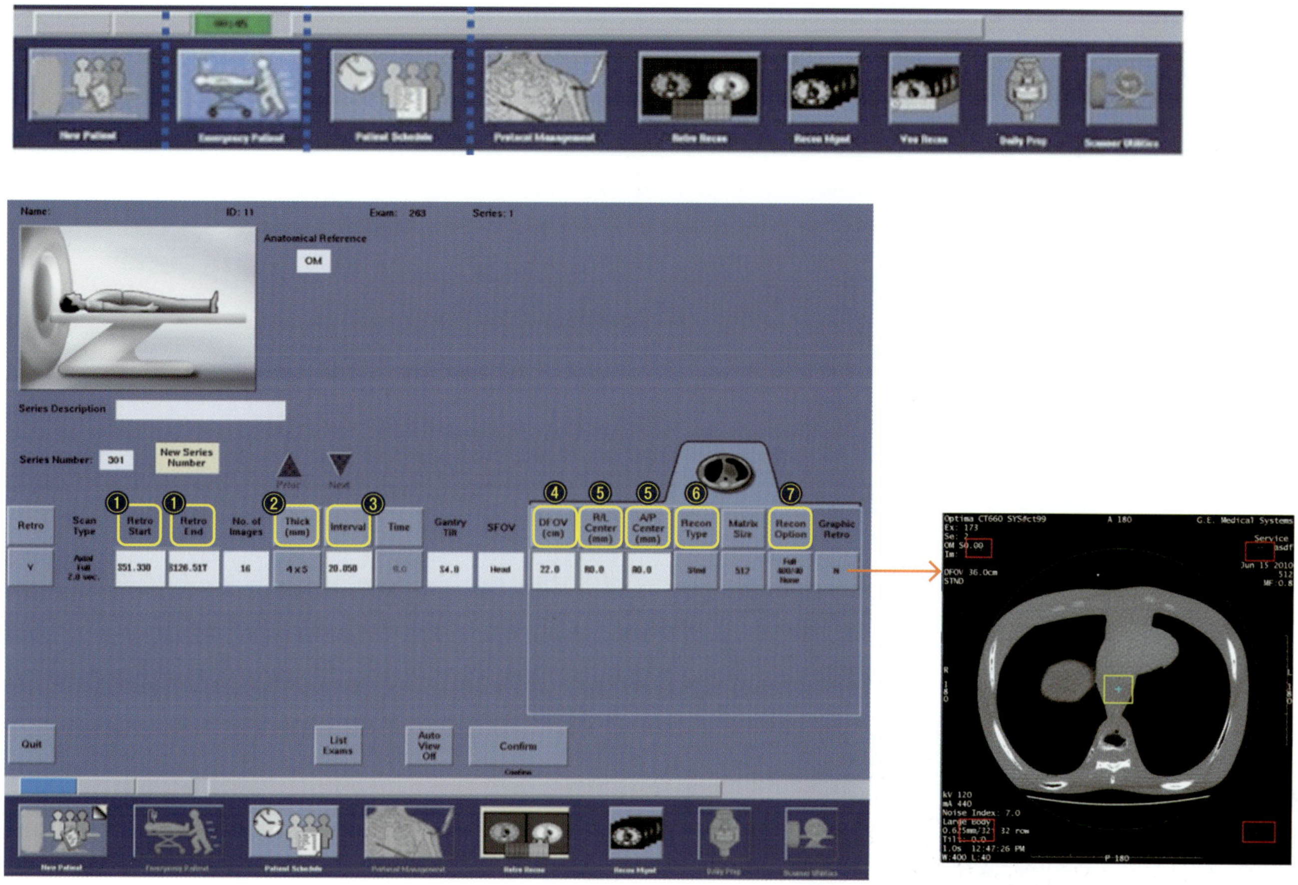

그림 4-18 Retro Reconstruction

- Scan Raw Data를 이용하여, 여러 가지 Recon parameter를 다시 재설정하여 영상을 재구성
- Retro Recon 시 변경 가능한 Parameter
  ① Start/End location
  ② Slice Thickness
  ③ Interval
  ④ DFOV
  ⑤ R/L,A/P Center
  ⑥ Recon Type(Kernel)
  ⑦ Recon Option(Full/Plus ,WW/WL, IR Level ETC..)
  Scan Direction 및 선량, SFOV 등 Raw data에 기반이 되는 Parameter들은 변경 불가

- Graphic Retro
  ⇒ Right Screen을 통해 직접 촬영한 Image를 눈으로 확인하면서 DFOV, R/L Center, A/P Center를 Graphic으로 설정 가능하며 실제 Scan FOV의 범위가 하늘색으로 표기됨

(6) Image Monitor - Right Screen

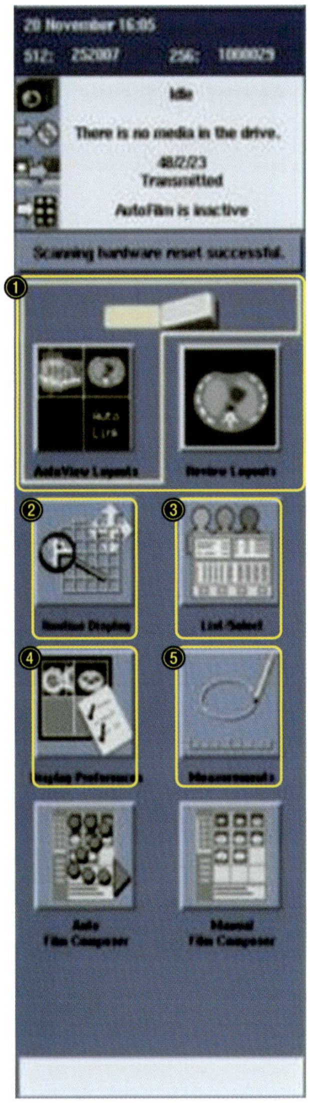

그림 4-19 Image Monitor
- Right screen

① Auto view와 review layouts을 선택

• Layout

a. Auto Link에서 재구성 된 영상을 나타냅니다.

b. Full mode로 변경할 수 있습니다.

② Routine Display : 영상의 확대, 이동 격자판 추가

③ List Select : 환자 List 선택

④ Display Preference : 주석설정, Image 반전 등 Display 표기 방법 설정

⑤ Measurement : Distance, ROI 등을 설정하여 측정

참고 : 본 chapter의 내용 일부 또는 전부를 GE HealthCare(Korea)의 자료를 활용하였음.

2. 스캔 파라미터 변경 적용 실습

스캔 파라미터는 CT 검사 시 적용하는 스캔 조건으로 최소의 선량으로 우수한 화질의 영상구현을 위해 방사선사가 적용할 수 있는 기술적 인자를 의미한다. 방사선사는 CT 검사 전문가로 장치에 대한 깊은 이해를 바탕으로 스캔 파라미터의 종류를 이해하고 검사 목적에 적합한 파라미터를 변경 적용할 수 있어야 한다. 이번 실습에서는 파라미터가 검사 선량과 화질에 영향을 미치는 정도를 이해하고, 가장 이상적인 CT 검사를 위해 적용할 수 있는 파라미터 적용 기술을 실습을 통해 학습한다.

1) 관전압 변경 적용 실습

이론적 배경 및 실험 목적

관전압은 X-선속의 에너지 레벨에 해당하며 X선 투과 강도와 세기에 연관되어 CT 영상 화질에 영향을 미친다. 또한, 관전압의 적용 정도에 따라 투영된 감약 X선이 검출기에 도달 정도가 달라진다. 특히 이러한 차이는 뼈처럼 CT number가 높은 조직에서 뚜렷이 나타난다. 현재 대부분의 임상 CT 장치는 관전압을 80~140 kVp 범위에서 부위에 따라 선택적으로 적용하고 있으며 일반 X-선 검사보다 상대적으로 높은 관전압을 적용하고 있다. 고 관전압 적용은 투과력 향상으로 많은 수의 광자가 검출기에 도달하여 양자 노이즈를 감소시킨다. 관전압의 변화는 영상의 노이즈 뿐만 아니라 공간 분해능, CT number, 선량 등에 영향을 미치며 인공물을 발생 또는 감소에 영향을 미친다.

따라서 본 실습에서는 임상에서 실제 CT 검사 시 적용하는 관전압 범위 내에서 변화적용하고 스캔하여 획득한 영상 데이터의 화질 변화 분석과 선량 변화를 분석할 것이다. 이러한 과정으로 실습 참여 학생의 관전압 이해도와 변화 적용능력이 향상되어 임상 실무 역량이 강화에 도움이 될 것이다.

(1) 관전압 변화에 따른 화질분석 실험 - 실습 보고서 1

(2) 관전압 변화에 따른 선량 분석 실험 - 실습 보고서 2

(3) 관전압 시험 - 실습 보고서 3

① 설정치와 측정치를 기록하고 백분율 표준오차를 기록
② 기준값 : 120 kVp ± 10% (안전관리규칙에 근거, 6개월)
③ 콘솔에 실제 출력값이 표시되는 기계의 경우 그 실제 출력값을 기록
④ 자체측정의 경우 측정기구의 모델명과 제조번호, 검사날짜를 기록하고 검사 과정을 사진을 찍어 보관

2) 관전류 변경 적용 실습

이론적 배경 및 실험 목적

관전류는 X-선량을 나타내며 검출기에 도달한 광자 수에도 영향을 미친다. 화질 측면에서 관전류는 양자 노이즈와 관련이 있어 관전류 증가 시 양자 노이즈 감소로 영상의 대조도 분해능을 향상시킬 수 있고 하지만 환자의 피폭을 증가시킬 수 있어 환자의 체적을 고려하여 적용해야 한다. 이를 위해 현재 임상 CT장치는 자동으로 노출조건을 제어하는 기술(Auto Exposure Control, AEC) 등을 갖추고 있어 CT검사 시 발생하는 검사선량 저감화에 기여하고 있다. 관전류는 복부와 같이 선 감약계수가 유사한 구조에서는 대조도 분해능 향상을 위해 상대적으로 높은 관전류를 적용하고 척추나 머리뼈 또는 얼굴뼈 등을 검사 시 복부보다 낮은 관전류를 적용하는 것이 바람직하다.

따라서 본 실습에서는 임상에서 실제 CT 검사 시 적용하는 관전류 범위 내에서 변화적용하고 스캔하여 획득한 영상 데이터의 화질 변화 분석과 선량 변화를 분석할 것이다. 이러한 과정으로 실습 참여 학생의 관전류 이해도와 변화 적용능력이 향상되어 임상 실무 역량이 강화에 도움이 될 것이다.

(1) 관전류 변화에 따른 화질분석 실험 - 실습 보고서 4

(2) 관전류 변화에 따른 선량 분석 실험 - 실습 보고서 5

(3) 관전류 시험 - 실습 보고서 6

① 설정치와 측정치를 기록하고 지시치에 따른 백분율 표준오차를 기록한다.
② 기준값 : 200 mA ± 15% (250 mAs ± 20%) : 안전관리규칙에 근거, 6개월)
③ 콘솔에 실제 출력값이 표시되는 기계의 경우 그 실제 출력 값을 기록
④ 자체측정의 경우 측정기구의 모델명과 제조번호, 검사날짜 기록하고 검사 과정을 사진을 찍어 보관

3) 단면두께(slice thickness) 적용 실습

이론적 배경 및 실험 목적

단면두께(slice thickness)는 영상의 화질과 선량에 영향을 미치는 주요 스캔 인자이다. 볼륨 데이터를 획득하는 나선형 스캔 방식에서는 단면두께는 Z축 방향 영상의 체적 크기(Voxel size)와 관련이 있다. 단면두께는 주로 콜리메이터에 의해 조절이 되며 단면두께 공간분해능(spatial resolution), 대조도분해능(contrast resolution), 영상 노이즈 등에 영향을 미친다. 단면두께는 일반적으로 영상 데이터의 경우 1~10 mm 범위 내에서 설정이 가능하며 검사 부위와 목적에 따라 달리 적용한다. 스캔 시 단면두께를 얇게 설정하면 공간분해능이 우수하고 인체 조직의 경계면의 선예도가 우수하여 미세 구조나 병변 관찰에 매우 유용하지만 노이즈가 증가, 검사선량 증가, 영상 데이터 증가하는 등의 단점이 있다. 반대로 단면두께를 두껍게 설정하면 복부와 같은 연부조직의 대조도 분해능이 향상되며 영상의 노이즈와 검사선량은 감소한다. 하지만 단면두께를 불필요하게 증가 시 부분체적현상에 의한 인

공물이 발생할 수 있어 검사 부위와 목적에 맞게 적절히 적용해야 한다.

따라서 본 실습에서는 임상에서 실제 CT 검사 시 적용하는 단면두께 범위 내에서 변화적용하고 스캔하여 획득한 영상 데이터의 화질 변화 분석과 선량 변화를 분석할 것이다. 이러한 과정으로 실습 참여 학생의 단면두께 이해도와 변화 적용능력이 향상되어 임상 실무 역량이 강화에 도움이 될 것이다.

(1) 단면두께 변화에 따른 화질분석 실험 - 실습 보고서 7

(2) 단면두께 변화에 따른 선량 분석 실험 - 실습 보고서 8

4) 알고리즘(algorithm) 적용 실습

이론적 배경 및 실험 목적

컨벌루션(convolution) 처리 단계에서 적용하는 수학적 연산방법으로 공간영역에서 픽셀값을 변형 시켜 피사체를 투영한 data를 투영 전의 profile과 같도록 영상을 보정하고 강조 처리하는 수학적 연산 처리이다. 알고리즘은 장치회사에 따라 종류가 다양하며, 임상 기관에 따라 적용 알고리즘은 일부 차이가 있지만 크게 soft tissue algorithm, standard algorithm, bone algorithm 등으로 구분한다. Soft tissue algorithm은 일반적으로 복부장기인 간, 콩팥, 이자 등과 같이 감약계수 차가 작은 구조 검사에 적용한다. 특히 soft tissue algorithm 적용은 보통 (저)대조도 분해능(contrast resolution)이 우수한 영상으로 구현되며 영상의 잡음(noise)을 감소시키지만 영상의 해상력이나 선예를 감소시켜 HRCT나 Bone 관찰에는 부적합하다. 또한, Standard algorithm은 대조도 분해능과 공간분해능(spatial resolution)에 있어 상호 보완적인 분해능을 구사하고 있으며, 이 영상처리는 pixel의 변형처리 없이 주로 뇌의 검사에 많이 이용하고 있다. 그리고 Bone algorithm(sharp kernel)은 공간분해능이 우수하여 고해상능(high-resolution) 검사를 목적으로 이용한다. 주로 골절과 같은 뼈의 검사에 이용하고, 측두골, 폐실질, 골반 등의 검사에 이용한다.

따라서 본 실습에서는 임상에서 실제 CT 검사와 재구성 시 적용하는 알고리즘 범위 내에서 변화적용하고, 구현된 영상 데이터의 화질 변화를 분석할 것이다. 이러한 과정으로 실습 참여 학생의 알고리즘 이해도와 변화 적용능력이 향상되어 임상 실무 역량이 강화에 도움이 될 것이다.

(1) 알고리즘 변화에 따른 화질분석 실험 - 실습 보고서 9

5) Pitch 변화 적용 실습

이론적 배경 및 실험 목적

Pitch란 X선관과 검출기가 1회전하는 동안 table이 이동한 거리(mm/tube rotation, 360°)를 의미한다. 스캔 인자 중 단면두께와 밀접한 관계를 갖고 있으며, 영상 인자 중 table이 이동 방향의 분해능인 Z-축 분해능, 스캔 시간과 선량에 영향을 미치는 인자이다. 예를 들어 pitch 1을 기준으로 1 보다 낮게 설정 시 1회전 당 table이 이동거리가 감소하여 중복스캔(overlap scan)으로 Z-축 분해능이 향상되나, 동일 범위 스캔 시 스캔 시간과 선량은 증가하게 된다. 또한, 불수의 장기 또는 수 초 이상의 호흡이 불가능한 환자에 적용은 움직인 인공물(motion artifact)이 유발될 가능성이 높아 적절하지 않다. 만일 pitch 1을 기준으로 1 보다 높게 설정 시 1회전 당 table이 이동거리가 증가하여 스캔 시간과 검사선량이 감소하나, 유효 단면두께가 증가하여 Z-축 영상 분해능이 저하된다. 또한, 스캔 단면감도윤곽(section sensitivity profile)이 증가하여 FWHM이 증가를 초래한다.

따라서 본 실습에서는 이러한 이론적 내용을 바탕으로 pitch 변화에 따른 스캔 시간과 선량 그리고 Z-축 영상 분해능을 비교 분석할 것이다. 이러한 과정으로 실습 참여 학생의 pitch 이해도와 변화 적용능력이 향상되어 임상 실무 역량이 강화에 도움이 될 것이다.

(1) pitch 변화에 따른 화질분석 실험 - 실습 보고서 10

(2) pitch 변화에 따른 선량 분석 실험 - 실습 보고서 11

6) 영상시야(DFOV; Disply field of view) 변화 적용 실습

이론적 배경 및 실험 목적

영상시야란 스캔부위에 대한 해부학적 정보를 가시화 하는 범위를 의미한다. CT에서 영상시야는 SFOV(Scan FOV)와 DFOV(Display FOV)로 구분이 된다. SFOV는 일반적으로 25 cm와 50 cm로 구분되며 스캔 부위와 파라미터를 선택하면 선택한 부위의 크기에 따라 설정된다. 이때, 설정된 SFOV 크기로 Scout 영상이 구현된다. 예를 들어 복부, 흉부 등 스캔 시 SFOV 50 cm, 머리, 목 스캔 시 SFOV 25 cm로 설정되어 Scout 영상이 구현된다. 한편 DFOV는 실제 단면 스캔 시 모니터에 구현되는 영상의 크기라고 할 수 있다. DFOV는 관심부위의 크기에 따라 다르게 설정하며 같은 부위라도 환자의 체격에 따라 다르게 설정하게 된다. 예를 들어 심장과 흉부 스캔 시 SFOV의 크기는 동일하나 DFOV는 심장 스캔 시 심장 크기로, 흉부 스캔 시 흉부 크기에 맞게 설정해야 하며 만일 심장 스캔 시 흉부 전체가 포함되게 설정하면 심장의 크기는 축소된 것처럼 작게 구현되며, 흉부 스캔 시 흉부보다 DFOV를 작게 설정하면 심장은 확대된 영상으로 구현될 것이다. 또한, DFOV는 피폭 선량에도 영향을 미치기 때문에 검사 부위에 따라 적절한 DFOV 설정이 중요하다.

따라서 본 실습에서는 임상에서 실제 CT 검사 시 적용하는 DFOV를 변화적용하고 스캔하여 획득한 영상 데이터의 화질 변화 분석과 선량 변화를 분석할 것이다. 이러한 과정으로 실습 참여 학생의 DFOV 이해도와 변화 적용능력이 향상되어 임상 실무 역량이 강화에 도움이 될 것이다.

(1) DFOV 변화에 따른 화질분석 실험 - 실습 보고서 12

(2) DFOV 변화에 따른 선량 분석 실험 - 실습 보고서 13

7) 영상 재구성 기법 변화 적용 실습

이론적 배경 및 실험 목적

CT 영상이 비슷한 감약계수를 가진 조직에 대해 우수한 식별능력을 갖는 원인 중의 하나는 컴퓨터에 의한 우수한 영상재구성 처리기법적용이 가능하기 때문이다. CT에서 영상재구성이란 임의의 횡단면 내의 감약계수의 분포를 한 방향에서 합계하여 얻어지는 1차원 분포(이를 투영이라고 함)를 다수의 방향에 대해 구하며, 이로부터 횡단면 상을 복원하는 것이며 이를 위한 수학적 처리기법을 영상 재구성 기법이라고 한다. 임상에서 적용하는 대표적인 영상 재구성 기법에는 필터보정 역투영법(filtered back projection; FBP), 반복 근사치 보정법(iterative approximation method; iterative reconstruction; IR)이 있다. FBP는 역투영상의 흐림을 제거하여 원래의 영상을 만드는 방법으로 역투영에서는 얻은 투영의 크기에 정비례하는 역투영을 하는 것으로 다음과 같은 과정을 거쳐 영상화가 진행된다.

① 프로젝션 데이터 획득 : CT 스캔에서는 다양한 각도에서의 X-선 프로젝션 데이터를 획득한다. 즉 여러 방향으로 X-선이 물체를 투과하고 투과한 감약 신호는 검출기에서 획득한다.

② 필터링(Filtering) : 프로젝션 데이터를 필터링하여 높은 주파수 구성 요소를 강조하고 낮은 주파수를 억제하며, 프로젝션 데이터를 공간 주파수 영역으로 변환하여 영상 재구성에서 적용할 수 있도록 한다.

③ 역투영(Backprojection) : 필터링 된 프로젝션 데이터를 사용하여 이미지를 재구성하는 과정으로 각 프로젝션 데이터를 실제 투영 위치에 해당하는 동일 위치에 역투영하여 이미지를 형성한다. 즉, 역투영은 각 프로젝션 각도에서의 데이터를 영상에 "투영"하는 것으로, 여러 각도에서의 투영 데이터를 합산하여 최종 이미지를 형성한다. 그러나 FBP는 일부 노이즈가 포함된 영상으로 구현되며 검사 선량을 증가하는 방법으로 해결 가능하다. 따라서 FBP는 빠르고 간단하지만, 고선량의 방사선을 사용해야 하고 이미지 품질에서 한계가 있다.

반면 IR은 FBP 이후 개발된 CT 영상 재구성 기술로 피사체를 투과해서 측정되어진 투영값을 여러 방향에서 반복적인 보정(correction)을 통해 평균치를 구하는 방법으로, 원래의 구조에 접근한 만족스런 영상이 얻어질 때까지 보정하는 기법이다. 이 기법은 FBP를 적용하여 도출된 초기 추정값을 사용하여 반복적 재구성을 통해 최적의 이미지를 구현하며 상대적으로 노이즈를 감소시키고 높은 화질의 영상을 구현한다. Iterative Reconstruction은 보다 우수한 영상을 구현하기 위해 최근에도 새로운 IR 기법이 개발되어 활용되고 있으며, 최근 개발된 IR 기법일수록 노이즈 감소, 화질 향상, 저선량 적용 가능하고 전체적인 장치의 성능 향상이 주요 특징이다. IR 기법은 장치 제조 기업별로는 Siemens의 SAFIRE, GE의 ASIR, Philips의 iDose, Toshiba(Canon)의 AIDR 등이 있다.

다음은 세대별 특징으로 1세대 IR에서는 필터링과 기본적인 역투영 알고리즘이 사용되었고, 2세대 IR에서는 통계적인 방법이 도입되었다. 3세대 IR에서는 기계학습(machine learning)과 같은 인공지능(artificial Intelligence) 기술이 도입되어 성능이 보다 향상되었으며, 현재 4세대 IR에서는 심층학습(deep learning)을 활용하여 높은 수준의 노이즈 감소를 통한 화질 향상을 목표로 개발되어 일부 검사에서 활용되고 있다. IR은 기존 FBP보다 노이즈를 감소시키고 미세구조를 명확하게 구현할 수 있고, 저선량의 방사선을 적용하고도 고화질의 이미지를 얻을 수 있는 것이 장점이다.

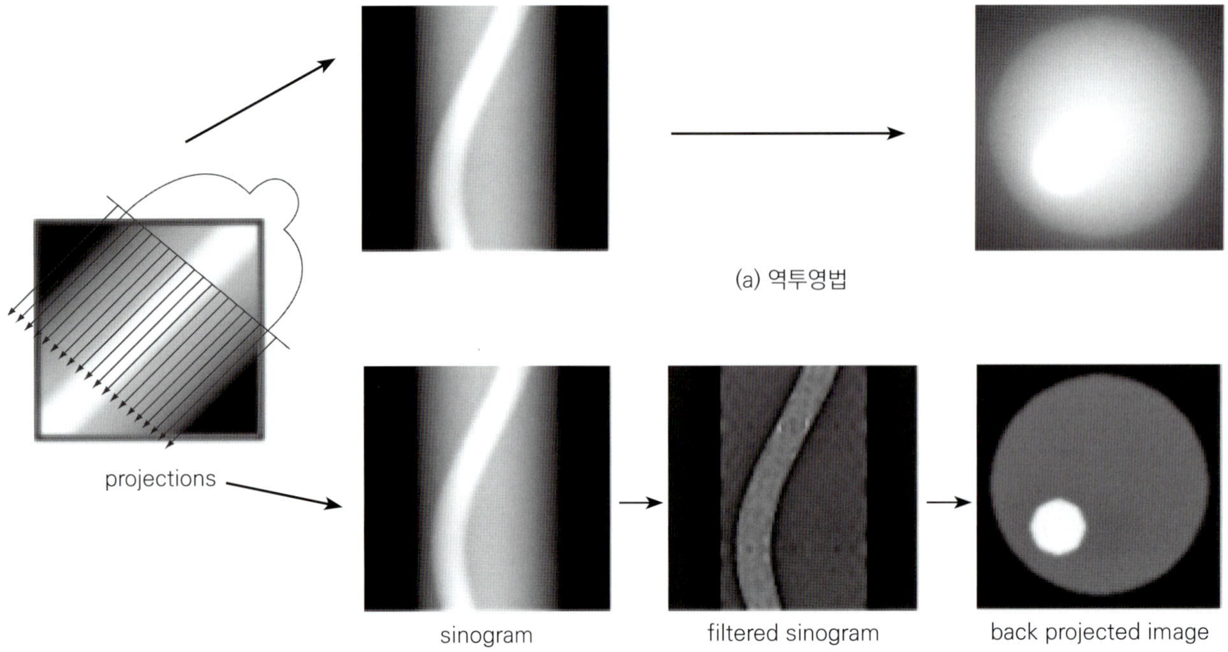

(a) 역투영법

(b) 필터보정 역투영법

그림 4-20 **역투영법과 필터보정 역투영법의 개념도**

따라서 본 실습에서는 임상에서 실제 CT 검사 시 적용하는 영상 재구성 기법을 변화적용하고 스캔하여 획득한 영상 데이터의 화질 변화 분석과 선량 변화를 분석할 것이다. 이러한 과정으로 실습 참여 학생의 영상 재구성 기법 이해도와 변화 적용능력이 향상되어 임상 실무 역량이 강화에 도움이 될 것이다.

(1) 영상 재구성 기법 변화에 따른 화질분석 실험 - 실습 보고서 14

(2) 영상 재구성 기법 변화에 따른 선량 분석 실험 - 실습 보고서 15

3. 임상검사 실습

1) Brain CT 검사 실습

(1) 이론적 배경 및 실험 목적 - 실습보고서 16

Brain CT는 뇌혈관 장애나 뇌종양 유무의 진단, 급성 외상(trauma) 환자의 골절(fracture), 급성 뇌출혈, 급성 뇌경색, 동맥 자루(aneurysm) 등을 확인할 목적으로 시행된다. 본 과정에서는 실제 스캔 실습을 통해 검사방법과 재구성 방법을 이해하고 Bone 알고리즘 변경적용으로 영상의 차이와 뇌의 해부학적 구조를 구분하는 능력을 배양하여 임상 실무 스캔 역량을 강화한다.

2) Temporal bone CT 검사 실습

(1) 이론적 배경 및 실험 목적 - 실습보고서 17

Temporal bone CT(관자뼈 CT)는 만성중이염(COM; Chronic otitis media), 진주종(cholesteatoma), 귀 경화증, 이명(ear noise), 외상 청각 기능 상실, 청신경 종양(acoustic neuroma)의 진단과 관자뼈의 골절, 선천성 기형(congenital anomaly) 등을 확인할 목적으로 시행된다. 본 과정에서는 실제 스캔 실습을 통해 HRCT 스캔 조건 적용 검사방법과 재구성 방법을 이해하고 관자뼈의 해부학적 구조를 구분하는 능력을 배양하여 임상 실무 스캔 역량을 강화한다.

- 영상 재구성 : 스캔 후 얇은 단면두께의 영상 또는 볼륨 데이터를 이용하여 coronal, sagittal, oblique plane(1 mm SL / 1 mm IC) 등의 MPR을 시행한다.

3) Chest CT 검사 실습

(1) Lowdose chest CT - 실습 보고서 18

이론적 배경 및 실험 목적

저 선량 흉부 CT는 조영제는 사용하지 않고 검사를 시행하며 일반적으로 건강검진, 폐 질환의 Screening을 위해 낮은 선량을 적용하고 있다. 주로 폐 실질조직의 병변 유무 확인이 목적이다. 본 과정에서는 실제 스캔 실습을 통해 검사방법과 재구성 방법을 이해하고 흉부의 해부학적 구조를 구분하는 능력을 배양하여 임상 실무 스캔 역량을 강화한다.

- 영상 재구성 : 스캔 후 얇은 단면두께의 영상 또는 볼륨 데이터를 이용하여 coronal, sagittal, oblique plane(3 mm SL / 3 mm IC) 등의 MPR을 시행한다.

(2) 흉부 HRCT - 실습 보고서 19

이론적 배경 및 실험 목적

고 해상력 CT 검사는 폐 실질(Lung parenchyma), 폐 간질(Pulmonary interstitial)을 구현하여 관련 질환 진단에 도움를 주는 것이 목적이다. HRCT는 스캔 시 고 해상력 CT 스캔 조건인 고 관전압,

1mm 이하의 단면두께, Bone algorithm과 같은 High pass filter를 적용해야 한다. 본 과정에서는 실제 스캔 실습을 통해 검사방법과 재구성 방법을 이해하고 흉부의 해부학적 구조를 구분하는 능력을 배양하여 임상 실무 스캔 역량을 강화한다.

- 영상 재구성 : 스캔 후 얇은 단면두께의 영상 또는 볼륨 데이터를 이용하여 coronal, sagittal, oblique plane(1 mm SL/1 mm IC) 등의 MPR을 시행한다.

4) Cardiac CT 검사 실습

(1) 심전도 부착

ECG는 심장의 박동을 측정하기 위해 심장 주변 인체의 표면에 전극(electrode)을 부착하여 심장 근육에 자극이 전도될 때 발생하는 전위를 심전계로 그려 심장의 전기적 활동을 분석하여 기록하는 것이다. 임상에서 심전도는 심장혈관 석회화 검사, 심장 동맥 검사, 심박출량과 심실의 수축, 이완 검사 등 심장관련 질환 확인 시 시행하는 대부분 검사에서 적용하고 있다. CT 검사 시 전극의 부착방법은 그림 4-21과 같이 오른쪽 어깨(빗장뼈 아래, 빨간색 전극; RA), 왼쪽 어깨(빗장뼈 아래, 노란색 전극; LA), 오른쪽 흉부 아래(갈비 가로막 각; Costophrenic angle, 검은색 전극; RL), 왼쪽 흉부 아래(갈비 가로막 각; Costophrenic angle, 초록색 전극; LL)에 부착하며 부착 후 전극이 잘 부착되었는지 부착 후 심전도 파형이 잘 그려지는지 확인 후 검사를 시행한다. 수강생은 심장 CT 검사 시 적용하는 심전도의 원리를 이해하고 적용 방법을 실습을 통해 이해한다. 또한, 맥박유형이 검사 시간과 선량 그리고 화질에 영향을 미치는 원인을 이해하여 임상 실무 스캔 역량을 강화한다.

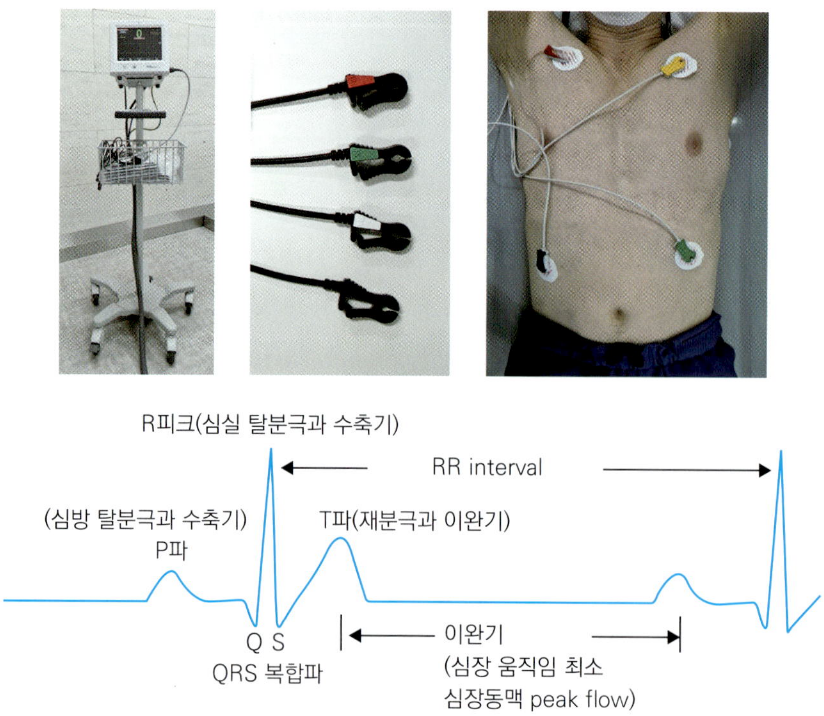

그림 4-21 심전도의 이해

(2) Coronary artery calcium scoring CT - 실습 보고서 20

심장동맥 석회화 정량 CT는 가슴조임증(Angina)이나 심근경색증(myocardial infarction)의 초기 진단을 위해 심장의 주요 혈관(RCA, LAD, Lcx)의 석회화 침작 정도를 영상화한 후 정량평가하여 심장 혈관의 협착과 폐쇄 가능성 예측이 목적이다. 수강생은 심장동맥 석회화 정량 CT 검사 목적과 방법을 이해하고 스캔 실습을 통해 이해한다. 또한, 획득한 영상을 이용하여 심장과 심장혈관의 해부학적 구조를 이해하고 calcium scoring 프로그램에 적용하여 분석하는 방법을 실습하여 임상 실무 스캔 역량을 강화한다.

5) Abdomen CT 검사 실습

(1) Abdomen CT - 실습 보고서 21

abdomen CT는 복부 장기의 종양(tumor), 낭종(cyst), 염증(inflammation), 출혈(bleeding), 내부 장기의 형태학적 문제 그리고 목적 장기와 주변 장기와의 관계를 확인하고, 외상에 의한 장기의 손상 감별과 치료 계획 및 추적검사 등을 목적으로 시행된다. 수강생은 본 실습 과정을 통해 abdomen CT 검사 목적과 방법을 이해하고 조영제 주입 없이 abdomen CT 스캔을 실습할 것이다. 본 과정에서는 실제 스캔 실습을 통해 검사방법과 재구성 방법을 이해하고 복부의 해부학적 구조를 구분하는 능력을 배양하여 임상 실무 스캔 역량을 강화한다.

- 영상 재구성 : 스캔 후 얇은 단면두께의 영상 또는 볼륨 데이터를 이용하여 coronal, sagittal, oblique plane(3 mm SL/3 mm IC) 등의 MPR을 시행한다.

(2) Fat check CT - 실습 보고서 22

체지방 측정 CT는 보통 복부와 넙다리 부를 대상으로 체지방 분포를 측정하며 복부의 경우 내장지방(Visceral adipose tissue)과 피하지방(Subcutaneous adipose tissue)을 측정하여 비만 문제를 평가하고 내분비 질환 환자의 복부 지방 분포 분석 등이 목적이다. 본 과정에서는 실제 스캔 실습을 통해 체지방 측정 CT 스캔 방법을 이해하고 획득한 영상을 체지방 측정 프로그램에 입력하여 지방의 CT number 정량화와 체지방 분석, 비만도 계산 방법 이해하여 임상 실무 역량을 강화한다.

6) Spine CT 검사 실습

(1) Cervical Spine CT - 실습 보고서 23

목뼈 CT는 교통사고 등 외상에 의한 목의 근육, 뼈, 인대, 신경 구조 등의 손상, 디스크 이상 및 척추 변형 등의 진단과 치료 목적으로 시행된다. 본 과정에서는 실제 스캔 실습을 통해 검사방법과 재구성 방법을 이해하고 목의 해부학적 구조를 구분하는 능력을 배양하여 임상 실무 스캔 역량을 강화한다.

- 영상 재구성 : 스캔 후 얇은 단면두께의 영상 또는 볼륨 데이터를 이용하여 coronal, sagittal, oblique plane(3 mm SL/3 mm IC) 등의 MPR, VRT 영상 등으로 재구성 한다.

(2) T-spine CT - 실습 보고서 24

등뼈 CT는 다양한 원인에 의한 등의 뼈, 인대, 신경 구조, 혈관 등의 손상 여부를 확인하고, 척추 협착증, 골절, 관절염, 측만증과 같은 질환의 진단, 치료 목적으로 시행된다. 본 과정에서는 실제 스캔 실습을 통해 검사방법과 재구성 방법을 이해하고 목의 해부학적 구조를 구분하는 능력을 배양하여 임상 실무 스캔 역량을 강화한다.

- 영상 재구성 : 스캔 후 얇은 단면두께의 영상 또는 볼륨 데이터를 이용하여 coronal, sagittal, oblique plane(3 mm SL/3 mm IC) 등의 MPR, VRT 영상 등으로 재구성 한다.

(3) L-spine CT - 실습 보고서 25

허리뼈 CT는 다양한 원인에 의한 허리의 뼈, 인대, 신경 구조, 혈관 등의 이상이나 손상 여부를 확인하고, 척추 협착증, 압박골절, 탈구, 측만증 등의 진단하고 디스크 이상 및 척추 변형 등을 진단하고 치료할 목적으로 검사가 시행된다. 본 과정에서는 실제 스캔 실습을 통해 검사방법과 재구성 방법을 이해하고 목의 해부학적 구조를 구분하는 능력을 배양하여 임상 실무 스캔 역량을 강화한다.

- 영상 재구성 : 스캔 후 얇은 단면두께의 영상 또는 볼륨 데이터를 이용하여 coronal, sagittal, oblique plane(3 mm SL/3 mm IC) 등의 MPR, VRT 영상 등으로 재구성 한다.

7) Upper extremity 검사 실습

(1) Wrist joint CT - 실습 보고서 26

손목관절 CT는 손목관절을 구성하는 뼈의 골절, 탈구, 인대 및 근육 손상, 종양 등을 진단하고 치료할 목적으로 검사가 시행된다. 본 과정에서는 실제 스캔 실습을 통해 검사방법과 재구성 방법을 이해하고 목의 해부학적 구조를 구분하는 능력을 배양하여 임상 실무 스캔 역량을 강화한다.

- 영상 재구성 : 스캔 후 얇은 단면두께의 영상 또는 볼륨 데이터를 이용하여 coronal, sagittal, oblique plane(3 mm SL/3 mm IC) 등의 MPR, VRT 영상 등으로 재구성 한다.

(2) Elbow joint CT - 실습 보고서 27

팔굽관절 CT는 팔굽관절을 구성하는 뼈의 골절, 탈구, 인대 및 근육 손상, 종양 등을 진단하고 치료할 목적으로 검사가 시행된다. 본 과정에서는 실제 스캔 실습을 통해 검사방법과 재구성 방법을 이해하고 목의 해부학적 구조를 구분하는 능력을 배양하여 임상 실무 스캔 역량을 강화한다.

- 영상 재구성 : 스캔 후 얇은 단면두께의 영상 또는 볼륨 데이터를 이용하여 coronal, sagittal, oblique plane(3 mm SL/3 mm IC) 등의 MPR, VRT 영상 등으로 재구성 한다.

(3) Shoulder joint CT - 실습 보고서 28

어깨관절 CT는 어깨관절을 구성하는 뼈의 골절, 탈구, 종양, 어깨관절 내부의 손상을 확인하거나 돌림근 띠(회전근개, rotator cuff) 등의 이상 등을 진단하고 치료할 목적으로 검사가 시행된다. 본 과정에서는 실제 스캔 실습을 통해 검사방법과 재구성 방법을 이해하고 목의 해부학적 구조를 구분하는 능력을 배양하여 임상 실무 스캔 역량을 강화한다.

- 영상 재구성 : 스캔 후 얇은 단면두께의 영상 또는 볼륨 데이터를 이용하여 coronal, sagittal, oblique plane(3 mm SL/3 mm IC) 등의 MPR, VRT 영상 등으로 재구성 한다.

8) Lower extremity 검사 실습

(1) Foot CT - 실습 보고서 29

발 CT는 발을 구성하는 뼈의 골절, 탈구, 인대 및 근육 손상, 그 외 골절 후의 골육종, 관절염, 세로 발바닥활(longitudinal arch)의 이상 등을 진단하고 치료할 목적으로 검사가 시행된다. 본 과정에서는 실제 스캔 실습을 통해 검사방법과 재구성 방법을 이해하고 목의 해부학적 구조를 구분하는 능력을 배양하여 임상 실무 스캔 역량을 강화한다.

- 영상 재구성 : 스캔 후 얇은 단면두께의 영상 또는 볼륨 데이터를 이용하여 coronal, sagittal, oblique plane(3 mm SL/3 mm IC) 등의 MPR, VRT 영상 등으로 재구성 한다.

(2) Ankle joint CT - 실습 보고서 30

발목관절 CT는 발목관절을 구성하는 뼈들의 골절과 탈구 그리고 인대 및 근육 손상 등을 진단하고 치료할 목적으로 검사가 시행된다. 본 과정에서는 실제 스캔 실습을 통해 검사방법과 재구성 방법을 이해하고 목의 해부학적 구조를 구분하는 능력을 배양하여 임상 실무 스캔 역량을 강화한다.

- 영상 재구성 : 스캔 후 얇은 단면두께의 영상 또는 볼륨 데이터를 이용하여 coronal, sagittal, oblique plane(3 mm SL/3 mm IC) 등의 MPR, VRT 영상 등으로 재구성 한다.

(3) Knee joint CT - 실습 보고서 31

무릎관절 CT는 무릎 관절을 구성하는 뼈들의 골절과 탈구 그리고 인대 및 근육 손상 등의 진단과 수술이 필요한 경우 수술의 범위와 방법의 결정, 수술 후 회복 상태를 평가, 골절 후의 예후, 골육종, 관절염, 혈관 이상, 종양 또는 염증성 변화 등 다양한 손상 등을 진단하고 치료할 목적으로 검사가 시행된다. 본 과정에서는 실제 스캔 실습을 통해 검사방법과 재구성 방법을 이해하고 목의 해부학적 구조를 구분하는 능력을 배양하여 임상 실무 스캔 역량을 강화한다.

- 영상 재구성 : 스캔 후 얇은 단면두께의 영상 또는 볼륨 데이터를 이용하여 coronal, sagittal, oblique plane(3 mm SL/3 mm IC) 등의 MPR, VRT 영상 등으로 재구성 한다.

(4) Pelvis and Hip joint CT - 실습 보고서 32

골반과 엉덩관절 CT는 골반과 엉덩 관절을 구성하는 뼈 구조의 골절과 탈구 그리고 인대 및 근육 손상 등의 진단과 외상으로 인한 골절, 선천성 골 질환 평가, 만성 질환의 변화를 관찰하고 추적하며, 내부출혈 등을 진단하고 치료할 목적으로 검사가 시행된다. 본 과정에서는 실제 스캔 실습을 통해 검사방법과 재구성 방법을 이해하고 목의 해부학적 구조를 구분하는 능력을 배양하여 임상 실무 스캔 역량을 강화한다.

- 영상 재구성 : 스캔 후 얇은 단면두께의 영상 또는 볼륨 데이터를 이용하여 coronal, sagittal, oblique plane(3 mm SL / 3 mm IC) 등의 MPR, VRT 영상 등으로 재구성 한다.

4. 정도관리 실습

컴퓨터 단층촬영 장치는 특수의료장비에 포함되어 특수의료장비의 설치 및 운영에 관한 규칙에 의거 설치 및 운영을 위해 화질과 선량검사 관련 항목에 대해 검사를 받아야 한다. 일반적으로 정도관리 평가는 장비의 신규 또는 이전 설치하는 경우 시행되는 사전검사, X선관을 교체하는 경우와 설치 후 3년 주기로 시행되는 정기검사가 있다. 그 외 매일, 3개월, 6개월 1년 주기로 점검을 시행해야 한다. 정기검사 항목으로는 Contrast scale, 공간분해능, 노이즈, 직선성, artifact, 피폭선량 등이 포함된다. 임상에서 시행하는 매일 점검 항목에는 테이블 이동 점검, 하드카피 장치의 작동 점검, 데이터 저장장치 작동 점검, 출력장치 성능관리, 조영제 주입기 작동 점검이 해당한다.

또한, 3개월 점검 항목에는 임상 영상 평가, 판독용 모니터 관리가 있으며, 6개월 점검 항목에는 환자 테이블 이동간격 정확도 시험, 관전압, 관전류 시험, 판독용 모니터 관리, AAPM 표준팬텀을 이용한 시험(물의 CT 감약계수, 노이즈, 균일도, 공간분해능, 대조도분해능, 슬라이스 두께, 인공물 유무)이 있다. 그리고 1년 점검 항목에는 CT number의 직선성, Scout localization view의 정확성, 영상에서의 측정치와 실제 측정치의 비교 평가, 판독대와 판독실 조도 측정, 환자피폭선량 피폭시험이 해당한다. 아래 표는 품질관리검사의 종류와 정도관리 항목, CT장치 품질관리 검사 기준이다. 따라서 본 실습에서는 특수의료장비에 포함된 컴퓨터 단층촬영 장치의 화질과 선량 검사 항목 중 주요항목을 대상으로 수강생이 직접 실습과 분석하고 이해를 통해 미래 임상 방사선사로서 역량을 강화한다.

1) 화질관리 실습

(1) 물의 CT 감약계수와 노이즈, 균일도 - 실습 보고서 33

① 실습 방법

ⓐ 물의 CT 감약계수와 노이즈 측정

Standard 재구성 알고리즘을 사용하여 물로 채워져 있는 CT number calibration block 의 중앙부를 촬영한다. 다음의 그림과 같이 모니터에서 팬텀의 중앙에서부터 6 시 방향으로 대략 1/4 지점에서 4 cm × 4 cm 의 사각형 cursor(6시 방향, A)를 설정한 후 장비 자체의 ROI analysis 기능을 이용하여 cursor 내의 평균 CT number와 CT number의 표준편차를 측정한다.

여기서 측정된 평균 CT number가 "물의 평균 CT number"가 되며 동시에 측정된 CT 계수의 표준편차가 "노이즈"가 된다. 측정값의 합격 기준은 물의 CT number의 경우 0 ± 7 HU 이내, 노이즈는 5 HU 이내로 측정되어야 한다. 스캔된 영상은 영상창의 window width 를 300 ~ 400 HU, window level 을 0 ~ +100 HU 사이에서 영상이 선명하게 보이는 조건으로 조정하여 분석한다.

ⓑ 균일도 측정

물의 CT 감약계수와 노이즈 측정과 동일한 크기(4cm × 4cm)의 ROI cursor를 12시 방향(B), 9시 방향(C), 3시 방향(D)에 그린다. 이때 중앙에서 주변부로 대략 2/3 지점에 위치시킨 후 ROI analysis 로 각각의 CT 계수를 측정한다. 균일도의 경우 모든 방향에서 A 위치에서 측정된 평균 CT number와 5HU 이내로 측정되어야 한다. 스캔된 영상은 영상창의 window width 를 300~400HU, window level 을 0~+100HU 사이에서 영상이 선명하게 보이는 조건으로 조정하여 분석한다.

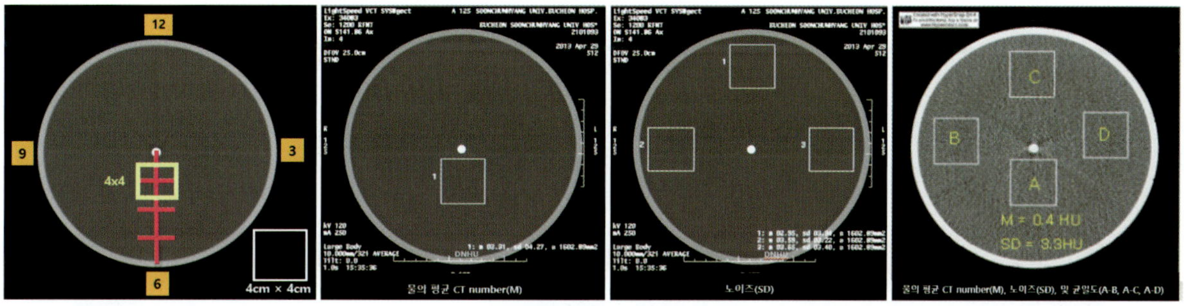

그림 4-22 | 물의 CT 감약계수, 노이즈 및 균일도 측정

(2) 공간분해능 - 실습 보고서 34

① 실습 방법

공간 분해능 측정용 블록의 중앙부를 10mm 절편두께로 single slice scan 한다. 분석을 위해서는 얻어진 영상의 구멍 식별이 쉽도록 영상창의 폭과 높이를 조절한 후 모니터로부터 50cm 이상 떨어져서 식별이 가능한 구멍의 크기를 확인한다. 스캔된 영상은 영상창의 window width 를 300~400HU, window level 을 -200~-100HU 사이에서 가장 작은 구멍들이 사라지지 않을 정도로 조정하여 관찰한다.

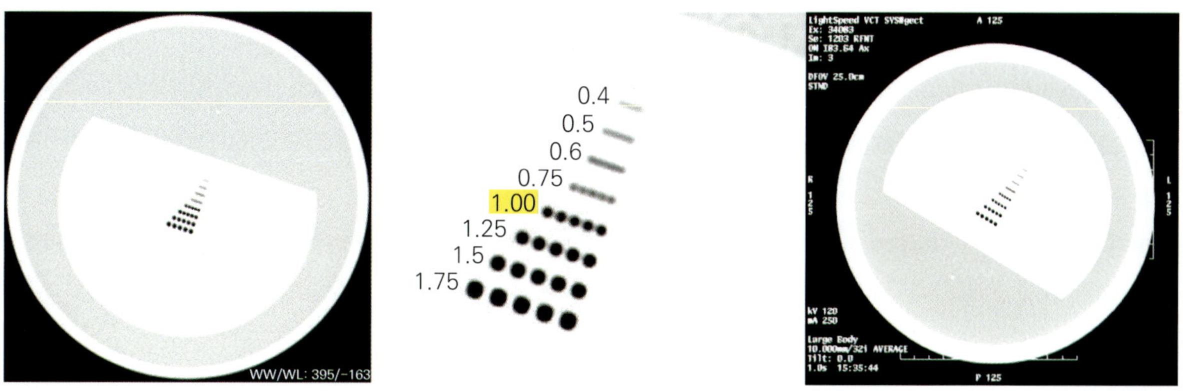

그림 4-23 | 공간분해능 측정

(3) 대조도분해능 - 실습 보고서 35

① 실습 방법

배경인 아크릴과 구멍내용물 사이에 CT 감약계수 차가 10HU 이내가 되도록 생리식염수와 조영제(300~370)를 110:1 내외로 혼합한 용액을 채우운다. 한 번에 감약계수 값을 맞추기 어려워 예비 스캔을 시행하여 구멍 내에서 측정된 용액의 감약계수를 측정 후 감약계수 값이 낮으면 소량의 조영제를 추가하고, 감약계수가 높으면 식염수를 추가하여 보정한다. 또한, 구멍 내부에는 공기가 없어야 하며 스캔 시 대조도 분해능 측정용 블록의 중앙부를 10mm 절편두께로 single slice scan 한다.

분석을 위하여 팬텀 영상의 영상창의 폭을 300HU 이상으로 설정하고, 영상창의 높이를 조절하면서 모니터로부터 50cm 이상 떨어져서 시각적으로 구분이 가능한 가장 작은 크기의 구멍을 확인한다. 평가는 스캔된 영상의 window width를 300~400HU, window level을 0~100HU 사이에서 구멍들이 잘 보이는 조건으로 조정하여 분석한다.

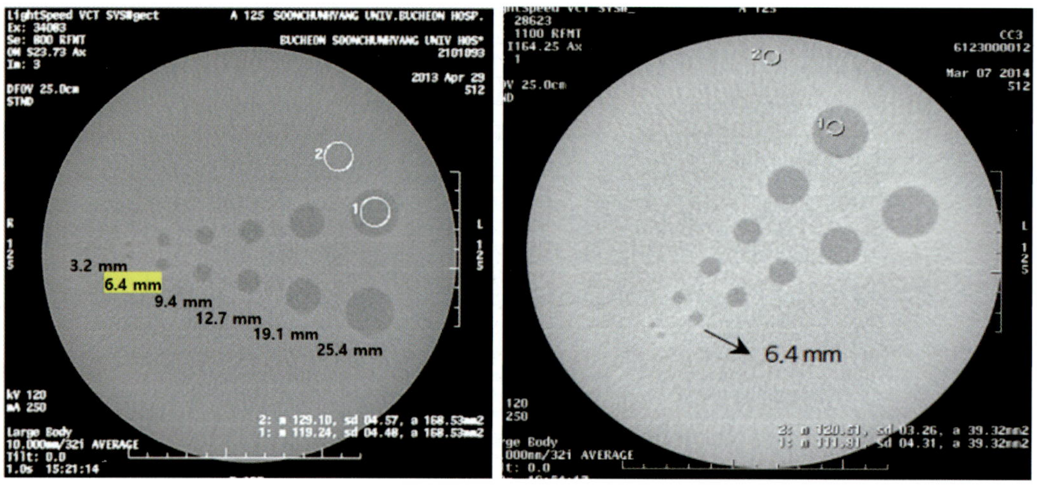

그림 4-24 대조도분해능 측정

(4) 슬라이스 두께 - 실습 보고서 36

① 실습 방법

절편두께 삽입부위에서 장치 특성에 따라 5mm 와 10mm slice 두께로 single slice scan을 한다. 분석방법은 콘솔에서 각 두께별로 팬텀의 중앙에 위치한 알루미늄 판의 section profile을 얻은 후 반치폭(Full Width at Half Maximum, FWHM)을 구하여 평가한다. 반치폭을 구할 수 없는 장치의 경우 모니터에서 중앙에 위치된 알루미늄 폭을 cursor를 이용하여 직접 측정한다. 만일 반치폭을 수동으로 계산할 때에는 영상창의 window width를 300~400HU, window level을 0~100 HU 사이로 조절한 상태에서 스캔된 직사각형의 긴 변에 수직으로 두께를 측정한다.

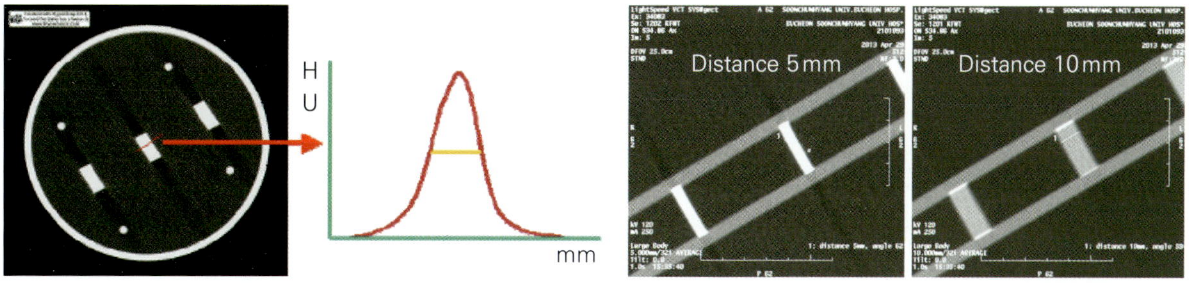

그림 4-25 절편두께 측정

(5) 중심선정렬과 인공물 유무- 실습 보고서 37

① 실습 방법

ⓐ AAPM 팬텀의 검사 테이블 위위 올려놓고 laser beam alignment를 켠 후 중심선 정렬과 인공물 측정 블럭을 중앙에 위치시키고 스캔하여 영상을 획득한다. 영상에 Grid 혹은 Localizer를 설정한 후 핀 중앙부의 X, Y축 위치와 일치하는지 측정한다.

ⓑ 평가대상의 모든 영상을 육안으로 평가하였을 때 검사를 위한 팬텀의 중심과 받침대에서 발생하는 선속경화인공물(beam hardening artifact)을 제외한 인공물은 없어야 한다. 단, 선속경화 인공물이 너무 심할 경우 부적합이 된다.

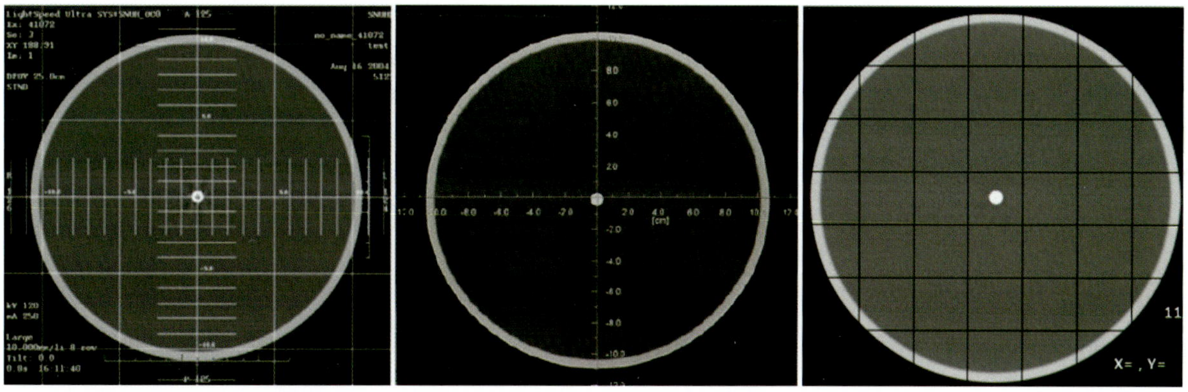

그림 4-26 중심선정렬 측정

(6) CT number의 직선성 - 실습 보고서 38

① 실습 방법

CT number의 직선성 측정은 CT 스캔 면에 수직이 되고 스캔의 진행방향과 평행하도록 팬텀을 위치 시킨다. 그리고 스캔 중심부와 팬텀의 중심부를 일치시키고 CT 감약계수의 직선성 측정부위를 스캔한다. 획득한 영상을 이용하여 5개의 물질인 나일론(Nylon), 폴리에틸렌(Polyethylene), 폴리스틸렌(Polystyrene), 아크릴(Acrylic), 폴리카보네이트(Polycarbonate) CT 영상에 ROI를 최대한으로 크게 설정하여 CT 감약계수를 측정한다.

CT 정도관리점검표(3)

<table>
<tr><th colspan="2">년도
항목 (참고치, 기준치, 점검주기)</th><th colspan="2">결과</th><th>조치사항
(조치일)</th><th>비고</th></tr>
<tr><td rowspan="8">표준팬텀을
이용한 시험
(6개월)</td><td>시행일</td><td>
평가자 (인)
전문의번호</td><td>
평가자 (인)
전문의번호</td><td></td><td rowspan="8">팬텀영상
보관</td></tr>
<tr><td>물의 CT감약계수(중심부에서 4×4cm cursor로 측정) (0±7 HU 이내)</td><td>HU</td><td>HU</td><td></td></tr>
<tr><td>노이즈(중심부에서 4×4cm cursor 측정)
(5 HU 이내)</td><td>HU</td><td>HU</td><td></td></tr>
<tr><td>균일도(중심부와 주변부의 HU 차이를 기록)
(중심부와 주변부간 5 HU 이내)</td><td>HU</td><td>HU</td><td></td></tr>
<tr><td>공간분해능(mm로 기록)
(1.0mm 이하 식별가능)</td><td>mm</td><td>mm</td><td></td></tr>
<tr><td>대조도 분해능(mm로 기록)
(6.4mm 이하 식별가능)</td><td>mm</td><td>mm</td><td></td></tr>
<tr><td>슬라이스 두께
(5mm와 10mm 측정 시 오차범위를 기록)
(+1mm 이상, −1mm 이하)</td><td>mm/ mm</td><td>mm/ mm</td><td></td></tr>
<tr><td>인공물유무(유무로 표시)
(인공물이 없어야 함)</td><td></td><td></td><td></td></tr>
</table>

※ 표준팬텀을 이용하여 1년마다 시행하는 서류검사시 표준팬텀검사와 같은 방법으로 검사를 시행하고 결과를 표시한다.

점검자 성명 : ______________________ (인)

관리자 성명 : ______________________ (인)

CT 정도관리점검표(4)

<table>
<tr><td>년도
항목 (참고치, 기준치, 점검주기)</td><td>시행
날짜</td><td colspan="2">결과</td><td>조치사항
(조치일)</td><td>비고</td></tr>
<tr><td rowspan="5">CT Number직선성 (1년)

아크릴 : 110 to 130 HU
나일론 : 82 to 102 HU
폴리스틸렌 : −34 to −14 HU
폴리에틸렌 : −82 to −102 HU
폴리카보네이트 : 92 to 112 HU</td><td rowspan="5"></td><td>아크릴</td><td>HU</td><td></td><td></td></tr>
<tr><td>나일론</td><td>HU</td><td></td><td></td></tr>
<tr><td>폴리스틸렌</td><td>HU</td><td></td><td></td></tr>
<tr><td>폴리에틸렌</td><td>HU</td><td></td><td></td></tr>
<tr><td>폴리카보네이트</td><td>HU</td><td></td><td></td></tr>
<tr><td>Scout localization view의 정확성
(오차가 3 mm 이상이면 교정 필요) (1년)</td><td></td><td colspan="2">mm</td><td></td><td>필름보관</td></tr>
<tr><td>영상에서의 측정치와 실측정치의 비교 평가
(14 cm와 140도 각도에 대한 오차를 기록)
(1년)</td><td></td><td colspan="2">mm
도</td><td></td><td></td></tr>
<tr><td>판독대와 판독실 조도 측정 (조도를 직접측정기록)
(참고치: 판독대 7.000 Lux 이상,
판독실 50 Lux 이하) (1년)</td><td></td><td colspan="2">Lux
Lux</td><td></td><td></td></tr>
<tr><td>* 환자피폭선량 피폭시험
(제조사 제품의 자가기준값 표시 기록) (1년)</td><td></td><td colspan="2">측정치 : Gy
자가기준치 : Gy</td><td></td><td>기준적합
판단항목</td></tr>
</table>

※ 자체 측정의 경우 측정기구 모델명과 제조번호를 기록하고 외부기관 의뢰 시에는 그 기관에서 발행한 결과보고서 비치한다.

점검자 성명 : ______________________ (인)

관리자 성명 : ______________________ (인)

2) 선량 관리 실습

(1) $CTDI_W$ - 실습 보고서 39

① 실습 방법

$CTDI_W$은 보다 정확한 CT환자선량의 평가 위해 도입되었으며 스캔 축(동일 단면축 또는 X, Y-축)에서의 선량지표이다. $CTDI_W$은 중앙부에서의 1/3 $CTDI_W$와 주변부에서의 2/3 $CTDI_W$를 합한 평균 선량의 개념이다.

$CTDI_W$ 측정은 kVp, mAs, 슬라이스 두께 등의 조건을 설정한 후 측정에 적합한 팬텀을 선정한다. 팬텀의 중앙부를 환자 스캔시와 동일하게 갠트리의 iso-center에 설정한 후 ionization chamber를 측정하고자 하는 팬텀의 구멍에 삽입하고 나머지 구멍은 아크릴 플러그로 막는다. 테이블을 이동시켜 스캔하고자 하는 팬텀의 정 위치에서 single slice scan을 시행한 후 흡수선량을 기록한다. 그 후 동일한 노출조건과 스캔 기법으로 팬텀의 12시, 3시, 6시, 9시 방향에서 측정을 한다. 측정 후 모니터에 표시된 흡수선량을 아래 식에 대입하여 $CTDI_W$를 계산한다.

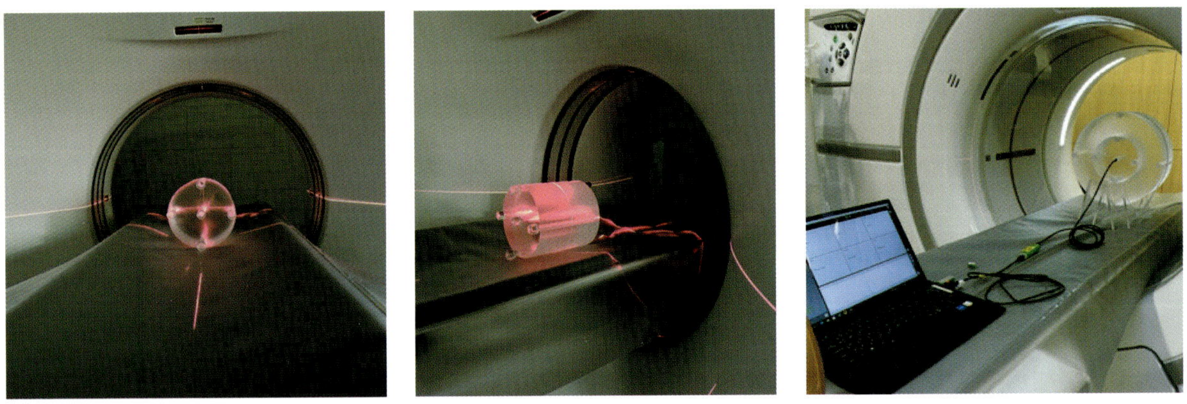

Index	Start Time Digitizer	Dose Multi	PPV Multi	HVL Multi	Dose Rate Multi
1	2024-05-16 오후 5:13:51	17.54 μGy			3.822 μGy/s
2	2024-05-16 오후 5:15:47	12.88 μGy			2.821 μGy/s
3	2024-05-16 오후 5:16:38	8.102 μGy			1.781 μGy/s
4	2024-05-16 오후 5:19:47	7.432 μGy			1.646 μGy/s
5	2024-05-16 오후 5:21:43	6.760 μGy			1.496 μGy/s
6	2024-05-16 오후 5:22:52	6.503 μGy			1.439 μGy/s
7	2024-05-16 오후 5:24:00	6.663 μGy			1.473 μGy/s
8	2024-05-16 오후 5:24:27	9.7 nGy			44 nGy/s
9	2024-05-16 오후 5:24:49	7.048 μGy			1.559 μGy/s
10	2024-05-16 오후 5:25:32	5.2 nGy			18 nGy/s

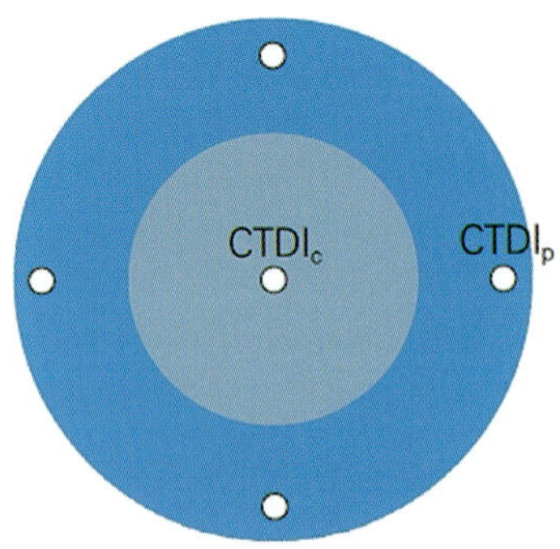

$CTDI_W$의 개념

$CTDI_W = 1/3\ CTDI_C + 2/3\ CTDI_P$

그림 4-27 $CTDI_W$, $CTDI_{VOL}$ 측정 실습

(2) $CTDI_{VOL}$ - 실습 보고서 40

TDI_{VOL}은 volume CTDI 또는 effective weighte CTDI($CTDI_W$, eff.)라고 불리며, $CTDI_W$를 non-contiguous axial scan이나 beam pitch가 1이 아닌 나선형 스캔에 확대 적용한것이다. $CTDI_W$와 동일하게 중심부와 주변부의 흡수선량을 측정하고 스캔 시 적용한 pitch 값을 대입하여 계산한다. $CTDI_{VOL}$은 아래 식을 적용하여 계산할 수 있다.

$$CTDI_{VOL} = \frac{CTDI_W}{pitch} \qquad \text{(나선형 스캔 시)}$$

CT 장치 환자피폭선량 측정 기록지

제조회사/ 장비명		측정일자: 년 월 일

			기준치	측정치	판정
환자 피폭선량 측정시험	Head	중심부	mGy/ mAs ± 20% 이내	mGy	
		주변부	mGy/ mAs ± 20% 이내	mGy	
	Body	중심부	mGy/ mAs ± 20% 이내	mGy	
		주변부	mGy/ mAs ± 20% 이내	mGy	

* 기구모델 :

* 제조번호 :

점검자 : ________________ (인) 관리자 : ________________ (인)

(3) DLP와 Effective dose - 실습 보고서 41

DLP는 실제 CT 검사가 끝나고 선량 보고서(Dose report)에 나오는 선량값으로 스캔 시작부터 스캔 끝까지 전체 영상에 대한 총선량의 측정값으로 CTDIW에 스캔된 거리(길이)를 곱한 값으로 나타낸다. 또한 DLP는 axial 스캔과 spiral 스캔 모두에서 적용되며, spiral 스캔 시는 pitch값도 고려된 것이다. DLP 선량은 스캔 시 특정 해부학적 부위를 고려하지 않았기 때문에 환자 선량의 직접적인 평가로 이용될 수 없어 Effective dose(유효선량)를 통해 평가를 해야 한다. 유효선량은 DLP에 변환계수(conversion factor, k)를 곱해서 나타낸다. 이때 k(mSv mGy-1cm-1)값은 성인일 경우 두경부의 경우 0.0031, 두부 0.0021, 경부 0.0059, 흉부 0.014, 복부·골반부 0.015이다(AAPM report 96).

Effective Dose = k × DLP

<table>
<tr><td colspan="4" rowspan="2">실습 보고서 〈1〉</td><td rowspan="2">확 인</td><td>지도교수</td></tr>
<tr><td></td></tr>
<tr><td>실 습 명</td><td colspan="5"></td></tr>
<tr><td rowspan="2">보 고 자</td><td>성 명</td><td></td><td>학 번</td><td colspan="2"></td></tr>
<tr><td>학 과</td><td></td><td>반 / 조</td><td colspan="2"></td></tr>
<tr><td>실습 목적</td><td colspan="5"></td></tr>
<tr><td>실습 장치</td><td colspan="5"></td></tr>
<tr><td>분석 도구</td><td colspan="5"></td></tr>
<tr><td>실습 방법</td><td colspan="5"></td></tr>
<tr><td>실습 결과</td><td colspan="5"></td></tr>
<tr><td>분석 및 토의</td><td colspan="5"></td></tr>
</table>

실습 보고서 〈2〉

확 인	지도교수		

실 습 명				
보 고 자	성 명		학 번	
	학 과		반 / 조	
실습 목적				
실습 장치				
분석 도구				
실습 방법				
실습 결과				
분석 및 토의				

<table>
<tr><td colspan="4"><h1>실습 보고서 〈3〉</h1></td><td>확 인</td><td>지도교수

</td></tr>
<tr><td>실 습 명</td><td colspan="5"></td></tr>
<tr><td rowspan="2">보 고 자</td><td>성 명</td><td></td><td>학 번</td><td colspan="2"></td></tr>
<tr><td>학 과</td><td></td><td>반 / 조</td><td colspan="2"></td></tr>
<tr><td>실습 목적</td><td colspan="5"></td></tr>
<tr><td>실습 장치</td><td colspan="5"></td></tr>
<tr><td>분석 도구</td><td colspan="5"></td></tr>
<tr><td>실습 방법</td><td colspan="5"></td></tr>
<tr><td>실습 결과</td><td colspan="5"></td></tr>
<tr><td>분석 및 토의</td><td colspan="5"></td></tr>
</table>

<table>
<tr><td colspan="4" rowspan="2">실습 보고서 〈4〉</td><td rowspan="2">확 인</td><td>지도교수</td></tr>
<tr><td></td></tr>
<tr><td>실 습 명</td><td colspan="5"></td></tr>
<tr><td rowspan="2">보 고 자</td><td>성 명</td><td></td><td>학 번</td><td colspan="2"></td></tr>
<tr><td>학 과</td><td></td><td>반 / 조</td><td colspan="2"></td></tr>
<tr><td>실습 목적</td><td colspan="5"></td></tr>
<tr><td>실습 장치</td><td colspan="5"></td></tr>
<tr><td>분석 도구</td><td colspan="5"></td></tr>
<tr><td>실습 방법</td><td colspan="5"></td></tr>
<tr><td>실습 결과</td><td colspan="5"></td></tr>
<tr><td>분석 및 토의</td><td colspan="5"></td></tr>
</table>

<table>
<tr><td colspan="4">실습 보고서 〈5〉</td><td rowspan="2">확 인</td><td>지도교수</td></tr>
<tr><td colspan="4"></td><td></td></tr>
<tr><td>실 습 명</td><td colspan="5"></td></tr>
<tr><td rowspan="2">보 고 자</td><td>성 명</td><td></td><td>학 번</td><td colspan="2"></td></tr>
<tr><td>학 과</td><td></td><td>반 / 조</td><td colspan="2"></td></tr>
<tr><td>실습 목적</td><td colspan="5"></td></tr>
<tr><td>실습 장치</td><td colspan="5"></td></tr>
<tr><td>분석 도구</td><td colspan="5"></td></tr>
<tr><td>실습 방법</td><td colspan="5"></td></tr>
<tr><td>실습 결과</td><td colspan="5"></td></tr>
<tr><td>분석 및 토의</td><td colspan="5"></td></tr>
</table>

<table>
<tr><td colspan="4">실습 보고서 〈6〉</td><td rowspan="2">확 인</td><td>지도교수</td></tr>
<tr><td colspan="4"></td><td></td></tr>
<tr><td>실 습 명</td><td colspan="5"></td></tr>
<tr><td rowspan="2">보 고 자</td><td>성 명</td><td></td><td>학 번</td><td colspan="2"></td></tr>
<tr><td>학 과</td><td></td><td>반 / 조</td><td colspan="2"></td></tr>
<tr><td>실습 목적</td><td colspan="5"></td></tr>
<tr><td>실습 장치</td><td colspan="5"></td></tr>
<tr><td>분석 도구</td><td colspan="5"></td></tr>
<tr><td>실습 방법</td><td colspan="5"></td></tr>
<tr><td>실습 결과</td><td colspan="5"></td></tr>
<tr><td>분석 및 토의</td><td colspan="5"></td></tr>
</table>

실습 보고서 〈7〉

실습 보고서 〈7〉			확 인	지도교수
실 습 명				
보 고 자	성 명		학 번	
	학 과		반 / 조	
실습 목적				
실습 장치				
분석 도구				
실습 방법				
실습 결과				
분석 및 토의				

실습 보고서 〈8〉

확 인	지도교수

실 습 명			
보 고 자	성 명		학 번	
	학 과		반 / 조	
실습 목적			
실습 장치			
분석 도구			
실습 방법			
실습 결과			
분석 및 토의			

<table>
<tr><td colspan="3">실습 보고서 〈9〉</td><td rowspan="2">확 인</td><td>지도교수</td></tr>
<tr><td colspan="3"></td><td></td></tr>
<tr><td>실 습 명</td><td colspan="4"></td></tr>
<tr><td rowspan="2">보 고 자</td><td>성 명</td><td></td><td>학 번</td><td></td></tr>
<tr><td>학 과</td><td></td><td>반 / 조</td><td></td></tr>
<tr><td>실습 목적</td><td colspan="4"></td></tr>
<tr><td>실습 장치</td><td colspan="4"></td></tr>
<tr><td>분석 도구</td><td colspan="4"></td></tr>
<tr><td>실습 방법</td><td colspan="4"></td></tr>
<tr><td>실습 결과</td><td colspan="4"></td></tr>
<tr><td>분석 및 토의</td><td colspan="4"></td></tr>
</table>

<table>
<tr><td colspan="4">실습 보고서 〈10〉</td><td rowspan="2">확 인</td><td>지도교수</td></tr>
<tr><td colspan="4"></td><td></td></tr>
<tr><td>실 습 명</td><td colspan="5"></td></tr>
<tr><td rowspan="2">보 고 자</td><td>성 명</td><td></td><td>학 번</td><td colspan="2"></td></tr>
<tr><td>학 과</td><td></td><td>반 / 조</td><td colspan="2"></td></tr>
<tr><td>실습 목적</td><td colspan="5"></td></tr>
<tr><td>실습 장치</td><td colspan="5"></td></tr>
<tr><td>분석 도구</td><td colspan="5"></td></tr>
<tr><td>실습 방법</td><td colspan="5"></td></tr>
<tr><td>실습 결과</td><td colspan="5"></td></tr>
<tr><td>분석 및 토의</td><td colspan="5"></td></tr>
</table>

실습 보고서 〈11〉

확 인	지도교수

실 습 명			
보 고 자	성　명		학　번	
	학　과		반 / 조	
실습 목적			
실습 장치			
분석 도구			
실습 방법			
실습 결과			
분석 및 토의			

<table>
<tr><td colspan="4" rowspan="2">실습 보고서 〈12〉</td><td rowspan="2">확 인</td><td>지도교수</td></tr>
<tr><td></td></tr>
<tr><td>실 습 명</td><td colspan="5"></td></tr>
<tr><td rowspan="2">보 고 자</td><td>성 명</td><td></td><td>학 번</td><td colspan="2"></td></tr>
<tr><td>학 과</td><td></td><td>반 / 조</td><td colspan="2"></td></tr>
<tr><td>실습 목적</td><td colspan="5"></td></tr>
<tr><td>실습 장치</td><td colspan="5"></td></tr>
<tr><td>분석 도구</td><td colspan="5"></td></tr>
<tr><td>실습 방법</td><td colspan="5"></td></tr>
<tr><td>실습 결과</td><td colspan="5"></td></tr>
<tr><td>분석 및 토의</td><td colspan="5"></td></tr>
</table>

실습 보고서 〈13〉

실습 보고서 〈13〉				확 인	지도교수
실 습 명					
보 고 자	성 명		학 번		
	학 과		반 / 조		
실습 목적					
실습 장치					
분석 도구					
실습 방법					
실습 결과					
분석 및 토의					

실습 보고서 〈14〉

<table>
<tr><td colspan="4" rowspan="2">실습 보고서 〈14〉</td><td rowspan="2">확 인</td><td>지도교수</td></tr>
<tr><td></td></tr>
<tr><td>실 습 명</td><td colspan="5"></td></tr>
<tr><td rowspan="2">보 고 자</td><td>성 명</td><td></td><td>학 번</td><td colspan="2"></td></tr>
<tr><td>학 과</td><td></td><td>반 / 조</td><td colspan="2"></td></tr>
<tr><td>실습 목적</td><td colspan="5"></td></tr>
<tr><td>실습 장치</td><td colspan="5"></td></tr>
<tr><td>분석 도구</td><td colspan="5"></td></tr>
<tr><td>실습 방법</td><td colspan="5"></td></tr>
<tr><td>실습 결과</td><td colspan="5"></td></tr>
<tr><td>분석 및 토의</td><td colspan="5"></td></tr>
</table>

실습 보고서 〈15〉

확 인	지도교수

실 습 명			
보 고 자	성 명		학 번	
	학 과		반 / 조	
실습 목적			
실습 장치			
분석 도구			
실습 방법			
실습 결과			
분석 및 토의			

<table>
<tr><td colspan="4" rowspan="2">실습 보고서 〈16〉</td><td rowspan="2">확 인</td><td>지도교수</td></tr>
<tr><td></td></tr>
<tr><td>실 습 명</td><td colspan="5"></td></tr>
<tr><td rowspan="2">보 고 자</td><td>성 명</td><td></td><td>학 번</td><td colspan="2"></td></tr>
<tr><td>학 과</td><td></td><td>반 / 조</td><td colspan="2"></td></tr>
<tr><td>실습 목적</td><td colspan="5"></td></tr>
<tr><td>실습 장치</td><td colspan="5"></td></tr>
<tr><td>분석 도구</td><td colspan="5"></td></tr>
<tr><td>실습 방법</td><td colspan="5"></td></tr>
<tr><td>실습 결과</td><td colspan="5"></td></tr>
<tr><td>분석 및 토의</td><td colspan="5"></td></tr>
</table>

<table>
<tr><td colspan="4" rowspan="2">실습 보고서 〈17〉</td><td rowspan="2">확 인</td><td>지도교수</td></tr>
<tr><td></td></tr>
<tr><td>실 습 명</td><td colspan="5"></td></tr>
<tr><td rowspan="2">보 고 자</td><td>성 명</td><td></td><td>학 번</td><td colspan="2"></td></tr>
<tr><td>학 과</td><td></td><td>반 / 조</td><td colspan="2"></td></tr>
<tr><td>실습 목적</td><td colspan="5"></td></tr>
<tr><td>실습 장치</td><td colspan="5"></td></tr>
<tr><td>분석 도구</td><td colspan="5"></td></tr>
<tr><td>실습 방법</td><td colspan="5"></td></tr>
<tr><td>실습 결과</td><td colspan="5"></td></tr>
<tr><td>분석 및 토의</td><td colspan="5"></td></tr>
</table>

실습 보고서 〈18〉

확 인	지도교수

실 습 명			
보 고 자	성 명		학 번
	학 과		반 / 조
실습 목적			
실습 장치			
분석 도구			
실습 방법			
실습 결과			
분석 및 토의			

실습 보고서 〈19〉

<table>
<tr><td colspan="4" rowspan="2"></td><td rowspan="2">확 인</td><td>지도교수</td></tr>
<tr><td></td></tr>
<tr><td>실 습 명</td><td colspan="5"></td></tr>
<tr><td rowspan="2">보 고 자</td><td>성 명</td><td></td><td>학 번</td><td colspan="2"></td></tr>
<tr><td>학 과</td><td></td><td>반 / 조</td><td colspan="2"></td></tr>
<tr><td>실습 목적</td><td colspan="5"></td></tr>
<tr><td>실습 장치</td><td colspan="5"></td></tr>
<tr><td>분석 도구</td><td colspan="5"></td></tr>
<tr><td>실습 방법</td><td colspan="5"></td></tr>
<tr><td>실습 결과</td><td colspan="5"></td></tr>
<tr><td>분석 및 토의</td><td colspan="5"></td></tr>
</table>

실습 보고서 〈20〉

확 인	지도교수

실 습 명				
보 고 자	성 명		학 번	
	학 과		반 / 조	
실습 목적				
실습 장치				
분석 도구				
실습 방법				
실습 결과				
분석 및 토의				

<table>
<tr><td colspan="4" rowspan="2">실습 보고서 〈21〉</td><td rowspan="2">확 인</td><td>지도교수</td></tr>
<tr><td></td></tr>
<tr><td>실 습 명</td><td colspan="5"></td></tr>
<tr><td rowspan="2">보 고 자</td><td>성 명</td><td></td><td>학 번</td><td colspan="2"></td></tr>
<tr><td>학 과</td><td></td><td>반 / 조</td><td colspan="2"></td></tr>
<tr><td>실습 목적</td><td colspan="5"></td></tr>
<tr><td>실습 장치</td><td colspan="5"></td></tr>
<tr><td>분석 도구</td><td colspan="5"></td></tr>
<tr><td>실습 방법</td><td colspan="5"></td></tr>
<tr><td>실습 결과</td><td colspan="5"></td></tr>
<tr><td>분석 및 토의</td><td colspan="5"></td></tr>
</table>

<table>
<tr><td colspan="4">실습 보고서 〈22〉</td><td rowspan="2">확 인</td><td>지도교수</td></tr>
<tr><td colspan="4"></td><td></td></tr>
<tr><td>실 습 명</td><td colspan="5"></td></tr>
<tr><td rowspan="2">보 고 자</td><td>성 명</td><td></td><td>학 번</td><td colspan="2"></td></tr>
<tr><td>학 과</td><td></td><td>반 / 조</td><td colspan="2"></td></tr>
<tr><td>실습 목적</td><td colspan="5"></td></tr>
<tr><td>실습 장치</td><td colspan="5"></td></tr>
<tr><td>분석 도구</td><td colspan="5"></td></tr>
<tr><td>실습 방법</td><td colspan="5"></td></tr>
<tr><td>실습 결과</td><td colspan="5"></td></tr>
<tr><td>분석 및 토의</td><td colspan="5"></td></tr>
</table>

<table>
<tr><td colspan="4" rowspan="2">실습 보고서 〈23〉</td><td rowspan="2">확 인</td><td>지도교수</td></tr>
<tr><td></td></tr>
<tr><td>실 습 명</td><td colspan="5"></td></tr>
<tr><td rowspan="2">보 고 자</td><td>성 명</td><td></td><td>학 번</td><td colspan="2"></td></tr>
<tr><td>학 과</td><td></td><td>반 / 조</td><td colspan="2"></td></tr>
<tr><td>실습 목적</td><td colspan="5"></td></tr>
<tr><td>실습 장치</td><td colspan="5"></td></tr>
<tr><td>분석 도구</td><td colspan="5"></td></tr>
<tr><td>실습 방법</td><td colspan="5"></td></tr>
<tr><td>실습 결과</td><td colspan="5"></td></tr>
<tr><td>분석 및 토의</td><td colspan="5"></td></tr>
</table>

<table>
<tr><td colspan="4" rowspan="2">실습 보고서 〈24〉</td><td rowspan="2">확 인</td><td>지도교수</td></tr>
<tr><td></td></tr>
<tr><td>실 습 명</td><td colspan="5"></td></tr>
<tr><td rowspan="2">보 고 자</td><td>성 명</td><td></td><td>학 번</td><td colspan="2"></td></tr>
<tr><td>학 과</td><td></td><td>반 / 조</td><td colspan="2"></td></tr>
<tr><td>실습 목적</td><td colspan="5"></td></tr>
<tr><td>실습 장치</td><td colspan="5"></td></tr>
<tr><td>분석 도구</td><td colspan="5"></td></tr>
<tr><td>실습 방법</td><td colspan="5"></td></tr>
<tr><td>실습 결과</td><td colspan="5"></td></tr>
<tr><td>분석 및 토의</td><td colspan="5"></td></tr>
</table>

<table>
<tr><td colspan="4" rowspan="2"><h1>실습 보고서 〈25〉</h1></td><td rowspan="2">확 인</td><td>지도교수</td></tr>
<tr><td></td></tr>
<tr><td>실 습 명</td><td colspan="5"></td></tr>
<tr><td rowspan="2">보 고 자</td><td>성 명</td><td></td><td>학 번</td><td colspan="2"></td></tr>
<tr><td>학 과</td><td></td><td>반 / 조</td><td colspan="2"></td></tr>
<tr><td>실습 목적</td><td colspan="5"></td></tr>
<tr><td>실습 장치</td><td colspan="5"></td></tr>
<tr><td>분석 도구</td><td colspan="5"></td></tr>
<tr><td>실습 방법</td><td colspan="5"></td></tr>
<tr><td>실습 결과</td><td colspan="5"></td></tr>
<tr><td>분석 및 토의</td><td colspan="5"></td></tr>
</table>

<table>
<tr><td colspan="4">실습 보고서 〈26〉</td><td rowspan="2">확 인</td><td>지도교수</td></tr>
<tr><td colspan="4"></td><td></td></tr>
<tr><td>실 습 명</td><td colspan="5"></td></tr>
<tr><td rowspan="2">보 고 자</td><td>성 명</td><td></td><td>학 번</td><td colspan="2"></td></tr>
<tr><td>학 과</td><td></td><td>반 / 조</td><td colspan="2"></td></tr>
<tr><td>실습 목적</td><td colspan="5"></td></tr>
<tr><td>실습 장치</td><td colspan="5"></td></tr>
<tr><td>분석 도구</td><td colspan="5"></td></tr>
<tr><td>실습 방법</td><td colspan="5"></td></tr>
<tr><td>실습 결과</td><td colspan="5"></td></tr>
<tr><td>분석 및 토의</td><td colspan="5"></td></tr>
</table>

실습 보고서 〈27〉

확 인	지도교수

실 습 명			
보 고 자	성 명		학 번	
	학 과		반 / 조	
실습 목적				
실습 장치				
분석 도구				
실습 방법				
실습 결과				
분석 및 토의				

<table>
<tr><td colspan="4" rowspan="2">실습 보고서 〈28〉</td><td rowspan="2">확 인</td><td>지도교수</td></tr>
<tr><td></td></tr>
<tr><td>실 습 명</td><td colspan="5"></td></tr>
<tr><td rowspan="2">보 고 자</td><td>성　명</td><td></td><td>학　번</td><td colspan="2"></td></tr>
<tr><td>학　과</td><td></td><td>반 / 조</td><td colspan="2"></td></tr>
<tr><td>실습 목적</td><td colspan="5"></td></tr>
<tr><td>실습 장치</td><td colspan="5"></td></tr>
<tr><td>분석 도구</td><td colspan="5"></td></tr>
<tr><td>실습 방법</td><td colspan="5"></td></tr>
<tr><td>실습 결과</td><td colspan="5"></td></tr>
<tr><td>분석 및 토의</td><td colspan="5"></td></tr>
</table>

<table>
<tr><td colspan="4" rowspan="2">실습 보고서 〈29〉</td><td rowspan="2">확 인</td><td>지도교수</td></tr>
<tr><td></td></tr>
<tr><td>실 습 명</td><td colspan="5"></td></tr>
<tr><td rowspan="2">보 고 자</td><td>성 명</td><td></td><td>학 번</td><td colspan="2"></td></tr>
<tr><td>학 과</td><td></td><td>반 / 조</td><td colspan="2"></td></tr>
<tr><td>실습 목적</td><td colspan="5"></td></tr>
<tr><td>실습 장치</td><td colspan="5"></td></tr>
<tr><td>분석 도구</td><td colspan="5"></td></tr>
<tr><td>실습 방법</td><td colspan="5"></td></tr>
<tr><td>실습 결과</td><td colspan="5"></td></tr>
<tr><td>분석 및 토의</td><td colspan="5"></td></tr>
</table>

<table>
<tr><td colspan="4"><h1>실습 보고서 〈30〉</h1></td><td rowspan="2">확 인</td><td>지도교수</td></tr>
<tr><td colspan="4"></td><td></td></tr>
<tr><td>실 습 명</td><td colspan="5"></td></tr>
<tr><td rowspan="2">보 고 자</td><td>성 명</td><td></td><td>학 번</td><td colspan="2"></td></tr>
<tr><td>학 과</td><td></td><td>반 / 조</td><td colspan="2"></td></tr>
<tr><td>실습 목적</td><td colspan="5"></td></tr>
<tr><td>실습 장치</td><td colspan="5"></td></tr>
<tr><td>분석 도구</td><td colspan="5"></td></tr>
<tr><td>실습 방법</td><td colspan="5"></td></tr>
<tr><td>실습 결과</td><td colspan="5"></td></tr>
<tr><td>분석 및 토의</td><td colspan="5"></td></tr>
</table>

<table>
<tr><td colspan="4" rowspan="2">실습 보고서 〈31〉</td><td rowspan="2">확 인</td><td>지도교수</td></tr>
<tr><td></td></tr>
<tr><td>실 습 명</td><td colspan="5"></td></tr>
<tr><td rowspan="2">보 고 자</td><td>성 명</td><td></td><td>학 번</td><td colspan="2"></td></tr>
<tr><td>학 과</td><td></td><td>반 / 조</td><td colspan="2"></td></tr>
<tr><td>실습 목적</td><td colspan="5"></td></tr>
<tr><td>실습 장치</td><td colspan="5"></td></tr>
<tr><td>분석 도구</td><td colspan="5"></td></tr>
<tr><td>실습 방법</td><td colspan="5"></td></tr>
<tr><td>실습 결과</td><td colspan="5"></td></tr>
<tr><td>분석 및 토의</td><td colspan="5"></td></tr>
</table>

실습 보고서 〈32〉

확 인	지도교수

실 습 명			
보 고 자	성 명		학 번	
	학 과		반 / 조	
실습 목적			
실습 장치			
분석 도구			
실습 방법			
실습 결과			
분석 및 토의			

실습 보고서 〈33〉

실습 보고서 〈33〉				확 인	지도교수
실 습 명					
보 고 자	성 명		학 번		
	학 과		반 / 조		
실습 목적					
실습 장치					
분석 도구					
실습 방법					
실습 결과					
분석 및 토의					

<table>
<tr><td colspan="4" rowspan="2">실습 보고서 〈34〉</td><td rowspan="2">확 인</td><td>지도교수</td></tr>
<tr><td></td></tr>
<tr><td>실 습 명</td><td colspan="5"></td></tr>
<tr><td rowspan="2">보 고 자</td><td>성 명</td><td></td><td>학 번</td><td colspan="2"></td></tr>
<tr><td>학 과</td><td></td><td>반 / 조</td><td colspan="2"></td></tr>
<tr><td>실습 목적</td><td colspan="5"></td></tr>
<tr><td>실습 장치</td><td colspan="5"></td></tr>
<tr><td>분석 도구</td><td colspan="5"></td></tr>
<tr><td>실습 방법</td><td colspan="5"></td></tr>
<tr><td>실습 결과</td><td colspan="5"></td></tr>
<tr><td>분석 및 토의</td><td colspan="5"></td></tr>
</table>

실습 보고서 〈35〉

확 인	지도교수

실 습 명				
보 고 자	성 명		학 번	
	학 과		반 / 조	
실습 목적				
실습 장치				
분석 도구				
실습 방법				
실습 결과				
분석 및 토의				

실습 보고서 〈36〉

확 인	지도교수

실 습 명			
보 고 자	성 명		학 번	
	학 과		반 / 조	
실습 목적			
실습 장치			
분석 도구			
실습 방법			
실습 결과			
분석 및 토의			

실습 보고서 〈37〉

확 인	지도교수

실 습 명			
보 고 자	성 명		학 번	
	학 과		반 / 조	
실습 목적			
실습 장치			
분석 도구			
실습 방법			
실습 결과			
분석 및 토의			

<table>
<tr><td colspan="4">실습 보고서 〈38〉</td><td rowspan="2">확 인</td><td>지도교수</td></tr>
<tr><td colspan="4"></td><td></td></tr>
<tr><td>실 습 명</td><td colspan="5"></td></tr>
<tr><td rowspan="2">보 고 자</td><td>성 명</td><td></td><td>학 번</td><td colspan="2"></td></tr>
<tr><td>학 과</td><td></td><td>반 / 조</td><td colspan="2"></td></tr>
<tr><td>실습 목적</td><td colspan="5"></td></tr>
<tr><td>실습 장치</td><td colspan="5"></td></tr>
<tr><td>분석 도구</td><td colspan="5"></td></tr>
<tr><td>실습 방법</td><td colspan="5"></td></tr>
<tr><td>실습 결과</td><td colspan="5"></td></tr>
<tr><td>분석 및 토의</td><td colspan="5"></td></tr>
</table>

실습 보고서 〈39〉

<table>
<tr><td colspan="3" rowspan="2">실습 보고서 〈39〉</td><td rowspan="2">확 인</td><td colspan="2">지도교수</td></tr>
<tr><td colspan="2"></td></tr>
<tr><td>실 습 명</td><td colspan="5"></td></tr>
<tr><td rowspan="2">보 고 자</td><td>성 명</td><td></td><td>학 번</td><td colspan="2"></td></tr>
<tr><td>학 과</td><td></td><td>반 / 조</td><td colspan="2"></td></tr>
<tr><td>실습 목적</td><td colspan="5"></td></tr>
<tr><td>실습 장치</td><td colspan="5"></td></tr>
<tr><td>분석 도구</td><td colspan="5"></td></tr>
<tr><td>실습 방법</td><td colspan="5"></td></tr>
<tr><td>실습 결과</td><td colspan="5"></td></tr>
<tr><td>분석 및 토의</td><td colspan="5"></td></tr>
</table>

<table>
<tr><td colspan="4">실습 보고서 〈40〉</td><td rowspan="2">확 인</td><td>지도교수</td></tr>
<tr><td colspan="4"></td><td></td></tr>
<tr><td>실 습 명</td><td colspan="5"></td></tr>
<tr><td rowspan="2">보 고 자</td><td>성　명</td><td></td><td>학　번</td><td colspan="2"></td></tr>
<tr><td>학　과</td><td></td><td>반 / 조</td><td colspan="2"></td></tr>
<tr><td>실습 목적</td><td colspan="5"></td></tr>
<tr><td>실습 장치</td><td colspan="5"></td></tr>
<tr><td>분석 도구</td><td colspan="5"></td></tr>
<tr><td>실습 방법</td><td colspan="5"></td></tr>
<tr><td>실습 결과</td><td colspan="5"></td></tr>
<tr><td>분석 및 토의</td><td colspan="5"></td></tr>
</table>

실습 보고서 〈41〉

	확 인	지도교수

실 습 명				
보 고 자	성 명		학 번	
	학 과		반 / 조	
실습 목적				
실습 장치				
분석 도구				
실습 방법				
실습 결과				
분석 및 토의				

Chapter 05

영상재구성 실습

CHAPTER
05 영상재구성 실습

1. 영상재구성

1) Image Monitor : 촬영된 환자의 List 및 Image 관리

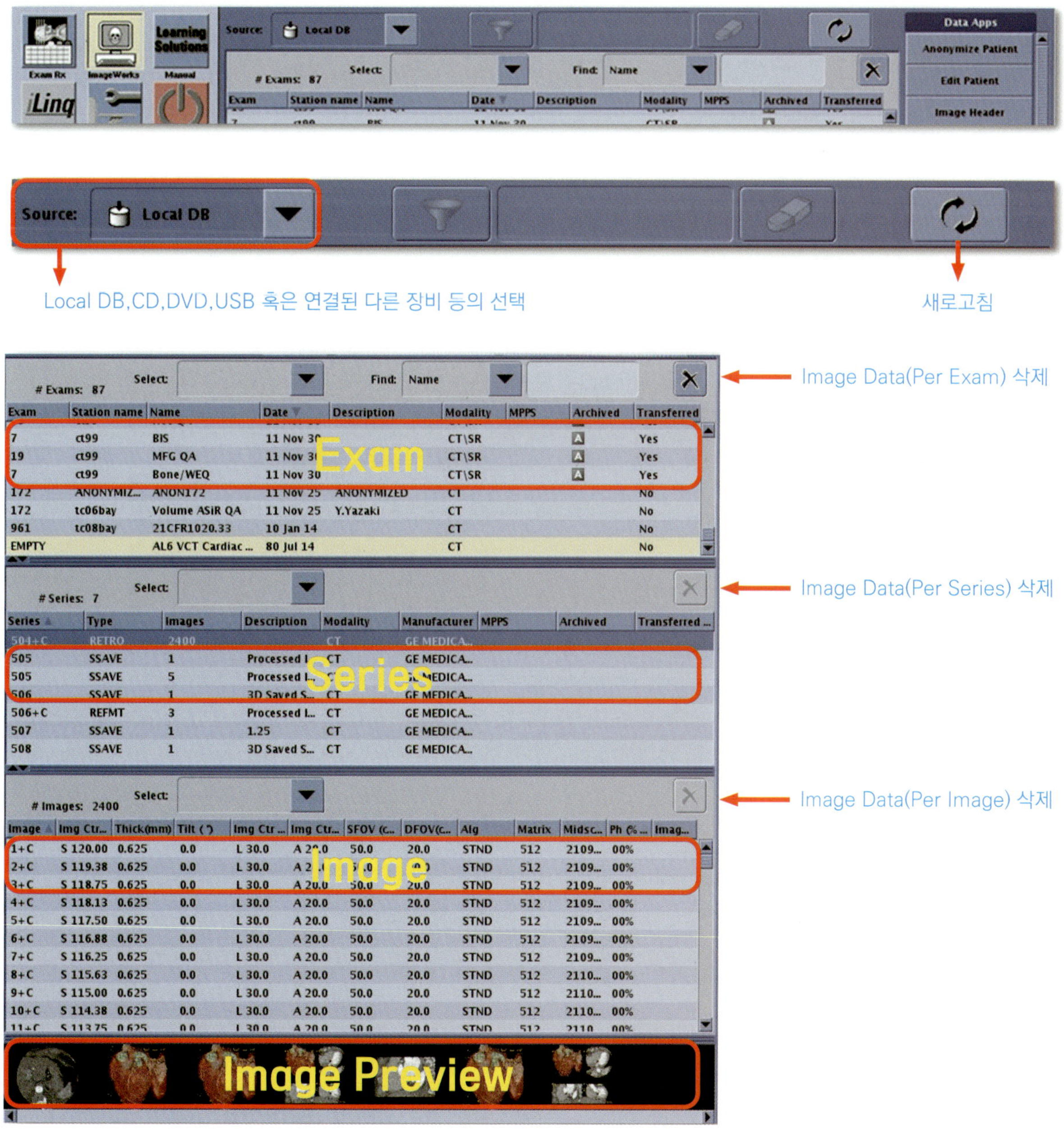

그림 5-1 | Image Works Browser

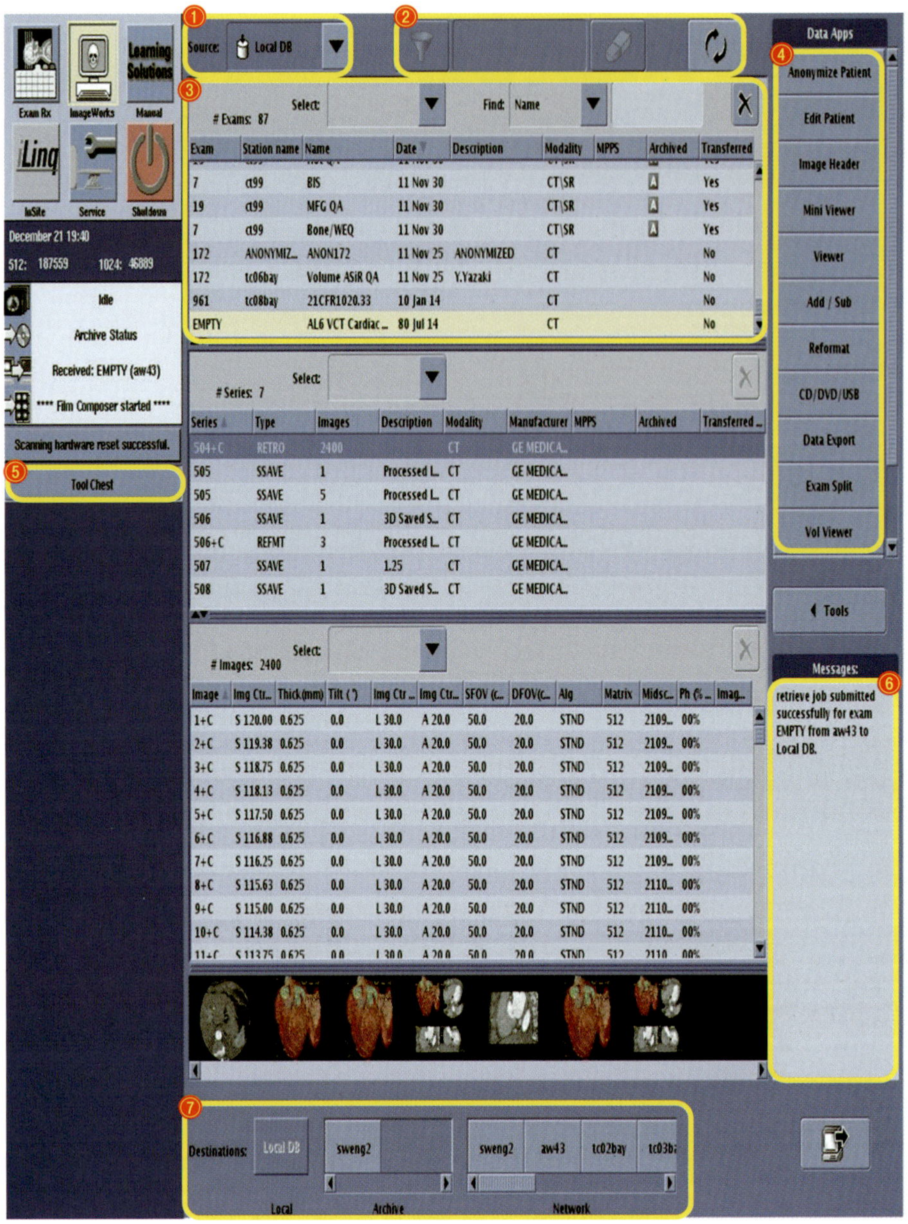

그림 5-2 Image Works Browser

① HOST 선택

② 환자 List 선택

③ 환자 List

④ Software Applications

⑤ 도구모음

⑥ 메시지 창

⑦ 저장 및 전송 Network

2) Applications

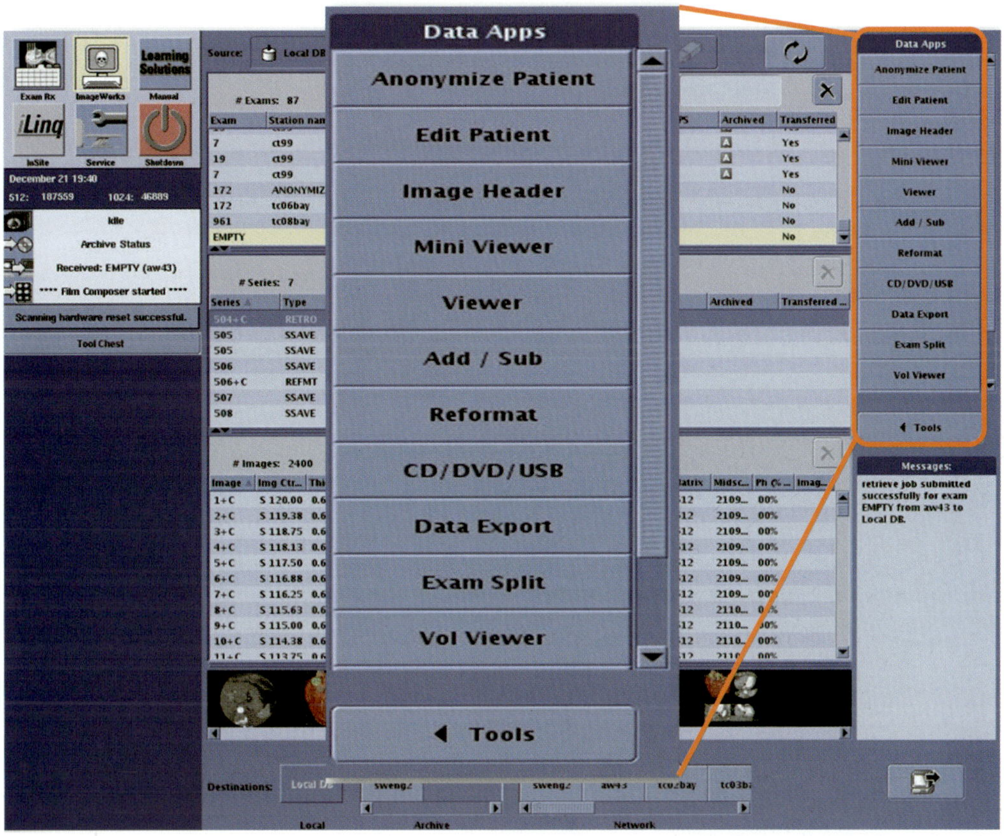

그림 5-3 | Applications

Applications List

- Anonymize Patient(환자 익명화)
- Edit Patient(환자 정보 편집)
- Image Header(Dicom Header Viewer)
- Mini Viewer
- Viewer
- Add / Sub(Series 혹은 Image별로 영상을 더하고 빼거나 묶는 기능)
- Reformat(Image를 MPR 및 Volume data 등의 Processing)
- CD/DVD/USB(Media Creator)
- Data Export
- Exam Split(Multi order 검사 시 한 가지 검사를 두 가지로 나누는 기능)
- Vol.Viewer(Volume Viewer)

3) Reformat

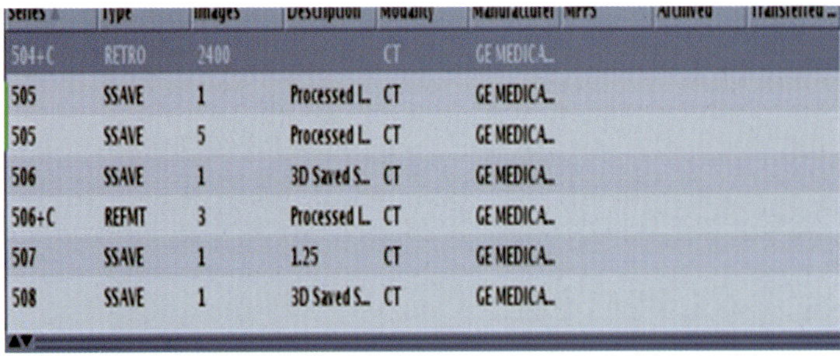

1. Reformat 할 Source Image를 클릭 후,
   Data Apps의 Reformat 버튼 클릭

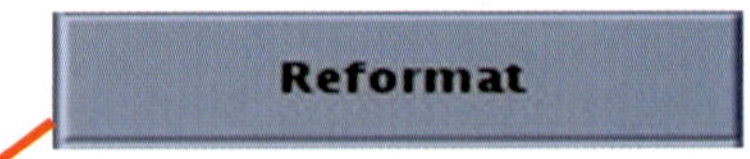

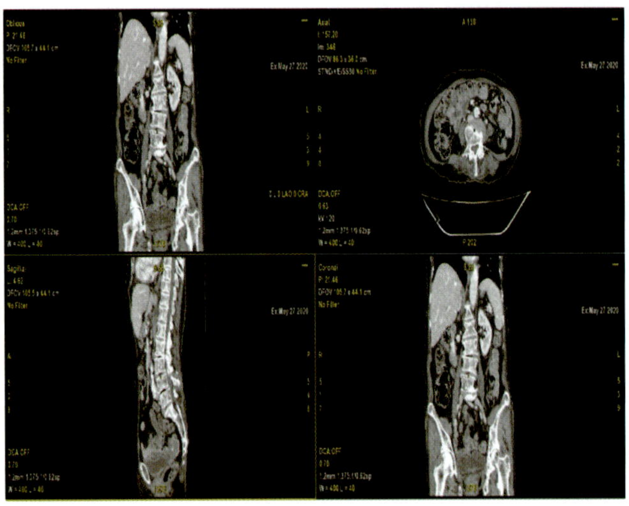

기본적으로 4개의 Viewport에서 Oblique/Axial/Sagittal/Coronal이 표기됩니다.

저장한 Batch Protocol을 이용하거나, Loop 및 Oblique, Rotate 등을 활용하여 다방면의 영상을 Reforamtion 할 수 있습니다.

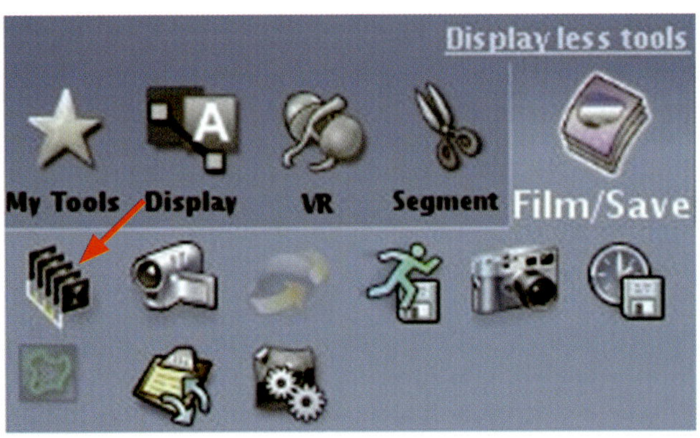

2. 좌측 편의 Tool에서 Film/Save의
   Batch 버튼을 클릭합니다.

그림 5-4 | Reformat

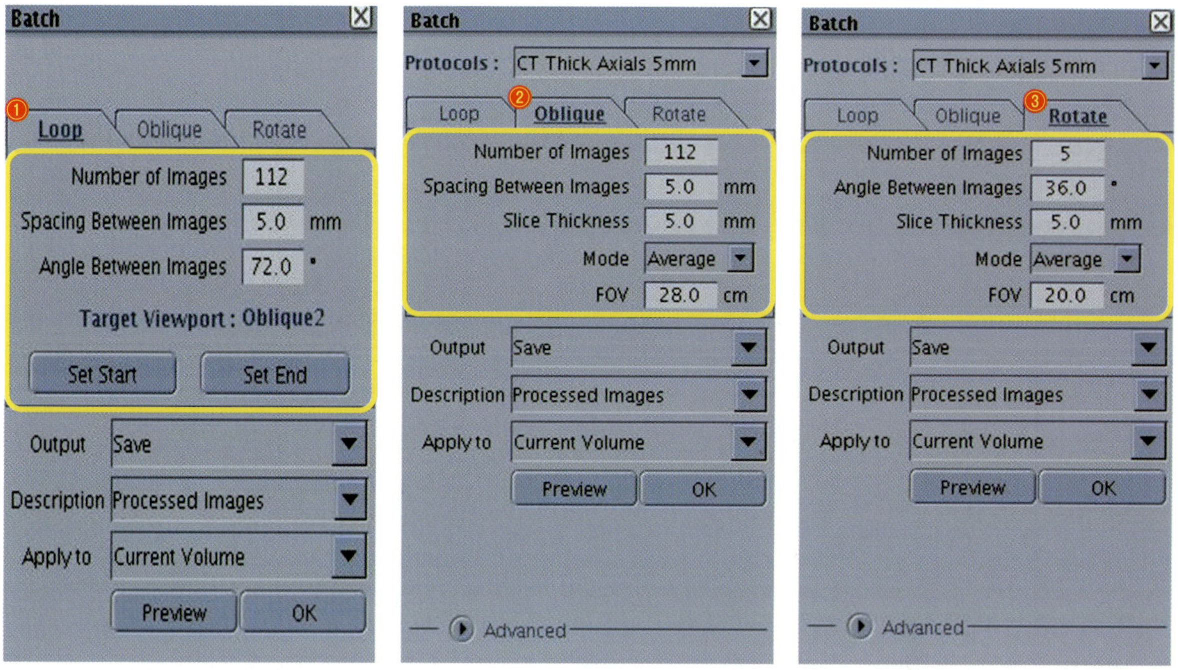

그림 5-5 | Reformat

① LOOP - 영상의 시작점(Set start)와 끝 지점(Set End)을 설정한 후 Spacing Between Images의 간격을 설정하여 영상을 재구성하는 방식

② Obliue - 재구성 할 면을 정의하는 일련의 선을 표기합니다. 해당 선을 이용하여 재구성 할 위치를 정하고, Spacing Between Images 및 Slice Thickness의 간격을 설정하여 재구성하는 방식

③ Rotate - 주로 Volume을 다각도로 돌려보는데 많이 사용하나, 일반적인 2D Image에서도 사용이 가능함

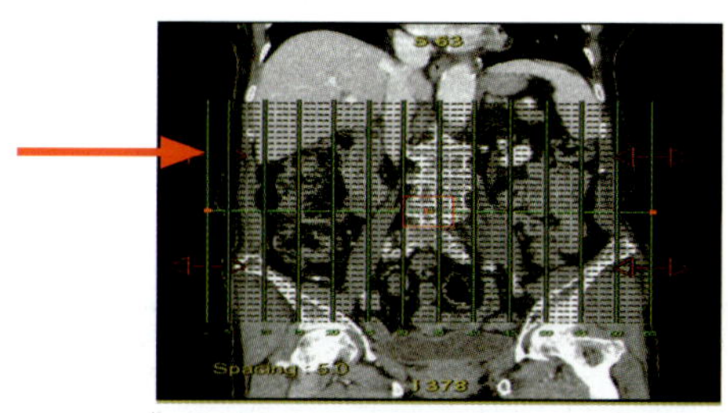

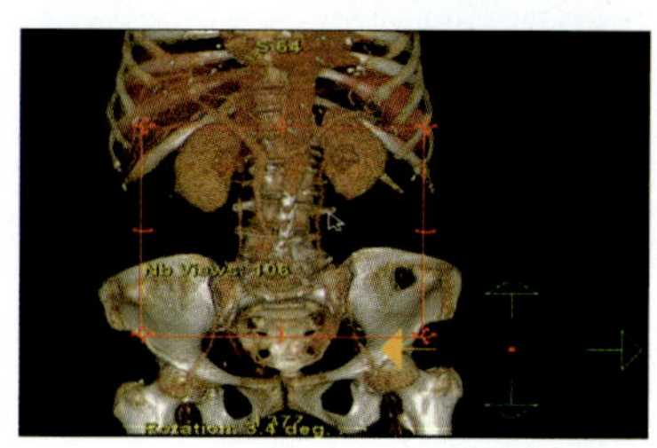

2. 3D Workstation (AW6.0) 이용 영상 재구성

1) 1단계

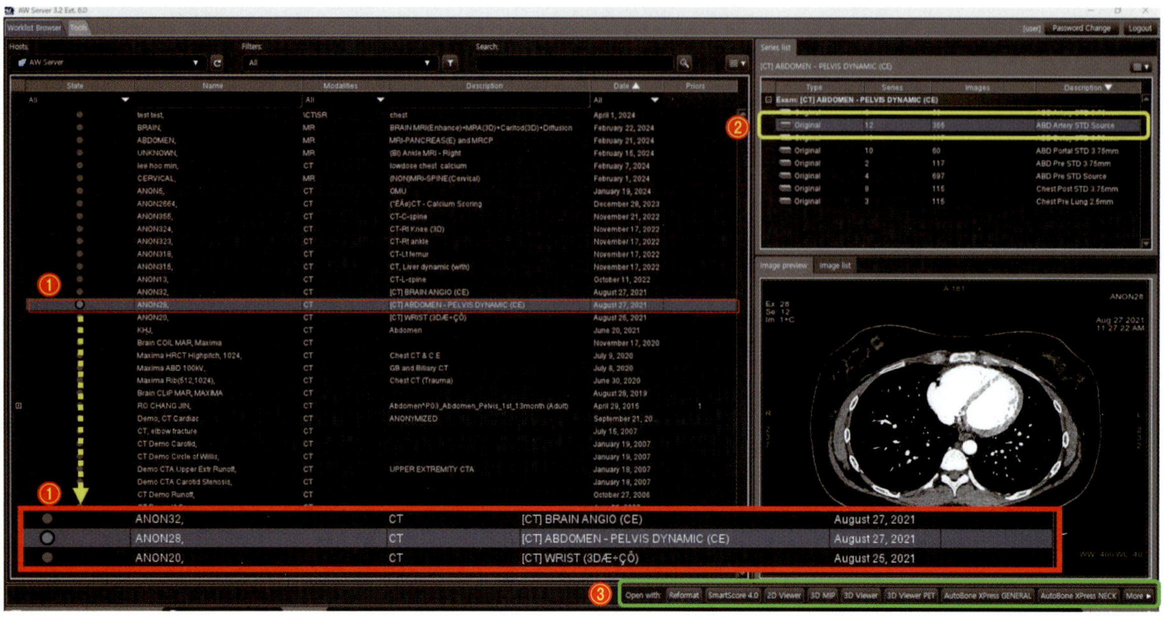
ANON32, CT [CT] BRAIN ANGIO (CE) August 27, 2021
ANON28, CT [CT] ABDOMEN - PELVIS DYNAMIC (CE) August 27, 2021
ANON20, CT [CT] WRIST (3DÆ+ÇÖ) August 25, 2021

① 3D 작업할 환자 데이터 선택

② 3D 작업할 영상 데이터 선택

③ 3D 작업에 적용할 기능 선택

2) 2단계

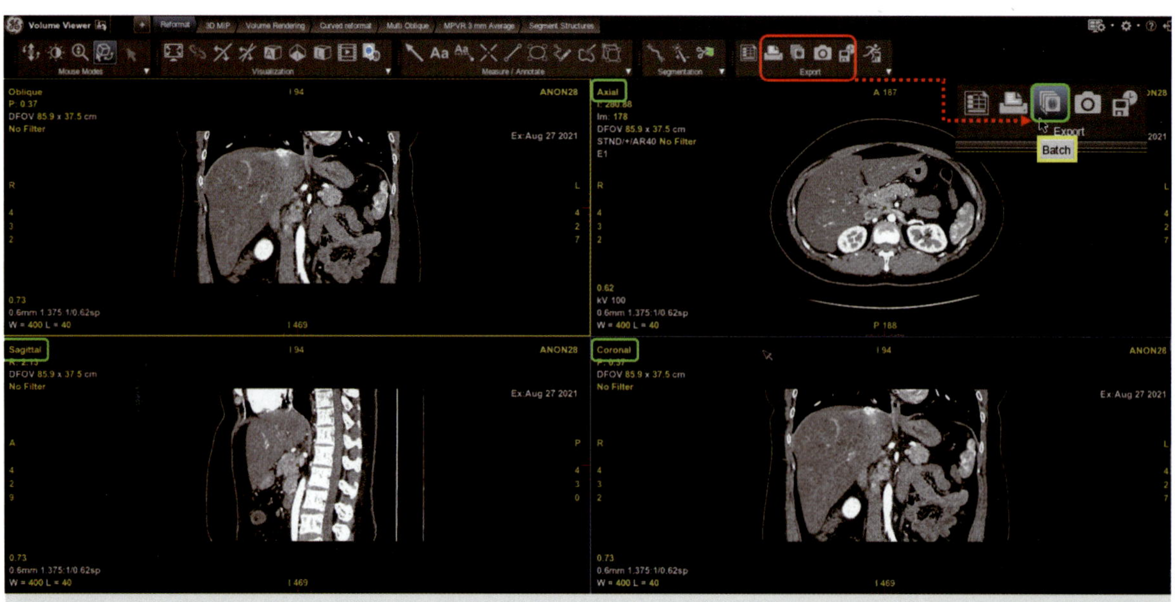

MPR 작업을 위해 Batch 아이콘 선택

3) 3단계

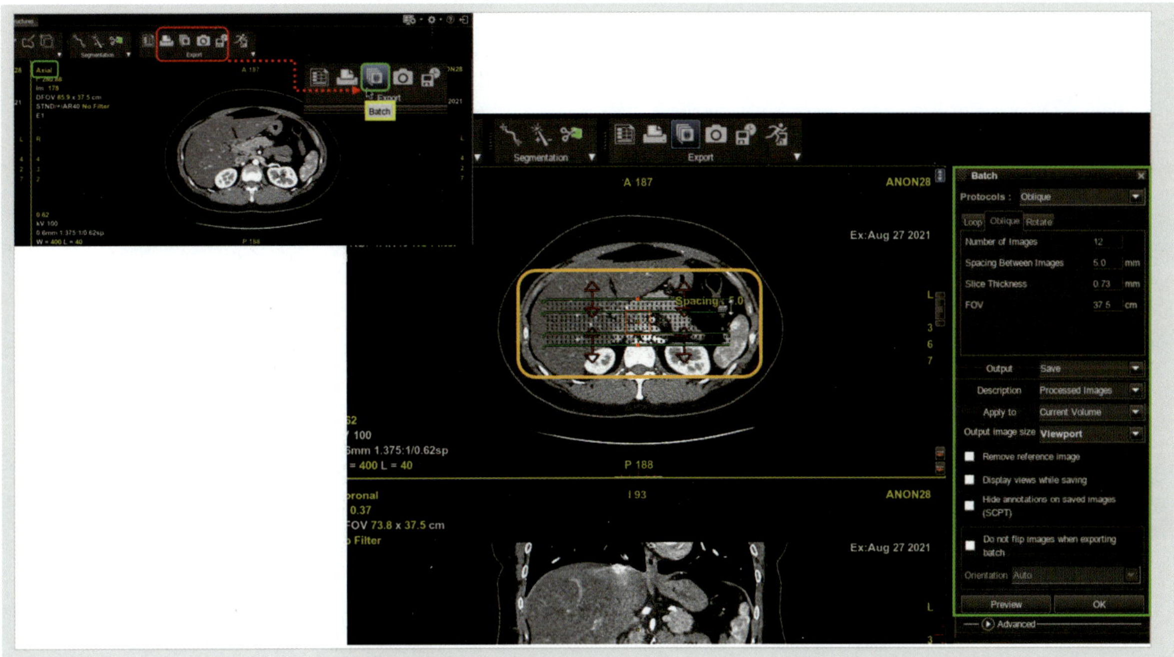

Batch 아이콘 선택 후 MPR 시행할 영상 선택 후 오른쪽 화면이 열리면 단면두께와 간격 등을 설정한다.

4) 4단계

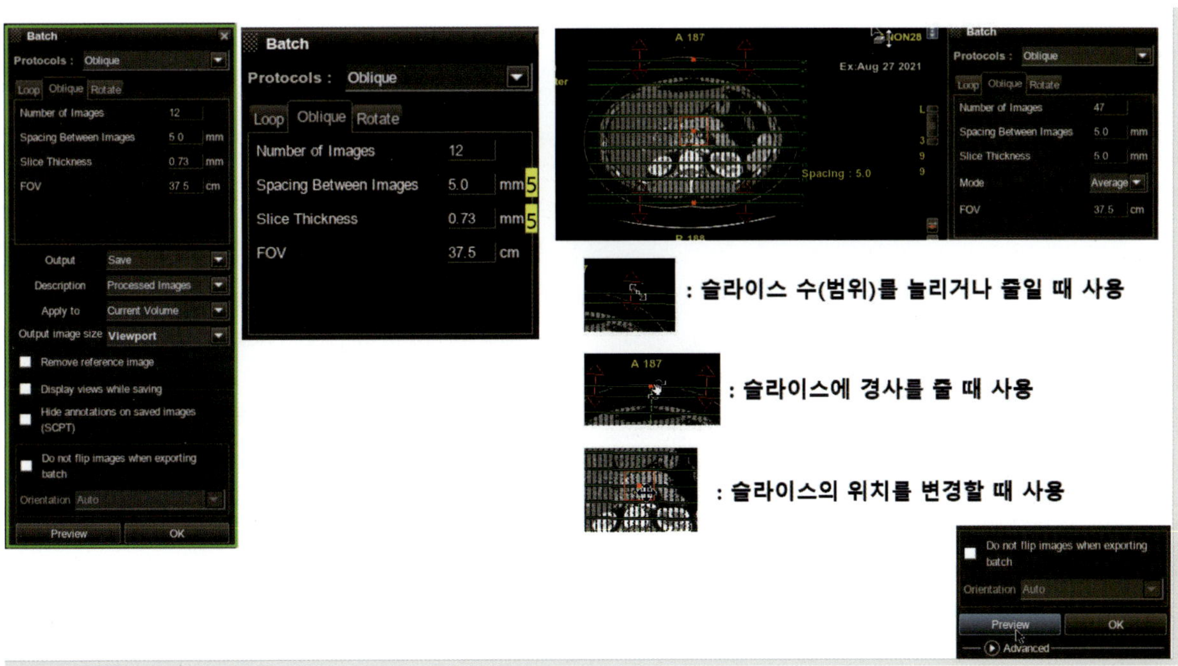

Batch 아이콘 선택하고 단면두께와 간격 등을 설정한 후 Preview 기능을 클릭하여 재구성이 잘 되었는지 확인한다.

5) 5단계

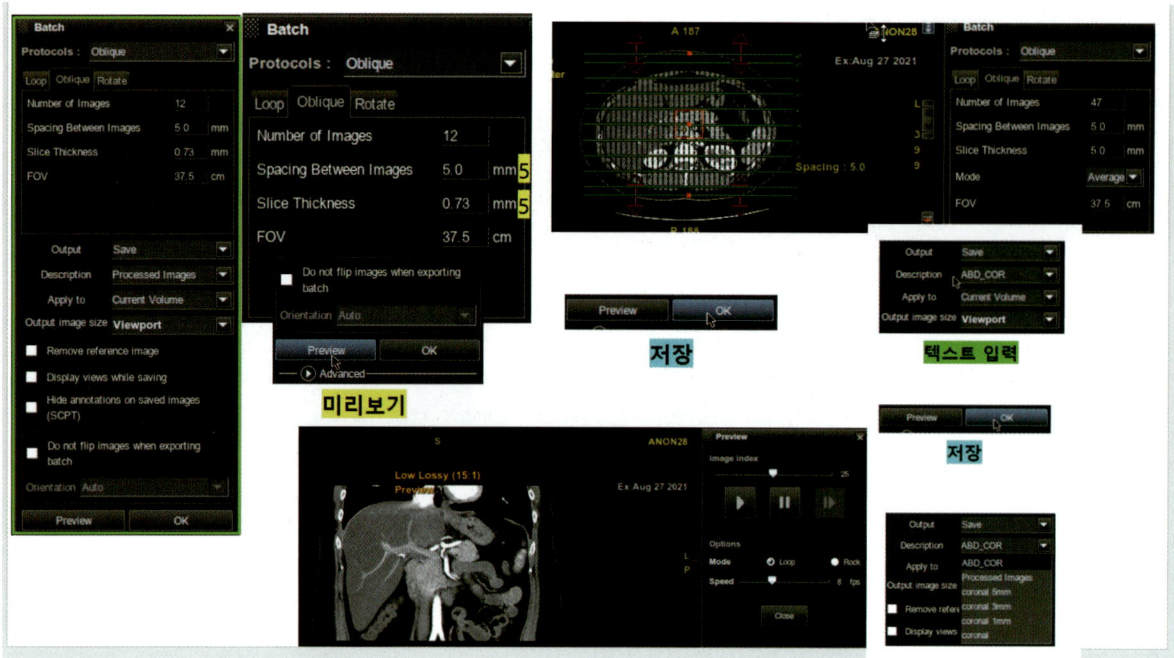

Preview 기능을 클릭하여 재구성이 잘 되었는지 확인한 후 NPR Text 입력 후 저장한다.

3. 기타 3D 예시

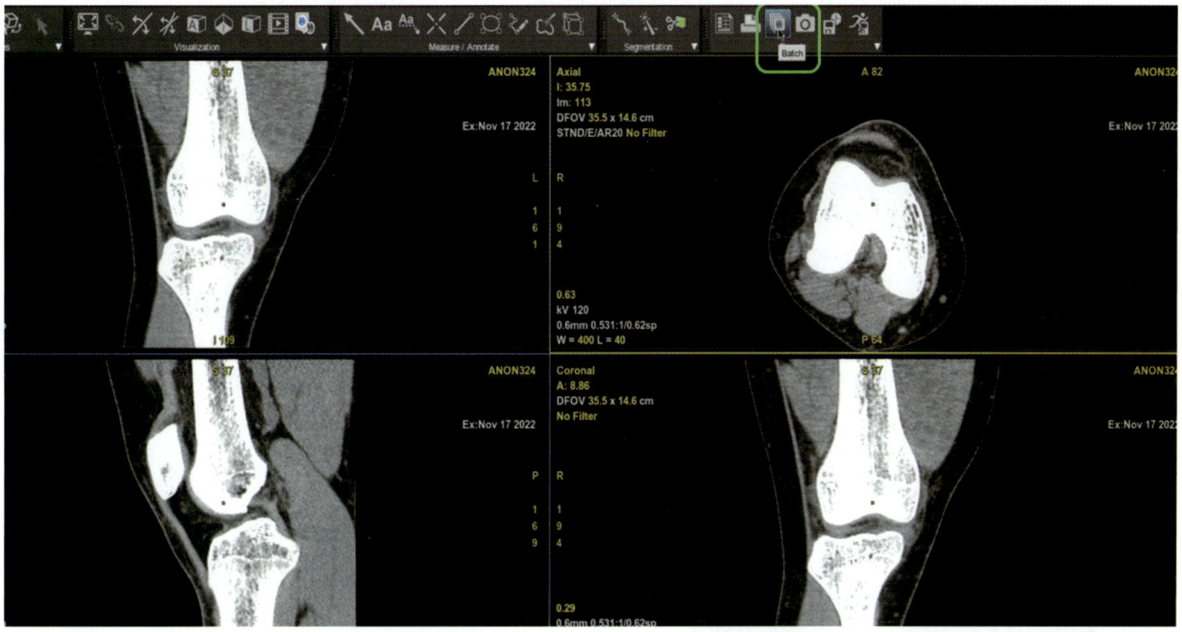

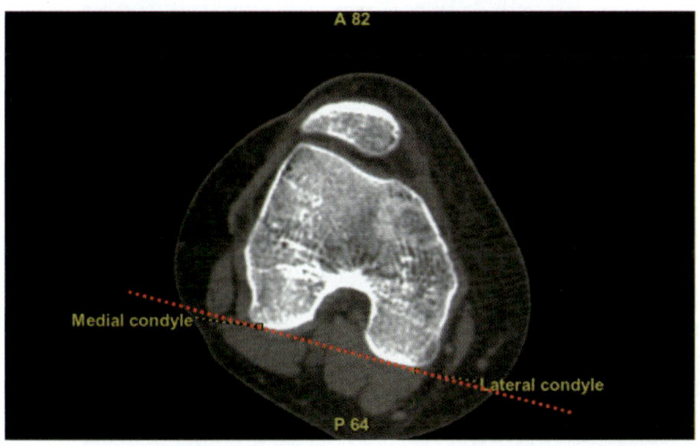

Slice thickness : 3 mm, spacing between image : 3 mm

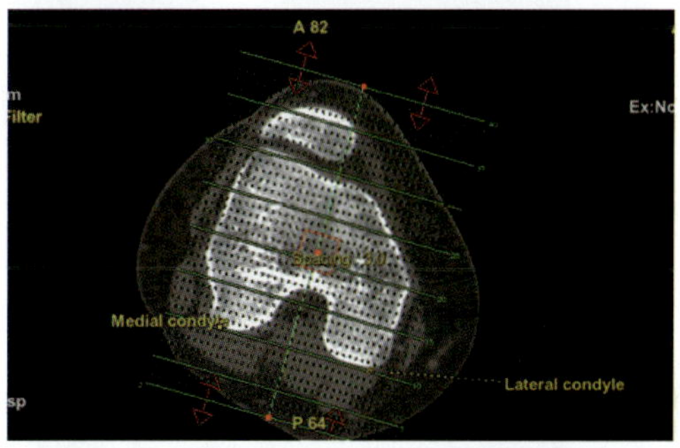

Coronal plane Reformation

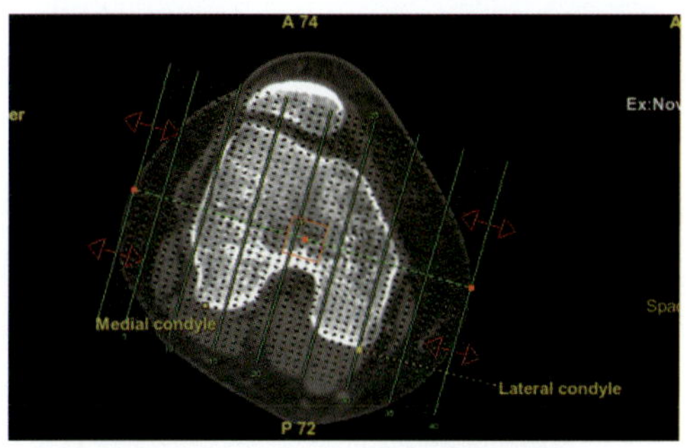

Sagittal plane Reformation

그림 5-6 | Coronal, Sagittal plane Reformation

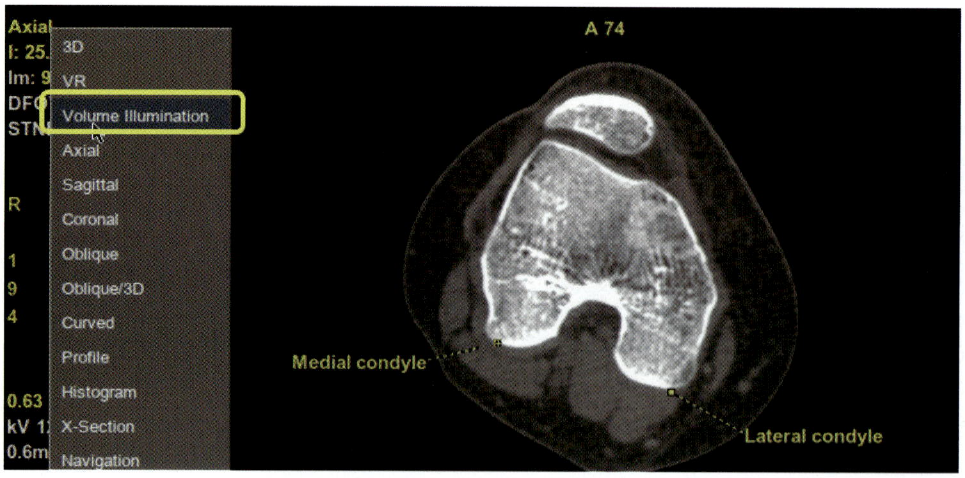

그림 5-7 | VRT Reformation

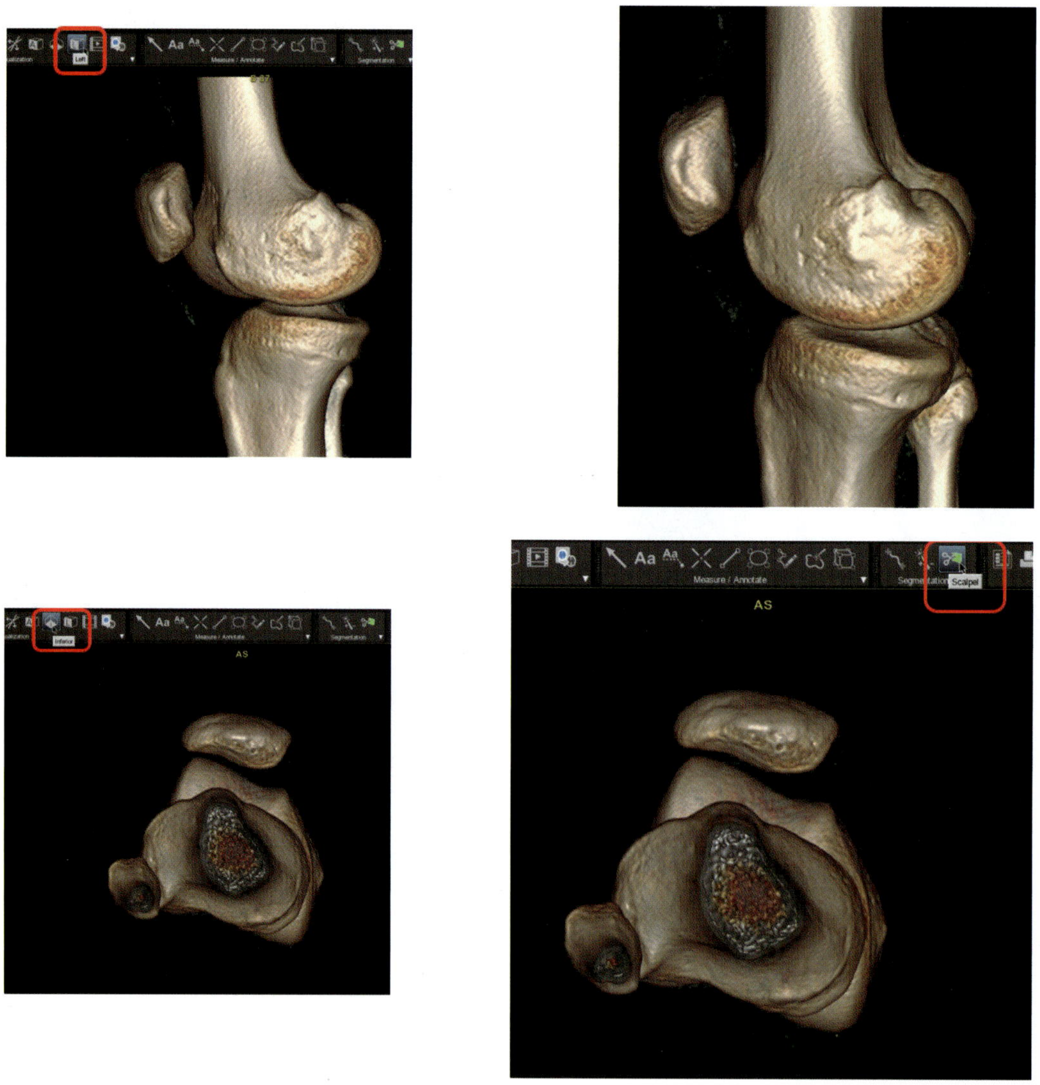

그림 5-8 | Patella segmentation

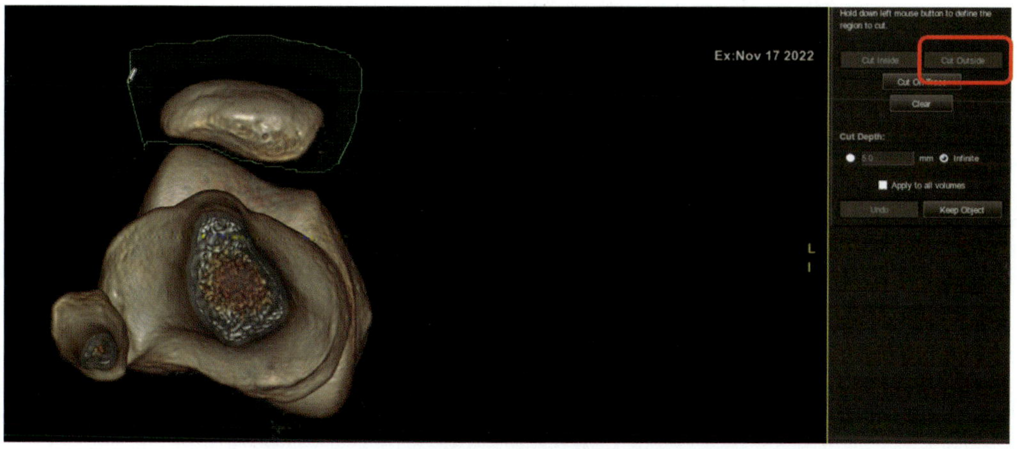

그림 5-9 | Cut outside

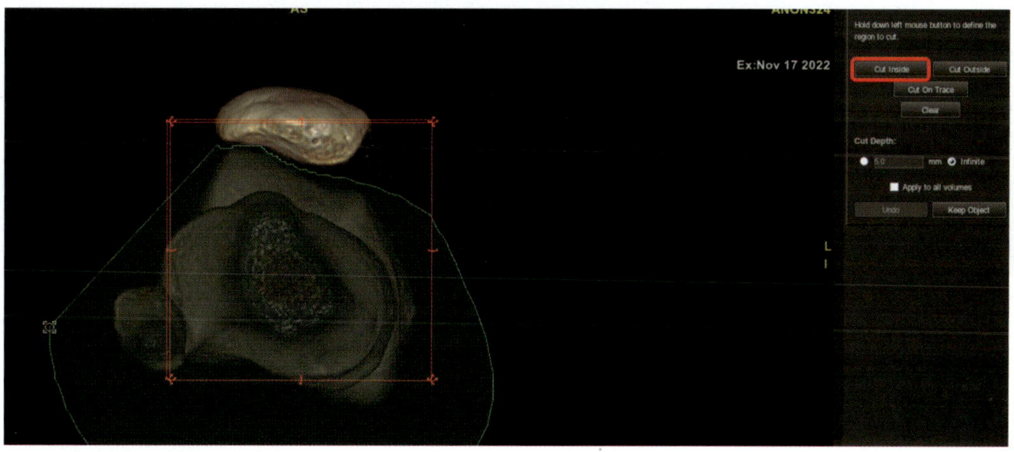

그림 5-10 | Cut intside

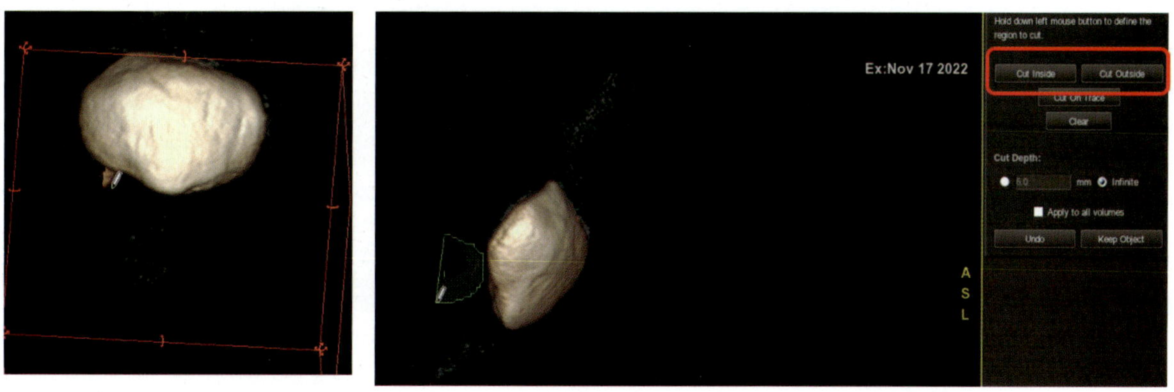

그림 5-11 | Add segmentation

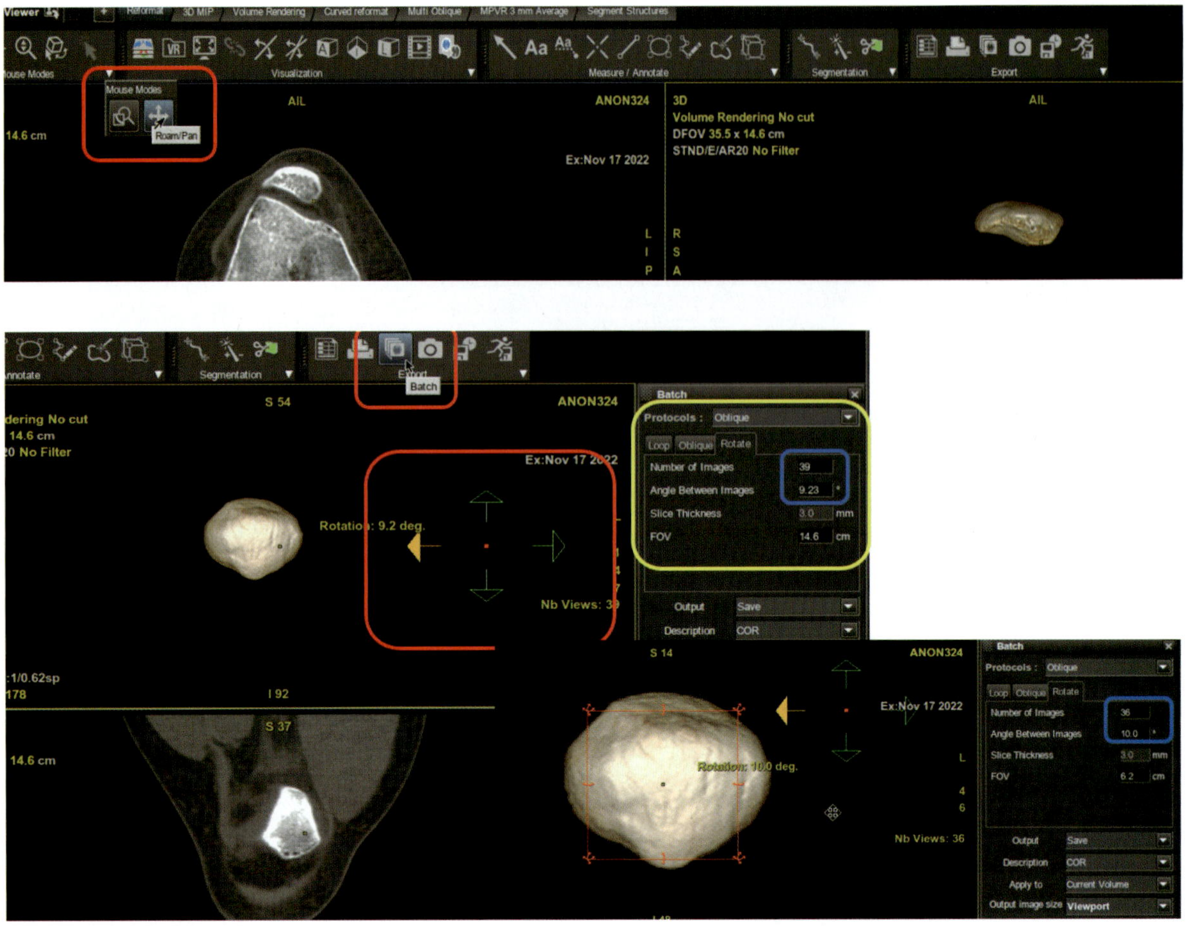

그림 5-12 | Image save

참고 : 본 chapter의 내용 일부 또는 전부를 GE HealthCare(Korea)의 자료를 활용하였음.

대표저자
김현주(동남보건대학교)

공동저자
강래욱(아주대학교의료원)
조인완(순천향대학교 부천병원)

CT 임상실무실습

2024년 8월 20일 초판인쇄
2024년 8월 30일 초판발행

지은이 : 김현주 · 강래욱 · 조인완
펴낸이 : 이상태
펴낸곳 : 청구문화사
주 소 : (03706) 서울특별시 서대문구 성산로11길 15
전 화 : 02-332-0541(代)
전 송 : 02-337-9577
등 록 : 1990년 11월 2일 제9-247호

가격 35,000원

ISBN 978-89-5616-938-5 93510

※ 저자와의 협의 하에 인지 부착을 생략합니다.
※ 낙장이나 파본은 교환해 드립니다.
※ 본 도서의 무단복제나 전재를 법으로 금합니다.